当直で困らない
小外科のコツ

改訂版

編集／平出 敦
（京都大学大学院医学研究科
医学教育推進センター 教授）

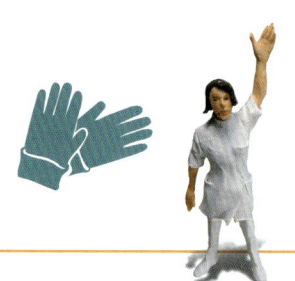
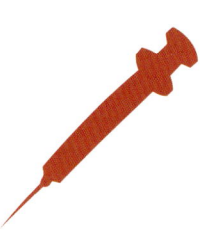
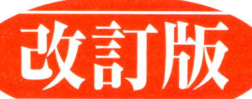
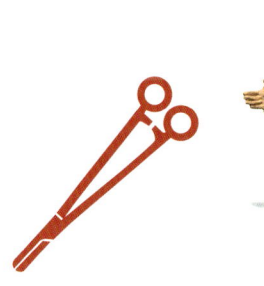
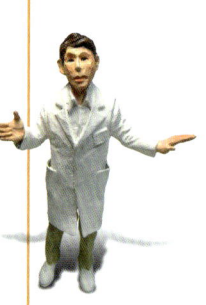
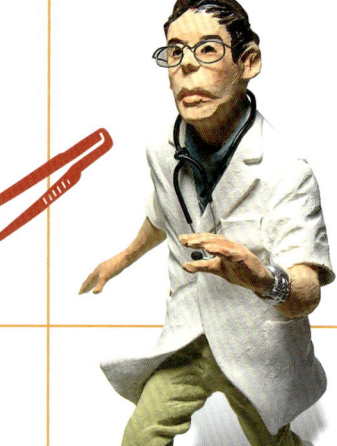

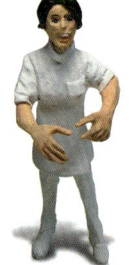

羊土社
YODOSHA

謹告

　本書に記載されている診断法・治療法に関しては，発行時点における最新の情報に基づき，正確を期するよう，著者ならびに出版社はそれぞれ最善の努力を払っております．しかし，医学，医療の進歩により，記載された内容が正確かつ完全ではなくなる場合もございます．

　したがって，実際の診断法・治療法で，熟知していない，あるいは汎用されていない新薬をはじめとする医薬品の使用，検査の実施および判読にあたっては，まず医薬品添付文書や機器および試薬の説明書で確認され，また診療技術に関しては十分考慮されたうえで，常に細心の注意を払われるようお願いいたします．

　本書記載の診断法・治療法・医薬品・検査法・疾患への適応などが，その後の医学研究ならびに医療の進歩により本書発行後に変更された場合，その診断法・治療法・医薬品・検査法・疾患への適応などによる不測の事故に対して，著者ならびに出版社はその責を負いかねますのでご了承ください．

改訂の序

1. 頼りがいのある医師とは

　本書の初版は，2001年にレジデントノートで掲載された特集をもとに，2003年に発刊された「ひとりで当直するとき役に立つ　小外科のコツ」である．おかげさまで，多くの若い先生方に愛されてきた．これも，本書の内容が，当直業務を求められる若い医師たちのニーズに適合していたためと自負している．

　初版で強調したように，本書は，人間の営みの中で，日常的に求められる小外科のニーズにこたえようとしたものである．現代の医療では，生活に根ざした医療ニーズにこたえる診療というものが軽視されがちであり，一見，華やかな先端医療に目が奪われがちである．しかし現実には，医療ニーズのほとんどは日常的なものであり，実際に頼りがいのある医師というものは，こうした普遍的なニーズにこたえられる医師である．そうした普遍的なニーズにこたえることができる内容をめざしてこの書は編集されたものである．

2. 新しい潮流の中で

　臨床研修の必修化で，本書をめぐる環境は激変した．従来は，駆け出しの研修医がひとりで市井の中小医療機関で当直することもめずらしくなかった．しかし，必修化後は，研修医が単独で当直することは禁じられた．ただし，救急医療は，ますます臨床研修制度の中で重要視されるようになった．さらに卒後3年目からの医師にとっては，本書に求められるような医療を実践できる能力は，ひとりで自律的に診療できる能力や後輩指導が期待される点で，以前より高く求められている．若い医師が日常的で普遍的な医療ニーズにこたえられることが，社会的にもますます強く求められるようになったのである．

　本書の取り扱っていることは，もともとこうした普遍的な医療ニーズに対応するものであるから，求められる内容も本質的には以前と変わらない．しかし，激動する医療環境の中で，強調すべき点，忘れてはならない点といった面で，改訂の要請が高まってきた．たとえば，安心で安全な医療という点からみた配慮などは，同じ内容に関することであっても，改訂版ではより強く意識した．

3. 当直の友としての本書

　本書が最初に刊行されて月日も経過した．編者も大阪大学から京都大学に異動して新しいキャリアを積んでいる．各章を執筆した執筆者たちも，いろいろなキャリアを歩んでいる．こう

した執筆者の歩みも読者のみなさんにはささやかなメッセージになるのではないかと考えている．当直の夜の暇つぶしのために挿入した歴史こぼれ話も，意外に反響があったので，よく吟味して一部，補充したり入れ替えさせていただいた．

　本書がますます現場で活用され，当直室の友となり，読者に愛されるものとなることを期待したい．

2009年7月

平出　敦

初版の序
－ひとりで当直する夜－

１．誰でも鮮明に覚えているはじめて独りで当直した夜の恐怖

　妖怪や人魂がやってきそうな不気味な夜の怖さの感覚は，ドラキュラやお岩にみられるように，洋の東西を問わず，根強く伝えられているものである．この秘められた感覚は，ホラーに題材を求める映画がなくなることがないことからも理解できるように，多くの人々に，ぞくぞくするような悦楽をもたらす．

　しかし，医師となって，ひとりで当直する者にとっては，そのようなホラーが，まるでのんきな，牧歌的な"たわごと"に思えてくるのである．

　ある研修医から告白されたことであるが，指導医から，ものすごい形相で，"殺すぞ！"とどなられた時，本当に自分が殺されるのではないかと，一瞬，驚愕した．が，実際は，"(そんなことをしたら，患者を) 殺すぞ！"という意味であった．しかし，自分が患者を殺すかもしれないという恐怖は，自分があるいは殺されるかもしれない，という恐怖感にも劣らないきびしい現実感をもって，彼の心に突き刺さったということである．

　患者にどのような不測の事態が起こるかわからない，どんな患者が来るかわからない，そのような未知のものに対する恐怖は，その立場におかれた者でなくては，決して理解できない重圧の感覚ではないかと思われる．また，逆にそのような感覚を有するデリカシーや謙虚さがなくては，真の意味で，医療者としては，的確とはいえないであろう．

２．人間の営みの中で日常的に求められる小外科

　このように当直は，若い医師にとって不安なものだが，小外科手技には，特に不安がある．元来，西洋では長く理髪外科として営まれてきた．散髪と同様の感覚で，ひょう疽や，小挫創が処置されてきたと思われる．民衆は，指輪が抜けなくなったり，ナイフで指を切ったりしたら，床屋に駆け込んだに違いない．小外科の治療効果は意外に結果がはっきりしており，処置が適切であれば速やかに，患者は苦痛から解放され，きれいに治癒する．入門者は，散髪で虎刈りにならないように，理髪サービスができるようにトレーニングされた．小外科のサービスも同様にトレーニングされたはずである．床屋には，小外科処置のコツがあって，これで評判のよい床屋もあったに違いない．当直する諸君は，そうしたトレーニングやコツを伝授された経験はあるだろうか．大学ではそういったことを教えてくれているだろうか．人間の日常の営みで生じ，当直帯に駆け込んでくるこうした小外科のニーズもまた，若い当直医にとっては，重圧になっていると思われる．

　りっぱな大学の工学部を出て，中小企業に就職した新入社員が，社内で「電気器具の簡単な修理もできない」といわれて，陰口をたたかれたという話を聞いたことがある．諸君もそんな立場にいるのではないだろうか．できなくて当然といえば当然であるが，医療の世界はそうはいかない．

3．だからこそレジデントのために

　この本では，そのような立場におかれた若い医師を応援するために，当直時のfirst-aidとして小外科手技のコツをまとめたものである．もともと「レジデントノート」誌の特集として掲載したが（2001年8・9月号，羊土社），出版社の要請で，今回，補強してさらに充実させ単行本とした．したがって，アカデミックな外科学書でも，網羅的な当直マニュアルでもない．具体的には若い医師が困る場面を考えながら，レジデントに対し実際に役に立つ事項を厳選し，現実にどのように手順をすすめたらいいか，という書き方でまとめた．その上で，あまり一般のテキストに書かれていないコツや注意点を補足した．さらに，執筆者が実際に失敗したり困った経験談なども挿入して，より現実的なヒントが得られやすいようにしてみた．執筆者としては，単に権威者というだけでなく，実践的に臨床にたずさわっておられる方々にお願いをしたので，実は，ここだけ読んでもけっこう面白い．

　当直の夜というものは，暇であれば，暇であったで，時として拘禁感に悩まされるものである．当直ベッドに横になりながら，暇つぶしとして読める歴史こぼれ話も挿入してみた．「ペアンは止血鉗子に名前を残すフランスの外科医である．彼はフロックコートを着て手術をし，引き続いて6頭立ての馬車を駆ってオペラを聴きに行った」といったエピソードをところどころに入れてみた．これらの逸話は，読み物的な形で市販されている成書から紹介したものであり，原典にまでさかのぼることはできなかった．御了解いただきたい．興味のある方々は，p.174＊の参考図書一覧を参照にされたい．

　編者が内容に眼を通したところ，この中には，現実に臨床現場で戦う執筆者たちの蘊蓄があり，たいへん有用と思われる．上手に利用していただけたら幸いである．

2002年12月

平出　敦

＊本改訂版ではp.209に掲載

Contents

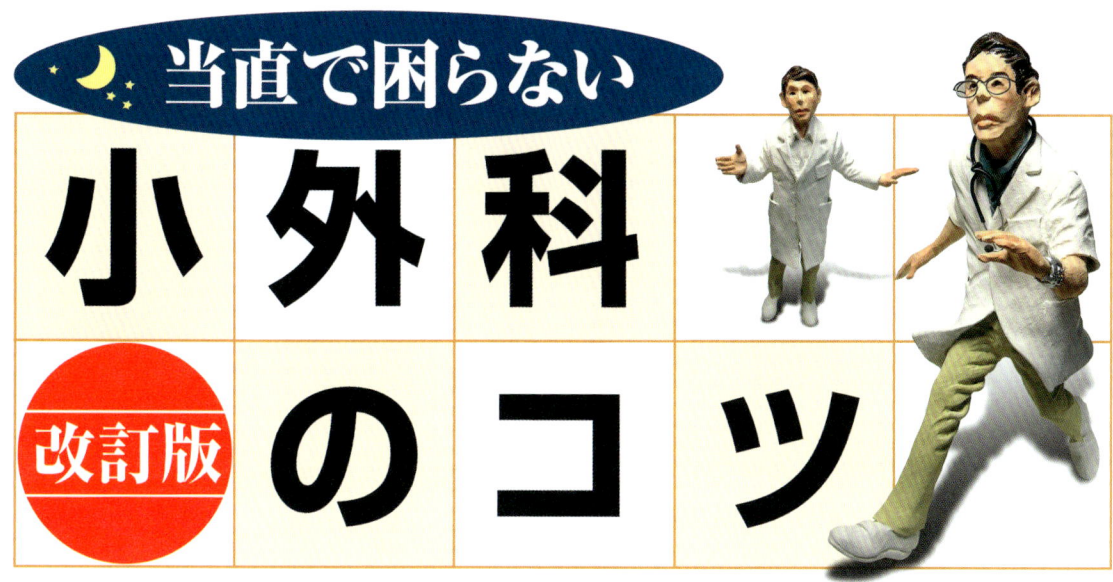

改訂の序 …………………………………………………………………………… 平出　敦

初版の序　－ひとりで当直する夜－ ………………………………………… 平出　敦

カラーアトラス ………………………………………………………………… 11

第1章　基本中の基本！
知らないではすまされない小外科の常識
Surgeryの語源は，ギリシャ語で"手を使う人"である

❶ これくらいの器具は知っておこう
　　－弘法は筆を選ぶ ……………………………………………… 森田孝夫　　16

❷ 上手な局所麻酔法
　　－痛みを抑えるコツ，安全に行うコツ ……………………… 清水唯男　　26

❸ 手のうちにある札を最大限に生かす！
　　－当直医のつよーい味方，補助診断
　　　………………… 片岡英一郎　南　操　梁本裕子　窪田愛恵　平出　敦　田原一郎　　33

❹ 駆け出しの医者にも求められる医療経済
　　－病名もつけない，レセプトもわからない医者は，ご遠慮下さい ……… 鍬方安行　　42

Contents

第2章　ちょっとした処置，これで患者は救われる！
一般医としてこれくらいはできないと

① 創処置の基本
　ーナイフで手を切った患者がやってきた ………………… 平出　敦　石見　拓　50

② 軽いやけど，日常的だが
　ー最初どうすればいい？ ……………………………………… 西村哲郎　平出　敦　57

③ 感染創はいかに扱うか
　ー動物や虫による創はどうする？ …………………………………… 山村　仁　62

④ 手指，足趾の処置のコツ
　ーよくある爪のトラブル：陥入爪，ひょう疽 ……………………… 山本啓雅　67

⑤ 肘内障，間違いのない整復術
　ー知っていれば名医 …………………………………………………… 日下政哉　72

⑥ 追突されて首が痛い
　ー痛くなければだいじょうぶ？ ……………………………………… 松岡哲也　75

⑦ 見逃しやすい骨折
　ー初療時，骨折の処置はどこまでするか …………………………… 和田英路　81

⑧ 捻挫の初療
　ー捻挫ならば安心？骨折ならば重大？ ……………………………… 大谷俊郎　87

⑨ 感染したアテローム，軟部組織の炎症，ガス壊疽
　………………………………………………………………………… 森本文雄　93

⑩ 腫れ上がった関節，どうする？
　ー別に怪我をしたわけではありません ……………… 前田　朗　堀部秀二　98

⑪ 肋骨骨折（知っていれば役に立つ病態と処置法）
　ー「備えあれば…」から「…されど肋骨骨折」まで ……………… 岸川政信　104

第3章　適切な評価！　適切な転送！　適切な紹介！
自分で処置できるかどうかは別問題．診断できないことが命とり！

① しのびよる出血性ショック
　ー外傷患者の初療でつまずかない法 ………………………………… 木村昭夫　110

② 損傷の大きな創の扱い
　　―若い医師が誤りやすい汚染創 …………………………………… 川上正人　115

③ お腹がだんだん痛くなってきた
　　―放っておいても大丈夫？ ……………………………………… 西田俊朗　120

④ 頭部外傷患者の診療
　　―撮影？ 入院？ 呼び出し？ …………………………………… 中島　伸　127

第4章　困ったときに開くページ
知っているといないでは大違い

① どうしても創からの出血が止まらない！
　　……………………………………………………………………… 中田康城　136

② 異物摘出のいろいろ
　　―刺さった針，抜けなくなった指輪，など …………………… 大西光雄　141

③ 子供がピーナッツを誤嚥した？ 高齢者が団子を詰まらせた？
　　―誤嚥が疑われる症例は要注意 ………………………………… 平出　敦　156

④ 中毒患者の初療
　　……………………………………………………………………… 岡田邦彦　160

⑤ 急性腰痛で動けない
　　―「一生歩けませんか？」とりあえずどうする？ …………… 竹上謙次　165

⑥ 眼損傷が疑われたら？
　　……………………………………………………… 永谷周子　張野正誉　169

⑦ 眼に薬品を浴びた
　　―眼科を探すまで何もしない？ ………………………………… 藤原憲治　174

⑧ 止まらない鼻出血，耳に入った虫
　　……………………………………………………… 深美　悟　平林秀樹　179

⑨ 脱落した歯はどうする？
　　……………………………………………………………………… 額田純一郎　185

⑩ 嵌頓包茎，精巣捻転，バルーンカテーテルが入らない時．どうする？！
　　……………………………………………………………………… 髙羽夏樹　190

Contents

⓫ **顔面外傷患者の診療**
　—よくあるのに，意外に知らない正確な対処法 ……………… 久保盾貴　細川　亙　195

⓬ **熱傷患者の初期治療とコツ** ………………………………………………………… 田中秀治　200

索　引 …………………………………………………………………………………………… 210

Column　コラム目次 … 執筆者が実際に失敗したり困った経験談などから，現実的なヒントを得よう

- お豆腐で運針の練習？
  昔の外科医は大変だった！ ……… 24
- 局所麻酔薬は怖い！！（全2話）……… 32
- コタツでの熱傷？！ ……………… 60
- マムシ咬傷の体験談 ……………… 64
- ムカデの話 ………………………… 65
- 狂犬病 ……………………………… 65
- 術前説明の大切さ ………………… 71
- 迷医と名医 ………………………… 74
- 信頼できない患者さんの一例 …… 80
- 意識清明な肋骨骨折？ …………… 85
- なんで痛くない手のレントゲンをとるの？ 85
- "腰痛症"？ ………………………… 86
- X線検査でわからない骨折 ……… 86
- 必ず自分で診察すること ………… 91
- 救急医のちょっといい話 ………… 97
- むし歯の怖いお話 ………………… 97
- たかが肋骨骨折，されど肋骨骨折 …… 108
- 高齢者の骨盤骨折にしのびよる
  ショック ……………………… 113
- ゴミの分別 ………………………… 118
- 思いがけない腹痛の教訓 ………… 126
- 医療安全からの視点 ……………… 132
- ターニケットの功罪 ……………… 139
- 破傷風 ……………………………… 155
- 思いがけない"異物" …………… 159
- 中毒治療は安全が第一です ……… 163
- 痛いところを中心に ……………… 168
- 石灰による前眼部アルカリ外傷 … 178
- 鼻出血 ……………………………… 184
- SARSの教訓 ……………………… 189
- 非常に複雑な挫創 ………………… 198
- 気道熱傷の気道確保は迅速に …… 208

小外科歴史こぼれ話　当直の夜には，小外科の歴史上のエピソードを拾い読みするのも楽しい！

- ① 器具の名前に残る偉大な外科医たち …… 25
- ② ダブリンの外科医コレス ……………… 41
- ③ 戦闘による死亡，病気による死亡 …… 48
- ④ ヒットラーのやけど …………………… 61
- ⑤ ビクトリア女王の腋窩膿瘍 …………… 66
- ⑥ 夏目漱石と消化管出血 ………………… 114
- ⑦ ナポレオン時代の戦傷 ………………… 119
- ⑧ 源頼朝の死 ……………………………… 133
- ⑨ ロシア帝国の興亡と凝固異常 ………… 140
- ⑩ 麻酔薬開発物語 ………………………… 164
- ⑪ フランスの外科の歴史と理髪外科 …… 209
- 小外科歴史こぼれ話　参考図書 ………… 209

Color Atlas（カラーアトラス）

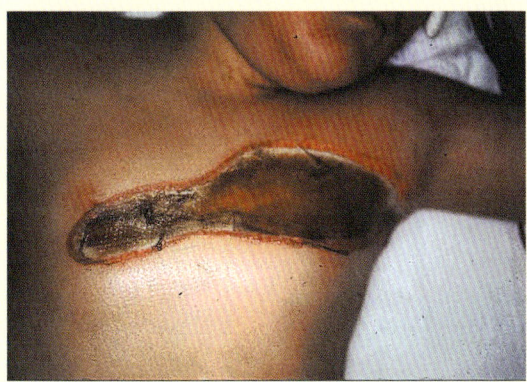

❶熱傷写真
p.58，「軽いやけど・日常的だが」の稿，図参照

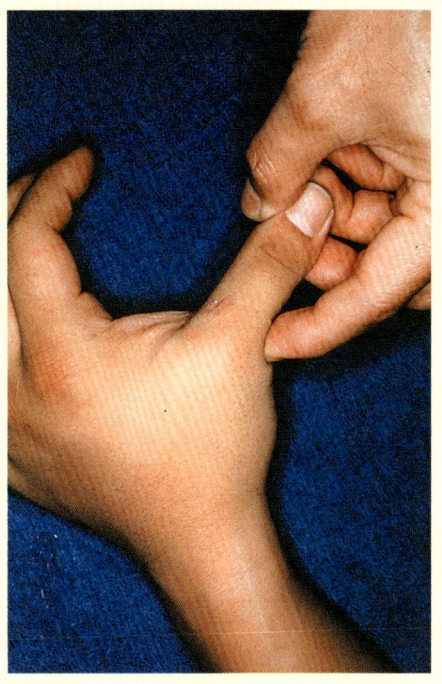

❷母指MP関節尺側側副靱帯損傷の診断
p.89，「捻挫の初療」の稿，図2参照

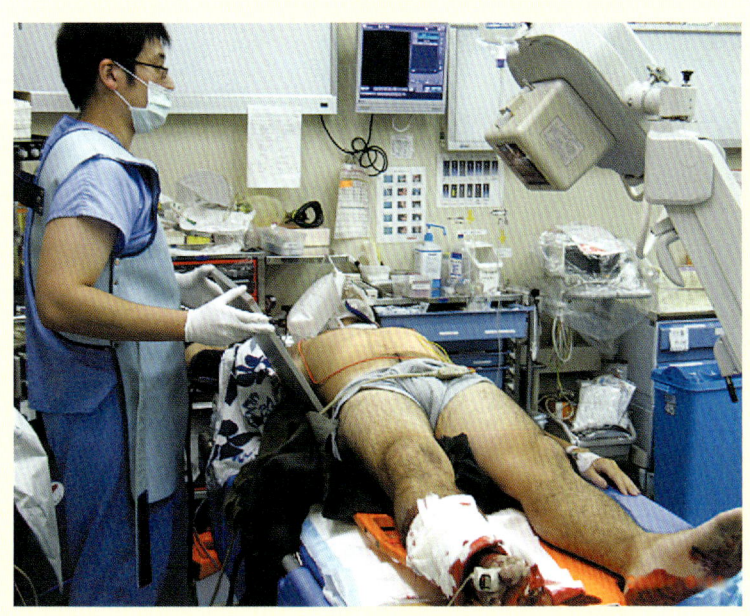

❸胸部斜位撮影法
p.107，「肋骨骨折（知っていれば役に立つ病態と処置法）」の稿，図2参照

Color Atlas

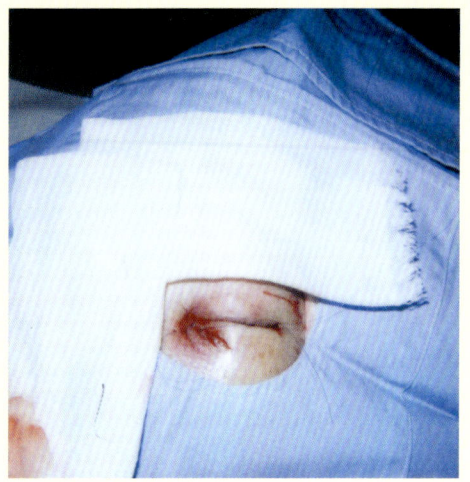

❹ 受傷時外眼部
p.171,「眼損傷が疑われたら？」の稿, 図2 参照

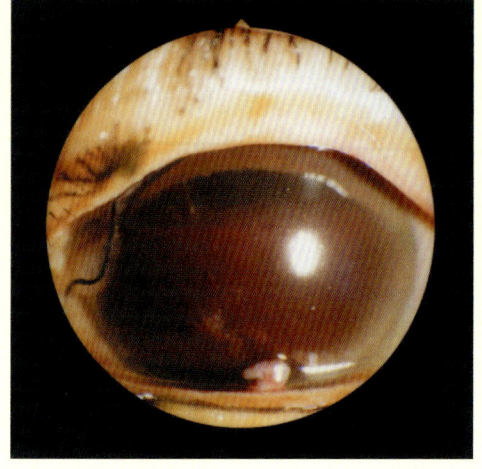

❺ 受傷時の前眼部
p.172,「眼損傷が疑われたら？」の稿, 図3 参照

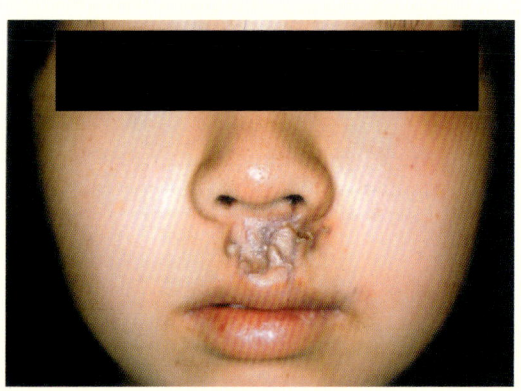

❻ 上口唇に生じた外傷性刺青
p.196「顔面外傷患者の診療」の稿, 図1 参照

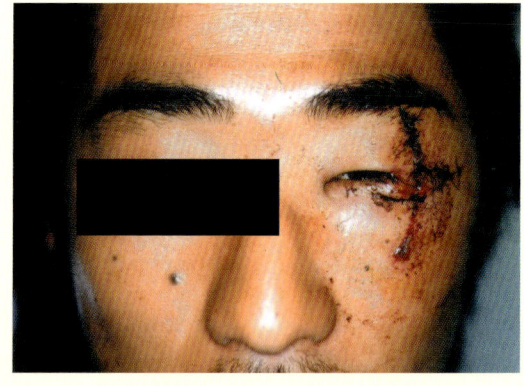

❼ 誤って縫合された上下眼瞼
p.198,「顔面外傷患者の診療」の稿, 図2 参照

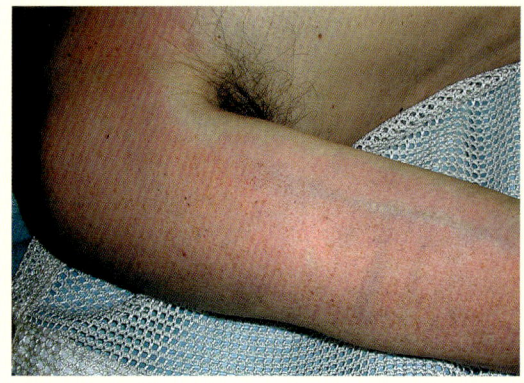

❽ Ⅰ度熱傷
p.202,「熱傷患者の初期治療とコツ」の稿, 図1 参照

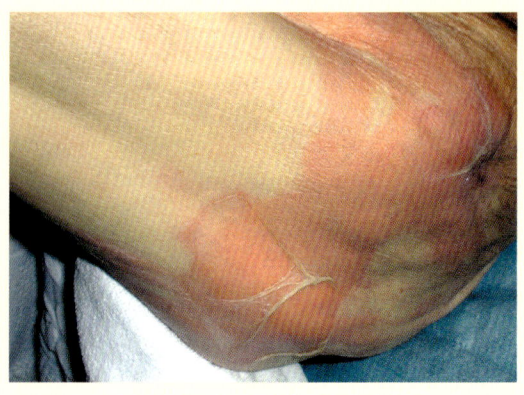

❾ 浅達性Ⅱ度熱傷
p.202,「熱傷患者の初期治療とコツ」の稿, 図2 参照

12　当直で困らない　小外科のコツ　改訂版

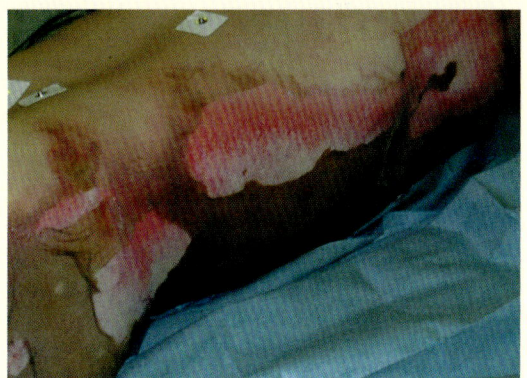

⑩ **深達性Ⅱ度熱傷**
　p.202，「熱傷患者の初期治療とコツ」の稿，図3 参照

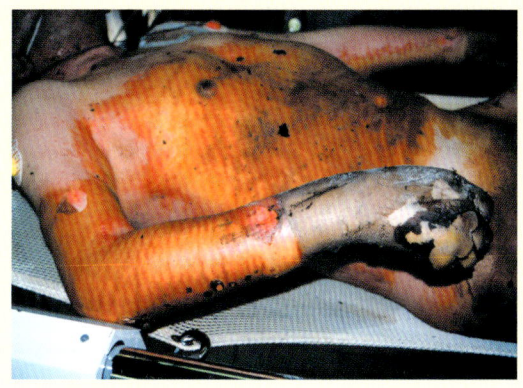

⑪ **Ⅲ度熱傷創**
　p.202，「熱傷患者の初期治療とコツ」の稿，図4 参照

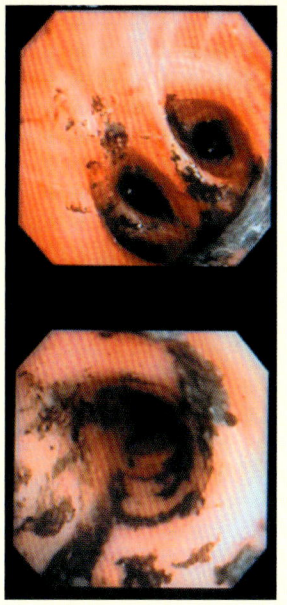

⑫ **重症気道熱傷（下気道型気道熱傷）**
　p.204，「熱傷患者の初期治療とコツ」の稿，図5 参照

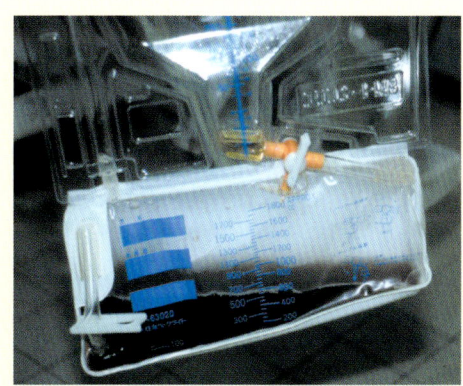

⑬ **熱傷後の溶血尿**
　p.204，「熱傷患者の初期治療とコツ」の稿，図6 参照

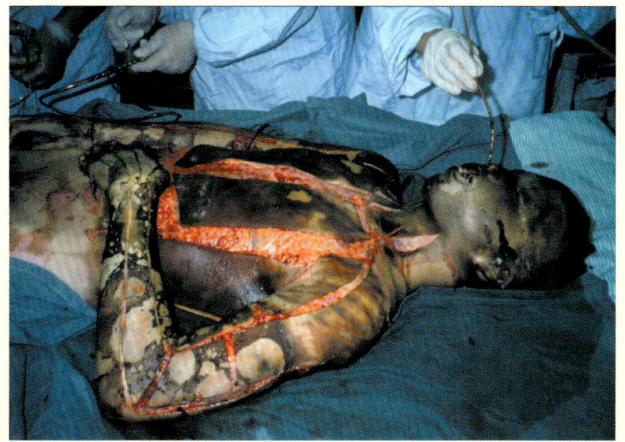

⑭ **胸部・上腕・頸部の減張切開**
　p.206，「熱傷患者の初期治療とコツ」の稿，図10参照

◆ 執筆者一覧 ◆

◆ 編　集

平出　　敦　　京都大学 大学院 医学研究科 医学教育推進センター 教授

◆ 執筆者 (掲載順)

平出　　敦	京都大学大学院医学研究科 医学教育推進センター	
森田　孝夫	奈良県立医科大学教育開発センター	
清水　唯男	シミズクリニック(痛みの治療専門医院)	
片岡英一郎	田原病院	
南　　　操	田原病院	
梁本　裕子	田原病院	
窪田　愛恵	京都大学大学院医学研究科 医学教育推進センター	
田原　一郎	田原病院	
鍬方　安行	大阪大学医学部附属病院 高度救命救急センター	
石見　　拓	京都大学保健管理センター	
西村　哲郎	国立病院機構大阪医療センター 救命救急センター	
山村　　仁	大阪市立大学医学部附属病院救急部	
山本　啓雅	大阪市立大学大学院医学研究科 救急生体管理医学	
日下　政哉	医療法人大和会日下病院整形外科	
松岡　哲也	大阪府立泉州救命救急センター	
和田　英路	愛媛県立中央病院整形外科	
大谷　俊郎	慶應義塾大学医学部 スポーツ医学総合センター	
森本　文雄	松戸市立病院救急部	
前田　　朗	成田整形外科病院	
堀部　秀二	大阪労災病院スポーツ整形外科	
岸川　政信	済生会福岡総合病院救命救急センター	
木村　昭夫	国立国際医療センター戸山病院	
川上　正人	青梅市立総合病院救命救急センター	
西田　俊朗	大阪大学大学院医学系研究科 消化器外科学	
中島　　伸	国立病院機構大阪医療センター 脳神経外科	
中田　康城	市立堺病院	
大西　光雄	国立病院機構大阪医療センター 救命救急センター	
岡田　邦彦	佐久総合病院救命救急センター	
竹上　謙次	済生会松阪総合病院整形外科	
永谷　周子	ガラシア病院眼科	
張野　正誉	淀川キリスト教病院眼科	
藤原　憲治	藤原診療所	
深美　　悟	獨協医科大学耳鼻咽喉科	
平林　秀樹	獨協医科大学耳鼻咽喉科	
額田純一郎	ぬかた歯科医院	
髙羽　夏樹	京都府立医科大学腫瘍薬剤制御学・ 泌尿器科	
久保　盾貴	大阪労災病院形成外科	
細川　　亙	大阪大学形成外科	
田中　秀治	国士舘大学大学院 救命救急システムコース	

第1章

基本中の基本！
知らないではすまされない
小外科の常識

Surgeryの語源は，ギリシャ語で"手を使う人"である

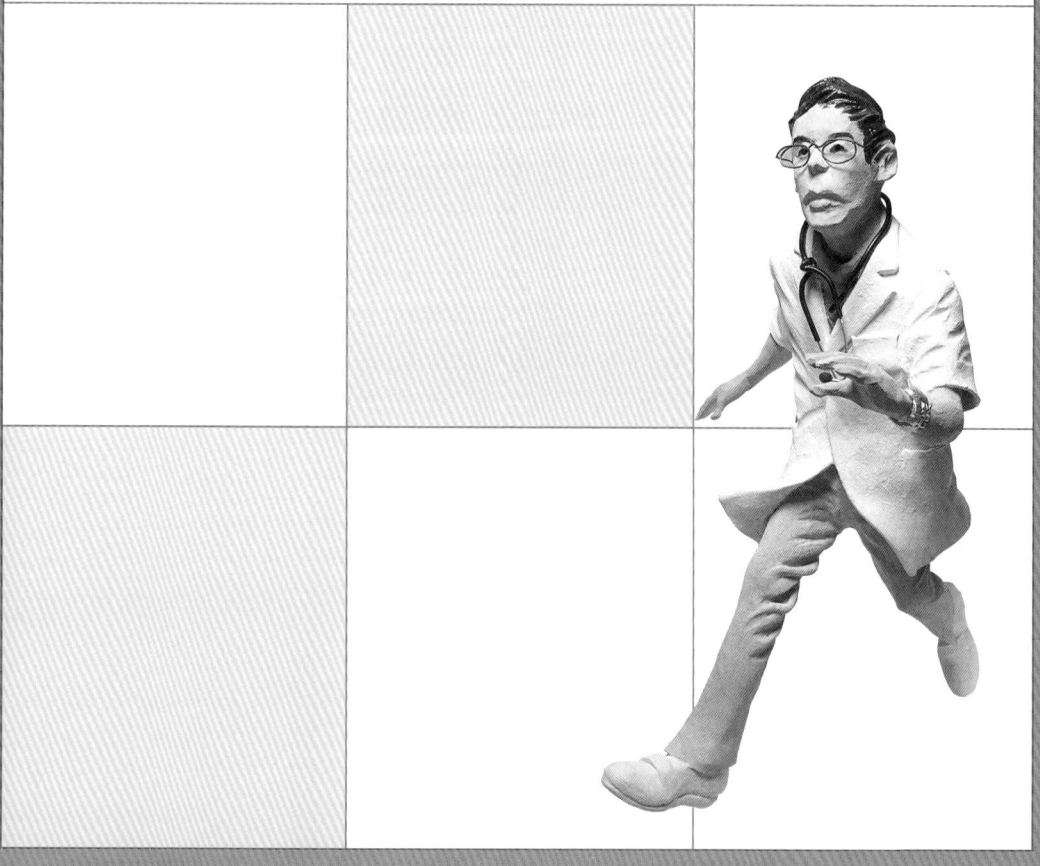

第1章　基本中の基本！ 知らないではすまされない小外科の常識

1 これくらいの器具は知っておこう
―弘法は筆を選ぶ

森田孝夫

I はじめに

　小外科で用いる器具に詳しい研修医は多分いないであろう．いわゆる外科で用いる器具は星の数だけあるが，小外科で使用するものは意外に少ない．
　その主な役割は，

　① 組織の切離（メス，剪刀など）
　② 組織の把持（ピンセット，鉗子など）
　③ 組織の寄せ合わせ（糸，針，持針器など）
　④ その他（ゾンデなど）

である（図1）．これらの器具の特徴を知り，うまく使うと驚くほど処置が簡単になる．以下，小外科の器具の基本的な取り扱い方とそのコツについて解説する．

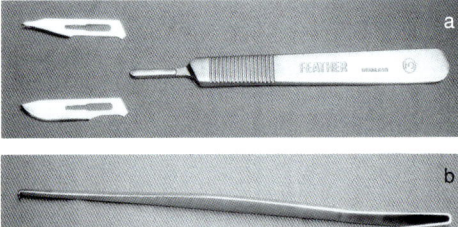
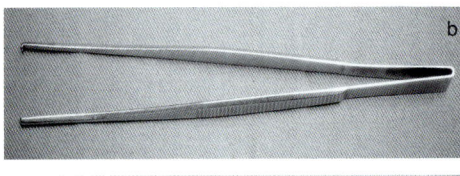
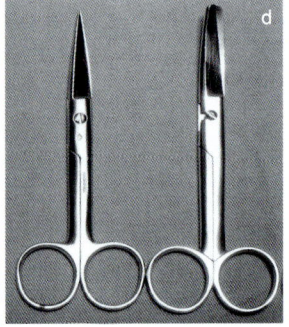
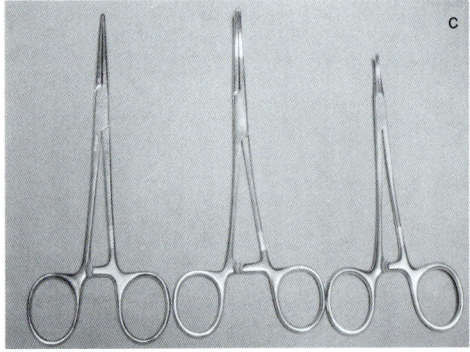
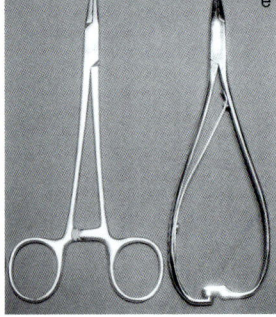

図1　小外科で用いられる器具
a) メスホルダーと替刃
　尖刃刀（上）
　円刃刀（下）
b) ピンセット（有鉤）
c) 鉗子
　コッヘル鉗子（直）（左）
　コッヘル鉗子（曲）（中）
　コッヘル鉗子（曲）（右）
d) 剪刀
　直剪刀（左）
　クーパー剪刀（右）
e) 持針器
　Hegar型（左）
　Mathieu型（右）

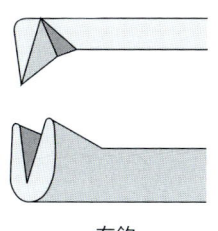 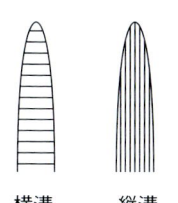 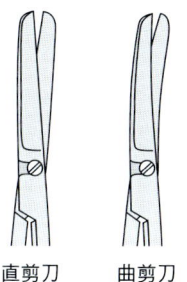

図2　外科器具の一般的な構造

有鈎　　　横溝　縦溝　　　直剪刀　曲剪刀

II 小外科用器具の一般的な構造（図2）

❶ 有鈎と無鈎

これは器具の先端部に付いている鈎（歯，爪）の有無のことである．組織を把持するための鑷子（ピンセット）や鉗子ではそれぞれ有鈎と無鈎の2種類がある．**有鈎の器具は組織の把持に優れているが組織を損傷しやすいので，皮膚以外は無鈎を用いるのが無難**である．

❷ 横溝と縦溝

これは器具の接合面に作ってある溝の方向のことで，器具の長軸方向に対して直角に溝がついている（横）か，長軸方向についている（縦）かの差である．**溝に対して直角方向のすべりを防止するのが目的**である．鑷子（ピンセット），鉗子で横溝と縦溝の2種類がある．

❸ 直と曲

これは器具の軸が真っすぐ（直）であるか，反り返っているか（曲）の差である．鉗子や剪刀（ハサミ）で直・曲の2種類がある．**組織の切離など「器具の軸方向に真っすぐ」に作業する場合は直を，組織の剥離など「軸とは直角に横方向」に作業する場合は曲を用いる**．

III メスの使い方

メスには先端が丸くなっている**円刃刀**と尖った**尖刃刀**との2種類がある．

❶ 円刃刀

円刃刀は主に皮膚切開に用いられる．提琴把持法（図3a）または食刀把持法（図3b）で把持し，刃の腹（彎曲部）を使って切開する（図3c）．

❷ 尖刃刀

尖刃刀は**小さな皮膚切開や，微細な切離操作**に用いる．刃の先を使って切開する（図4）．

使い方1（図4a）：膿瘍の切開・排膿
① 尖刃刀の刃を**外向き**にして執筆法で把持する
② 尖刃刀を膿瘍の中心部に突き刺す
③ 刃の方向に弧を描くように切り上げる

第1章　基本中の基本！ 知らないではすまされない小外科の常識　　17

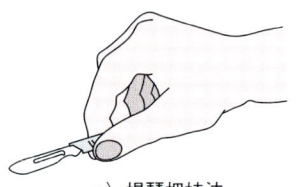
a) 提琴把持法

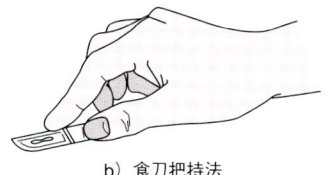
b) 食刀把持法

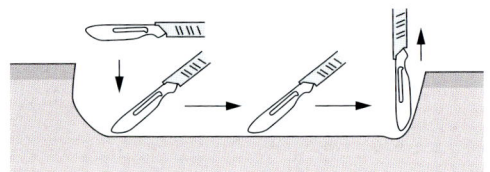
c) 円刃刀による皮膚切開

図3　円刃刀の使い方

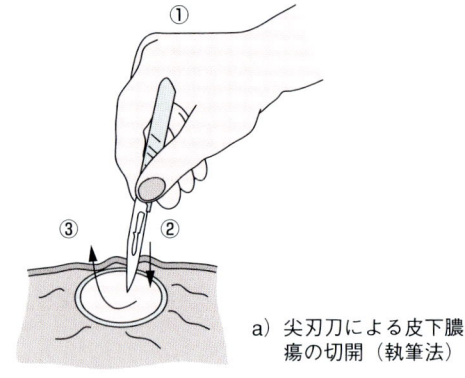
a) 尖刃刀による皮下膿瘍の切開（執筆法）

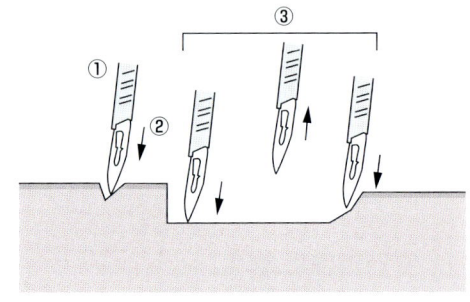
b) 尖刃刀による皮膚切開

図4　尖刃刀の使い方

使い方2（図4b）：微細な切離操作
① 尖刃刀の刃を**内向き**にして執筆法で把持する
② 尖刃刀を皮膚に刺し入れる
③ のこぎりのように上下運動させながら切離を進める．基本的には押した時（下方向に刺し入れる時）に切る

Ⅳ 剪刀（はさみ）

　手術用の剪刀は単に組織を切離するためだけではなく，同時に組織を剥離するように工夫されているため，各専門科に特徴的なものが数多く開発されている（図5）．しかし，小外科では主に切離のために使用するので，どれを用いても同じである．一般的にはクーパー剪刀，メーヨー剪刀などが用いられる．

Ⅴ 鑷子（ピンセット）

　組織やガーゼなどを一時的に軽く把持する器具である．有鈎鑷子と無鈎鑷子がある．執筆法で把持する（図6）．**皮膚は有鈎鑷子を用いたほうが把持しやすいが，それ以外の皮下組織などは損傷を避けるために無鈎鑷子を用いる**方がよい．

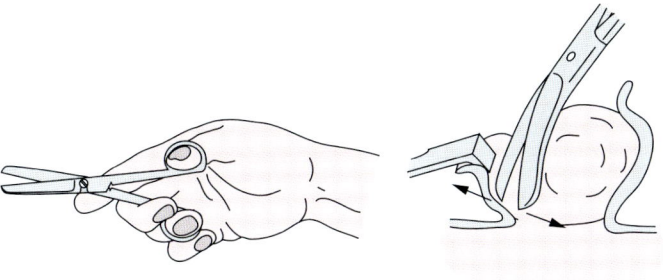

a) 剪刀の持ち方　　b) 曲剪刀による腫瘍の剥離

図5　剪刀の使い方

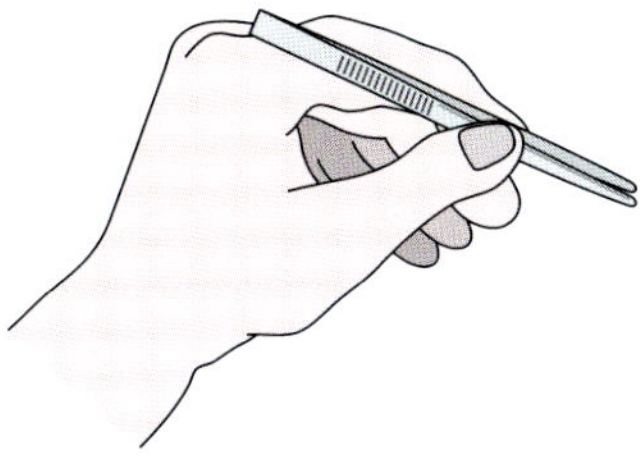

図6　鑷子（ピンセット）の持ち方

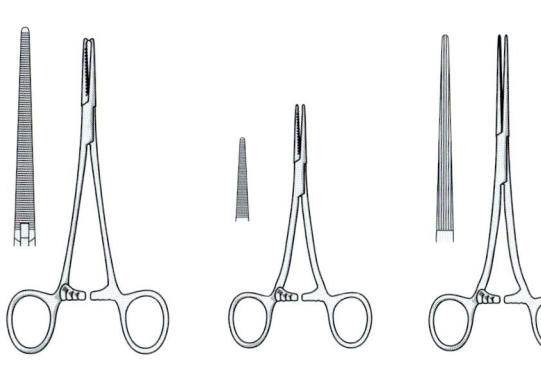

a) コッヘル鉗子　　b) モスキート鉗子　　c) リスター鉗子

図7　よく使われる鉗子

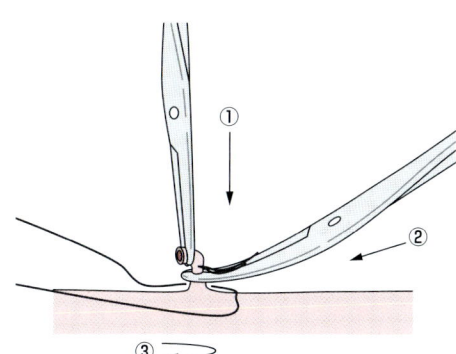

図8　コッヘル鉗子を用いた止血操作

Ⅵ 鉗子

　小外科では主に**把持，止血，剥離**のために使われており，コッヘル鉗子が一般に使用されている．横溝であるが，直と彎曲，有鈎と無鈎とがある．コッヘル鉗子のミニ版ともいえる「モスキート鉗子」はごく**細い血管**の**止血**に用いられる．「ペアン鉗子」という語がよく用いられているが，これは「無鈎のコッヘル鉗子」の通称である．リスター鉗子は縦溝が特徴であり，**腸管などの管空臓器の断端の閉鎖・把持に用いられる**（図7）．

止血操作（図8）

　① 直のコッヘル鉗子（無鈎）を用いて出血点を把持する
　② 彎曲のコッヘル鉗子（無鈎）を用いて，直のコッヘル鉗子でつかんだ出血点の根部をつかむ
　③ 直のコッヘル鉗子をはずして止血を確認してから結紮する

Ⅶ 針

　針は形状から角針，丸針に，針穴から弾機穴，普通穴，無傷針（atraumatic needle）に分類される．角針は細長い三角錐を弧状に曲げたもので，角は刃になっているため，組織を切

第1章　基本中の基本！　知らないではすまされない小外科の常識

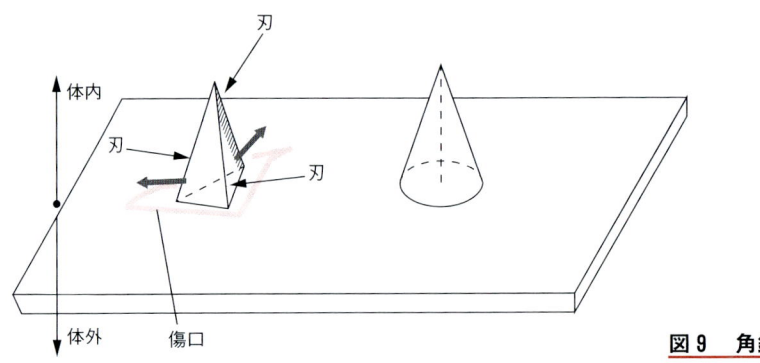

図9 角針と丸針

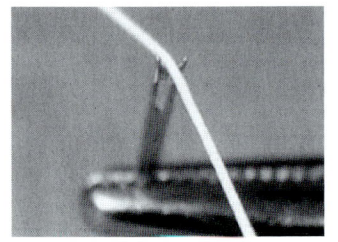

a) 弾機（穴）に糸を押し当てて強く押す

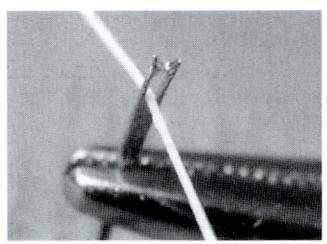

b) 糸穴に糸が落ちる

図10 弾機（穴）針と無傷針

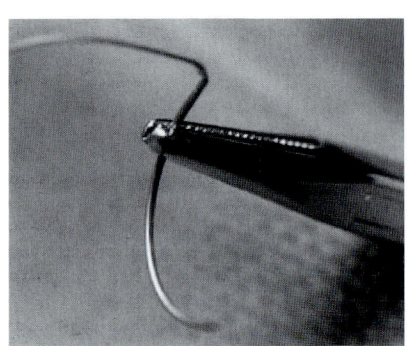

c) 無傷針

り分けて貫通する．丸針は細長い円錐を弧状に曲げたもので，組織を押し分けて貫通する．したがって，角針での運針で横振れした場合には，刃によって穴が切り裂かれ大きくなる可能性がある（図9）．**皮膚は硬い組織なので角針が用いられるが，体内ではほとんど丸針が使用される**．弾機（穴）針に糸を装着するのには少々コツがいるが，要するに針のお尻（弾機）に糸を押し当てて押し込むと穴に糸が落ち込む構造になっている（図10a，b）．無傷針ははじめから針に糸が装着されていて便利であるが，その用途は**形成的**であり，かつ**高価である**（図10c）．つまり，顔面の創を微細に縫合する場合や皮内連続縫合などで，形成外科的に皮膚縫合する場合を除くと，使用する意味は少ない．**通常の皮膚縫合は弾機（穴）針と絹糸で十分である**．

VIII 持針器

持針器はHegar型とMathieu型に大別されるが，その構造からHegar型は小さな針を用いる体内での**繊細な縫合操作**に，Mathieu型は**比較的大きな針を使用する皮膚などの縫合操作**に用いられる（図11a）．小外科での縫合操作ではどちらを用いても差がないので，**使い慣れたものを使用するとよい**．持針器の手元にある留め金は3段階で操作される．1段階で針が固定され，2段階でさらに締まり，3段階で針が外れるように設計されている．運針操作では針を頻回につかみ外しをくり返す必要があるための工夫である（図11b）．

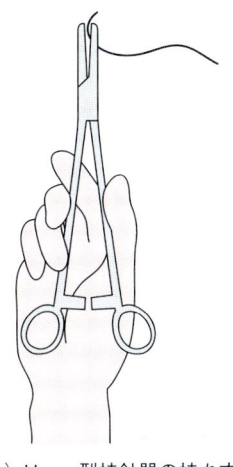
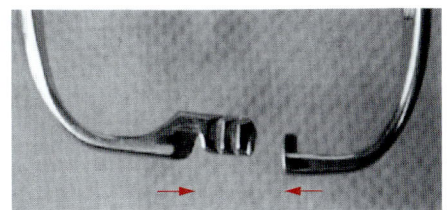
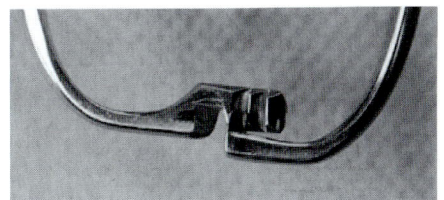

a）Hegar型持針器の持ち方　　　　b）持針器の留め金　　　　**図11　持針器**

IX スキン・ステープラー（皮膚縫合器）

スキン・ステープラーはわかりやすくいうと皮膚縫合用のホッチキス®である．金属の針を用いてホッチキスの要領で瞬時に皮膚を合わせることができる．また金属針の抜去は専用の抜鉤器を用いて行う（図12）．

❶ 糸とスキン・ステープラーによる皮膚縫合の比較（図13）

手術創のように皮膚が垂直に切れている場合はステープラーでもきれいに縫えるが，裂創のように皮膚が斜めに切れている場合にステープラーで縫合すると，「創縁の内反」が起こりやすい（図14）．

❷ スキン・ステープラーの長所と短所

糸による縫合と比較してのスキン・ステープラーの長所・短所を表に示すが，最大の利点は縫合時間が短縮されることであり，最大の欠点は縫合する創面がずれやすいことである．

❸ ステープラーの使用にあたってのコツ

1）皮膚縫合のとき

① 縫合すべき創が長い場合は糸による縫合を用いて，創面をしっかり合わせた**皮膚縫合を適当な間隔を置いて2カ所で行い，糸は切らずに支持糸として用いる**（図15A）．ピンセットにて皮膚を適切な位置に寄せる．**ステープラーの両端を縫合部分の皮膚に平行に押し付け，ステープラー先端の矢印が切開線上にあることを確認する**（図15 B）．

② ハンドルをしっかり握って閉じ，**それ以上動かないことを確認するまで握り締める**．次にハンドルを緩め，縫合ピンからステープラーを離す（図15 C）．

2）抜鉤のとき

① リムーバーの下顎を縫合ピンの下に差し込む（図16 A）．
② ハンドルを握り締め，**縫合ピンが所定の形に変形し**，ハンドル同士が接触したことを確認する（図16 B）．

第1章　基本中の基本！知らないではすまされない小外科の常識　　21

③縫合ピンが完全に所定の形状に変形したことを確認したら縫合部から縫合ピンを取り去る（図16 C）．

3）スキン・ステープラー使用の禁忌

① 縫合する皮下5 mm以内に骨，神経，血管，内臓などがある場合には使用しない．

② 後頭部，背部，臀部など就寝時に縫合部が加重される可能性のある部分には使用しない．

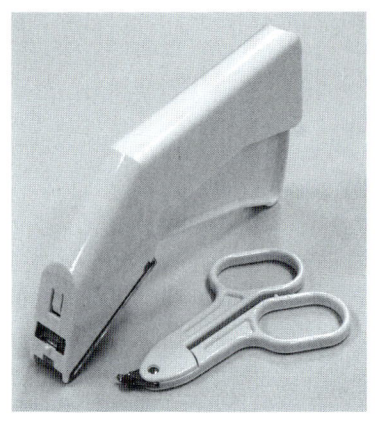

図12　スキン・ステープラー（皮膚縫合器）とリムーバー（抜鉤器）

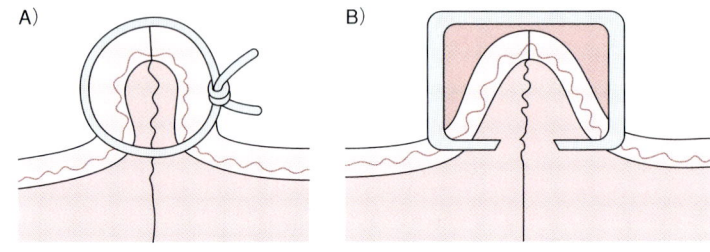

図13　糸による縫合（A）とステープラーによる縫合（B）

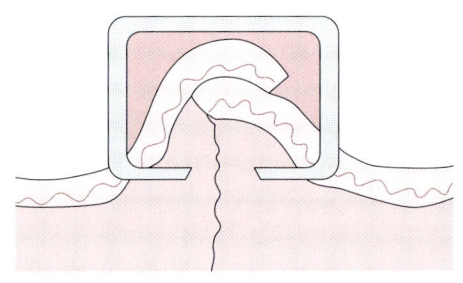

図14　ステープラーによる縫合の悪い例
一方の創縁が内反し，皮膚が折れ重なっている

表　スキン・ステープラーの長所・短所と使い分け

長　所	短　所
手術時間が短縮される	創面がずれる可能性あり
組織反応が少ないステンレス・スチール針	動きの多い場所，眼瞼周辺，粘膜部等には適さない 寝る時に下になる部分は使用できない
縫合箇所への圧力が少ない 縫い痕（suture mark）がつかない	創面の止血効果は少ない
抜去時の痛みが少ない	コストが高くつく

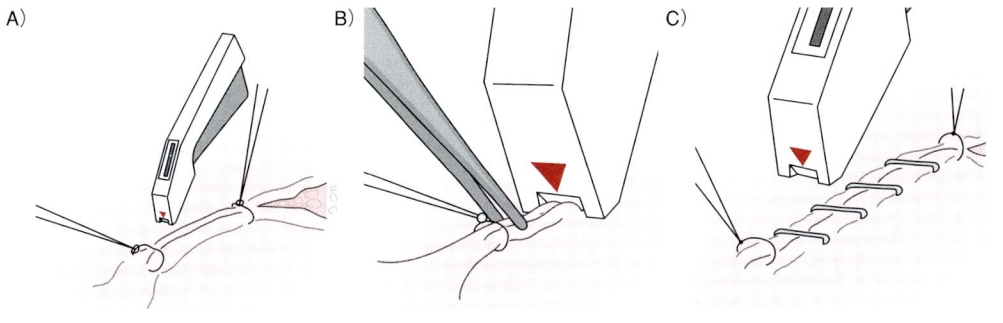

図15　皮膚縫合の手順

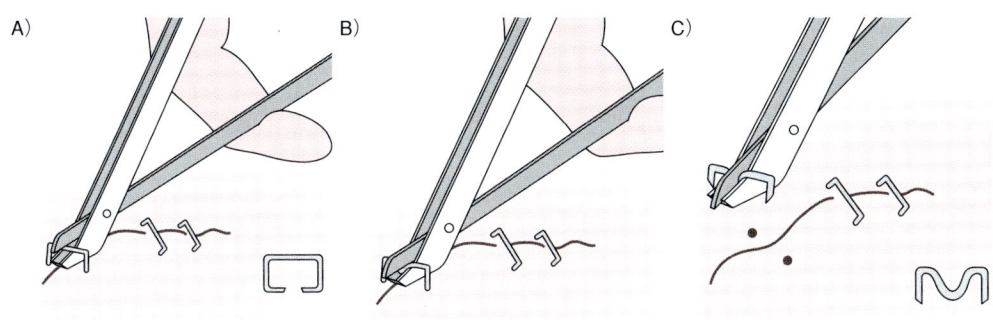

図16　抜鈎の手順

X アドバイス・注意点

　手術器具には似たようなものがたくさんあり，個人名のついた器具も多い．しかも，同じ器具であっても，施設によっては違う呼び名が使われていることもある．緊急の処置の場合には器具の名前などは気にすることなく，「爪の付いたピンセット」，「先の曲がったハサミ」，「縦に溝の付いた鉗子」，「針付の糸」，「細い針用の持針器」など使いたい器具を**具体的に表現**し，用意してもらおう．とにかく無事に処置を終えることが一番である．

参考図書

1) 「消化器外科臨時増刊号　手術に使用する器械マニュアル」（吉野肇一，北野正剛 編），23（5），2000
2) 「手術学総論，現代外科手術学体系1A」（都築正和，他 著），中山書店，東京，1994
3) 「手術部医学マニュアル③」（小林寛伊 編），文光堂，東京，1989

Column

お豆腐で運針の練習？　昔の外科医は大変だった！

　わたくしが研修医であった昭和50年代初めではまだ無傷針（atraumatic needle）は珍しいものであった．消化器のほとんどの手術は通し穴のついた針で行われていた．器械出しの看護婦（師）さんが器用に，しかもすばやく針穴に絹糸を通すのを見て，その手際のよさに感嘆した．ところでなぜ「無傷針」というのかがとても不思議だった．先輩に聞いたところ，それまでの腸管吻合などは「通し穴」や「弾機穴」の針に絹糸をつけて行っていたため，針を通したあとの組織の穴が必要以上に大きかったのである（糸に比べて針が太すぎた）．したがって，糸の周りに隙間ができ，そこから腸内容が「蟹が泡を吹く」ように漏れ出ていてくることも当たり前であったそうだ．まるでピンホールの消化管穿孔のように．当時の消化管手術後では縫合不全はなくても腹膜炎は必発で，この腹膜炎に打ち勝った患者さんしか生き残れなかったのである．現在ではとても考えられないことである．「無傷針」は細い針のお尻に糸が付いたもので，針の太さはほぼ糸の太さに等しい．したがって，糸の周囲の隙間はほとんどなく，腸内容の漏れもないため，術後の腹膜炎も減少したのである．つまり，組織に必要以上の「傷をつけることが無い針」という意味なのである．無傷針は針をつくるための技術革新の賜物である．では，それ以前の外科医は「お粗末な針」を使わざる得なかったわけであるが，ただ無為にこれを使っていたわけではない．針がお粗末である分を技能（skill）で補っていたのである．針による過剰な組織損傷を避けるために，運針の訓練を欠かさなかったという．それもお豆腐に針を通し，それが崩れなくなるまで練習したとか．この話を聞き，わたくしもお豆腐で練習したことがある．なかなか難しいもので，とてもうまくいかない．昔のお豆腐はとても固かったのであろうと考えて，自分を納得させた．

著者プロフィール

●森田孝夫（Takao Morita）：奈良県立医科大学　教育開発センター　教授．外科医になって30年，医学教育にたずさわって16年がたちました．研修医や学生さんと毎日接し，忙しくすごしています．現在は，研修医にも医学生にも基本的な臨床能力の修得が望まれていますが，特にスキル（Skill）について，私たちには当たり前でも，研修医や学生の皆さんにとっては不思議なことが多いようです．これらを一緒に考えたり，また，スキルのコツを伝授する時間はとても楽しく充実しています．

小外科歴史こぼれ話①

器具の名前に残る偉大な外科医たち

医学の世界では，非常に多くの先達の名前が登場する．テオドール・ビルロートは，ウィーンで活躍した外科医であり胃切除を成功させ，医療の世界に胃切除を導入した．胃切除の標準術式にその名を残している．器具にもさまざまな先人の名前が残っていて，われわれが何気なく使用している手術器具に，先達の創意工夫が生きていることを知る．

止血鉗子は，コッヘル考案のタイプが一般的であり手術室や処置室では，その名がしばしば呼び交わされる．止血目的以外にも把持，剥離など多目的に汎用できるすぐれものである．Theodor Kocherは，ドイツで活躍したスイス生まれの外科医である．

コッヘルは，若い頃，ヨーロッパ各地で勉強したが，ウィーンではビルロートの講義を聴いた．あるとき，ビルロートの臨床講義に数日前に肩関節を脱臼したまま整復されていない患者が連れてこられた．さまざまな整復の方法が試みられたが，いずれも成功しなかった．コッヘルはちょうどこのころ解剖を勉強しながら肩関節脱臼の整復法を考えていたので，ビルロートの許可を得て，衆目の前で自分の考えた整復法を試みたところみごとに整復できた．これが，現在でもよく使われるコッヘル法である．と，「整形外科を育てた人達」にある．コッヘルは出身地にもどって，その後，長くベルン大学の教授を勤め，甲状腺外科と甲状腺機能に関する業績により，1909年にノーベル賞を受賞している．

いわゆるはさみ（剪刀）は，外科手術には欠かせない器具であるが，本文に紹介されているようにクーパー剪刀がよく使われる．Sir Astley Paston Cooperは，英国の外科医である．

外科医としても，解剖学者としても，また，教育者としても，きわめてすぐれた人物であったことが伝えられている．イングランド北部の出身で，ロンドンに出て教育を受け，当時，医学教育が最も充実していたスコットランドのエジンバラにも修行にでかけている．驚かされるのが，結婚の日にも講義を勤め，新婚旅行にはパリへ行って，デゾーやショパールをたずねて講義を聴いてきたという逸話である．ヨーロッパでは医を志す若い学徒が，コッヘルやクーパーのように別の大学や医療機関を訪れて勉強することは，現在でもひとつの伝統となっている．このことは，わが国での若い医師や学生にとっても，非常に参考になることではないかと思われる．

さて，クーパーは毎日，休みなく働き，まず朝食前に解剖をして，朝食後は外科の講義をしていた．近所の住民が病気の相談にくれば，無料で相談や診察に応じ，必ず病院のteaching roundには参加した．彼の講義には出席者が多く，1823年10月1日の聖トーマス病院での講義には，400人以上の学生が集まり満員であった．クーパーが到着すると拍手が長く鳴り止まなかったと，弟子の1人が伝えている．

医学には病者と医療者の間に繰り広げられるドラマや，指導者や弟子の間に生まれる人間関係など，まことに人間くさい背景がある．このような歴史に名を残す医師については，単に学問的業績にとどまらず，その人の生き方，態度，人生といったものがひとつのカリスマ性をともなって伝えられているのである．

参考文献
1)「医学の歴史」（梶田昭 著），講談社，東京，2003
2)「整形外科を育てた人達」（天児民和 著），医学書院，東京，2000

（平出　敦）

第1章 基本中の基本！知らないではすまされない小外科の常識

2 上手な局所麻酔法
―痛みを抑えるコツ，安全に行うコツ

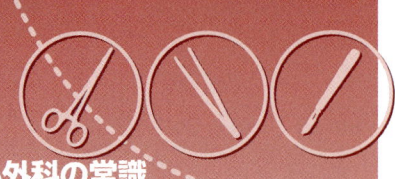

清水唯男

まず考えるべきこと・すべきこと

■ **痛みを抑えるために薬はいらない？** ― ゲートコントロール理論の応用 ―

痛みが知覚されるメカニズムの全貌は解明されていないが，末梢の受容器から中枢神経系への単純な信号伝達ではないことがわかってきた．1965年に，MelzackとWallによって発表された**ゲートコントロール理論**は，末梢性侵害受容器からの求心性神経活動が，触覚受容器などほかの感覚性求心性線維の神経活動および皮質領域からの中枢性下降性経路によって修飾されるとするものである．例えば痛みのある部分をさするなどして触覚刺激をあたえると痛みの感じ方は緩和されるし，意識の集中度や気分，性格などの心理的要因により痛みの感じ方は大きく変わる．痛みの原因除去や信号伝達の遮断以外にも，痛みの感じ方を軽減させるいくつかの因子がある（図1）．痛みを伴う処置を施す際，上記のゲートコントロール理論を応用して，患者の痛みを有効に軽減しよう．

I はじめに

局所麻酔は，創傷処置をはじめ臨床の現場で広く行われる基本手技である．痛みが少なく安全な局所麻酔を行おう．

II 対応の手順

❶ 準備

1）麻酔法の検討
外傷時の縫合など小手術の大部分は局所への浸潤麻酔で対処可能であるが，指趾の処置などでは，直接神経を遮断するほうが有効な場合がある．処置に応じた麻酔法を選択しよう．

2）アクシデントへの対応準備
処置中の患者さんの急変や局所麻酔による重篤なアクシデントにも対応できるように，常備されている**緊急薬剤の種類**（図2），**酸素ボンベ**（図3）やアンビューバッグ（図4）の配置場所や，すぐに使用できる状態か確認しておく．

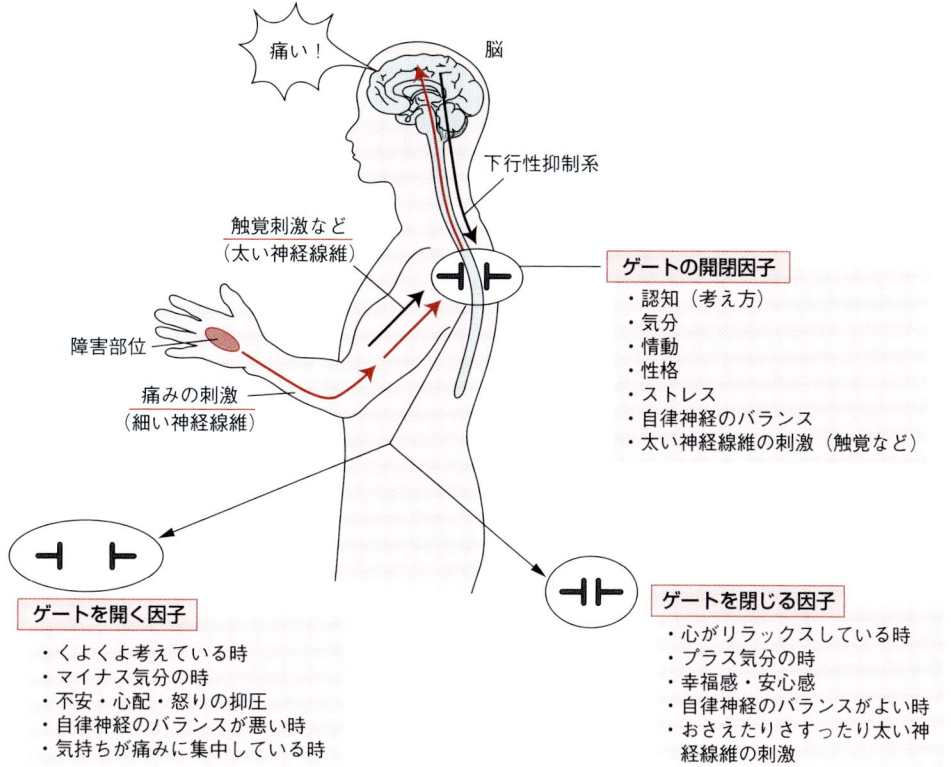

図1　ゲートコントロール理論
障害部位からの痛み信号は細い神経線維を伝わって脊髄に達し，脊髄を上行する．脳に伝わってはじめて「痛い！」と感じる．脊髄には痛みの情報量を調整するゲートがあり，末梢からの上行する信号の量をコントロールしている．すなわちゲートが大きく開くと，たくさんの痛み信号が脳に伝わるが，ゲートが閉じると，脳に伝わる痛み信号の量が減少する．ゲートの開閉は，太い神経線維を伝わる信号（触覚などの感覚信号など）や脳からの下降性抑制系の影響をうける．患者さんの痛い場所をさすったり，不安や心配を取り除くことでも，痛みは軽減するのである（文献1より改変）

3）既往歴をチェック

以前に局所麻酔薬を使用した際に**アレルギー**はなかったか．またエピネフリン添加の局所麻酔薬を使用する際には，**不整脈，高血圧，甲状腺機能亢進症**がないかを，医療面接で確認しておく．

4）十分な説明

麻酔と聞いただけでも不安に思うのが一般人の心理である．手順の説明などを行い，患者を，できるだけリラックスさせるように努める．抗不安薬を投与する方法もあるが，用法や用量を間違えると呼吸抑制などへの注意も必要となるため，不容易な使用は慎む．

5）局所麻酔薬の選択

リドカイン（キシロカイン®）は，作用発現までの時間が早く，60分程度は効果が持続すること，組織浸透性が高いことなどから第一選択薬となる．一般的には**0.5％リドカイン**を使用するが，**0.5％メピバカイン**（カルボカイン®）や**1％プロカイン**で代用することもできる．局所麻酔薬は，従来バイアル製剤が一般的であったが，最近はアンプル製剤やシリンジ製剤などが発売されている（図5，6）．パッケージも更新されることがあり，薬品の**取り違い**に注意する必要がある．使用時には，薬品名，濃度，エピネフリン添加の有無等の確認を徹底すること．

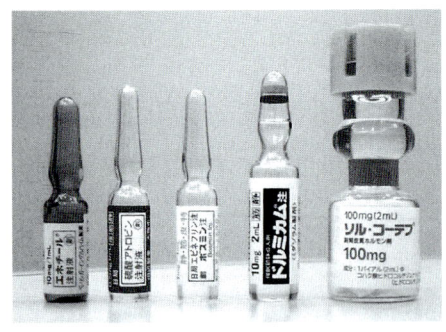

図2 緊急薬剤(例)
薬剤の配置場所と使用方法を確認しておこう．左から昇圧薬，アトロピン，エピネフリン，抗痙攣薬（ジアゼパムなど），静注用ステロイド薬

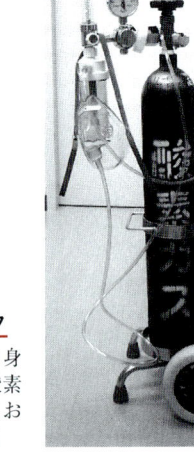

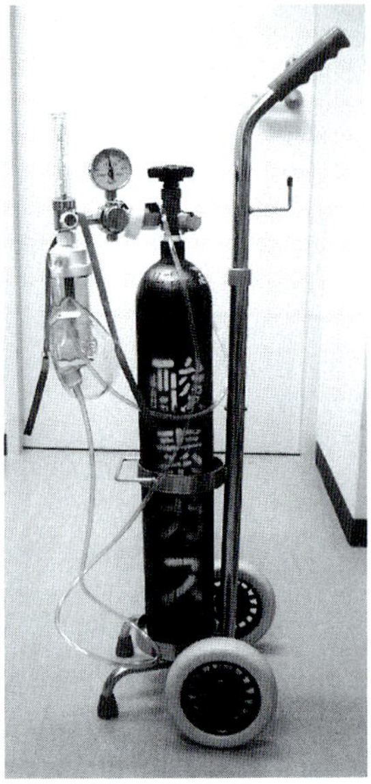

図3 酸素ボンベ，マスク
酸素ボンベがあっても，中身がないとダメ！　どの程度酸素が残っているかも確認しておこう．マスクも確認しておく

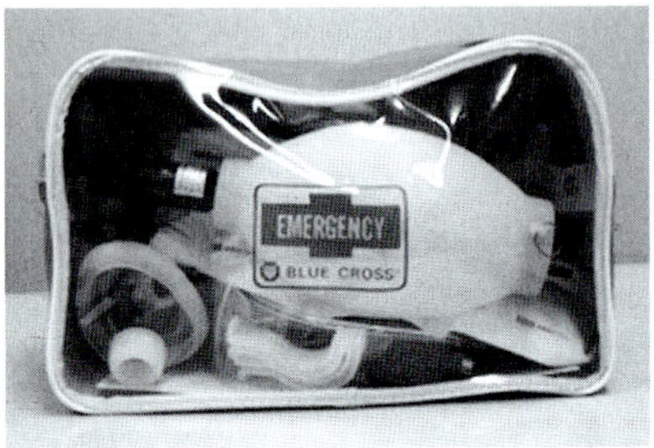

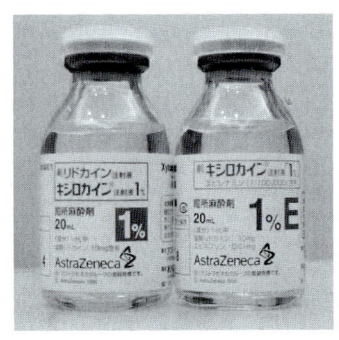

図4 アンビューバッグセット
呼吸が止まってから探しているようでは遅すぎる!! 使えるかどうかも確認しておく

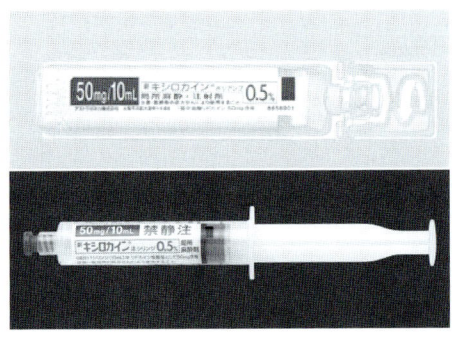

図5 2種類のリドカイン（キシロカイン®）製剤
右の"E"の文字がついたほうが，エピネフリン添加製剤．間違わないように

図6 リドカイン（キシロカイン®）のアンプル製剤（上）とシリンジ製剤（下）

6) 安全で有効な局所麻酔薬の使い方

局所麻酔薬に限ったことではないが，まれに，ショックや中毒症状を合併するため，**救急処置の準備を怠らない**．また処置前に**静脈路の確保**をするのが望ましい．とくに，高齢者，全身状態の著しく悪い患者，心伝導障害のある患者，重篤な肝機能障害，腎機能障害のある患者には，副作用が発現しやすいため，慎重な対応が必要である．

局所麻酔薬の投与に際し，完全に副作用を防止する方法はないが，ショックや中毒症状を避けるために，患者の**全身状態の十分な観察**，できるだけ**薄い濃度で必要最小量の薬液**を使用する．薬液の注入時には，注射針が**血管**に入っていないことを確かめる，注入速度はできるだけ遅くする．必要に応じてエピネフリン添加剤の使用を考慮する．一般には0.5％のリドカインを使用する．**投与量の限界**はリドカイン総量200 mg（0.5％リドカインで40 mL）程度とされるが，臨床上は血管内注入しないかぎり，400 mg程度まで使用可能であろう．

エピネフリン添加局麻薬は，一般に作用時間の延長や術野の止血効果を期待して使用される．**20万倍エピネフリン添加**が適量とされるが，市販のエピネフリン添加製剤は10万倍に調整されているため，半量に薄めて使用するとよい．1％E（エピネフリン添加）リドカインの場合，等量の生理食塩水で薄めると0.5％リドカイン（20万倍エピネフリン添加）ができあがる．ただしエピネフリン添加製剤は，終末動脈のある指・陰茎・耳には投与禁忌であり，不整脈・高血圧症・甲状腺機能亢進症患者にもできる限り使用しないほうがよい．

❷ 基本手技

1）局所麻酔薬の準備

　5～10 mL程度の注射器に局所麻酔薬を準備する．局麻薬の準備に使用した針と穿刺注入用の針は区別する．皮内への注入には相当の圧力が必要なため，注射器と注射針をしっかりと接合し注入時にはずれることがないよう注意する．

2）**皮内麻酔**（図7）

　27G～25G程度の注射針を使用し，**針先の切り口（ベベル）**が下を向くように皮内へ刺入する．針先を皮内に留めて局麻薬を少量注入すると皮内丘疹ができる．この丘疹から処置をする皮膚断端に沿って連続丘疹を作成する．処置部位が広範囲になる場合には，23G程度のカテラン針を使用する．皮内に充分量の局麻薬を注入することが麻酔効果を高めるうえでも重要である．

3）**皮下麻酔**（図8）

　皮下組織に針を刺入し局麻薬を注入する．皮下組織の麻酔は1カ所に大量に注入しても効率が悪いため，少しずつ，広範囲に注入するようにする．

4）**指趾の末梢神経ブロック（Oberest法）**（図9）

　指趾の処置には，末梢神経ブロックが有効である．固有指神経は指の左右別々に掌側と背側を走行する（図10）．この神経を局所麻酔薬で遮断する．エピネフリン添加局麻薬は手指の虚血，壊死をきたすことがあり，禁忌である．循環障害をきたす可能性があるため，1本の指あたりの注入量は5 mL以下とする．麻酔効果が最大になるまで，**注入後10分程度待ち**，処置を開始する．

❸ アクシデントへの対応

　局所麻酔の最中に不安，興奮，嘔吐，痙攣，ショックなどの症状が出現した場合には，まずは**酸素投与**，**血管確保**を行う．症状から原因を鑑別し適切かつ迅速に対処する（表）．

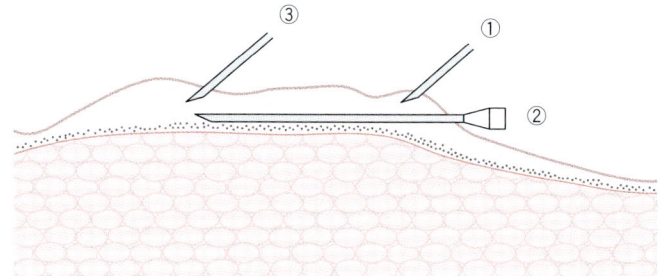

図7　皮内麻酔の手順
① 針先の切り口が下を向くように皮内に刺入，局麻薬を注入し丘疹を作る
② 処置する部位（切開など）に沿って，連続丘疹を作成
③ 針が届かない場合は，先端の丘疹から再刺入し追加丘疹を作成する

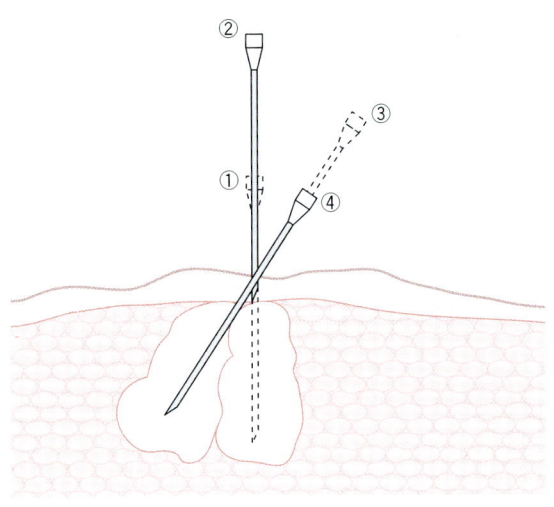

図8　皮下麻酔の手順
① 深部組織まで注射針を進める
② 局麻薬を注入しながら，針先を皮下まで抜く
③ 注射針の方向を変える
④ 注射針を再び刺入する
※大量血管内注入を避けるためにも，針先を動かしながら，局麻薬を注入する

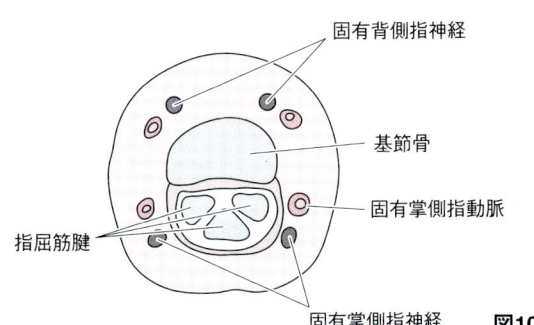

図9　指趾の末梢神経ブロック
図のような刺入点から，皮膚に45度の角度で針を皮下に刺入し，ここで1mL程度の局麻薬を注入する．基節骨側面を滑らせるように針の角度を変え，掌側に進め，骨との接触がはずれたところでさらに局麻薬を1mL程度追加する．左右別々に行う．血腫形成や神経損傷を防止するために，できるだけ細い針を使用し，頻回の刺入は慎む

図10　手指の横断像

（ラベル：固有背側指神経／基節骨／固有掌側指動脈／固有掌側指神経／指屈筋腱）

表　局所麻酔時のアクシデントと対処法

症　状	原　因	対処法
顔面蒼白・冷汗・血圧低下 →失神発作	治療行為への恐怖感や処置の痛みによる心因性反応（発生頻度大）	下肢挙上・輸液・酸素投与・昇圧薬投与
不隠・多弁・興奮 口唇のしびれ・痙攣 意識消失・呼吸停止・ショック	局麻薬大量初期投与や反復追加投与による局所麻酔薬の血中濃度上昇 局麻薬大量血管注入	血管確保・酸素投与 痙攣にはジアゼパム投与 呼吸停止・意識消失には，心肺蘇生
発疹・膨疹・かゆみ 気管攣縮・喉頭浮腫 喘息様呼吸・呼吸困難 血圧低下・呼吸循環不全	アレルギー（アナフィラキシー）反応	血管確保・酸素投与 抗ヒスタミン薬静注・速効型ステロイド静注 エピネフリン静注 心肺蘇生
動悸・頻脈・血圧上昇	エピネフリン添加局麻薬の大量投与	酸素投与

III コツ・ポイント

1）患者をリラックスさせる

医師だけでなく看護師のかける言葉が患者をリラックスさせる．創部の処置に気持ちを集中させないように，患者の手を握ったり，気持ちを紛らわせる会話を行う（ゲートコントロール理論）．

2）できる限り細い注射針を使い，迅速に

皮内丘疹などの作成には，できる限り細い針を使用し疼痛の軽減につとめる．針先が皮膚に接触した時点から，局麻薬の注入を開始する．針は常に切れ味の良いものを使用する．

3）注射針の先端は常に動かす

局麻薬を血管内に大量注入しないように，薬液注入時には注射針を常に前進または後退させながら行う．太い血管が走行する部位では，あらかじめ吸引テストを行って，血液の逆流がないことを確かめる．

4）慌てずに，麻酔の効果が最大になるまで待つ

局所麻酔薬が周囲組織に浸潤し効果が最大になるまで，5〜10分程度必要．この間を利用して処置に必要な物品などを準備する．

5）皮膚の圧迫（触覚刺激で痛みを軽減）

注射針刺入部位の皮膚には必ずテンションがかかるように皮膚を術者側に引きつける．少々強めに圧迫することにより，針刺入時の疼痛を軽減できる（ゲートコントロール理論）．血管確保の際にも，この手技は応用できる．

6）ベベル（針先の切り口）の向きに注意．針の進む方向が変わる！（図11）

注射針の先端はベベルの向きとは反対方向にカーブしながら進んでゆく．特に皮膚や靱帯など刺入抵抗の高い組織ほどその傾向が高くなる．神経ブロックなど，針先の微調整が必要な場合に，この針の特性を利用する．皮内に連続丘疹を作成する場合に，ベベルを下向きに刺入するのは，皮内から皮下組織へ針先が逸脱してしまうのを防ぐ意味もある．

IV その後，どうするか

局所麻酔薬が血中に徐々に吸収される段階で，**全身倦怠感**，めまい，ふらつきなどの症状が出現することがある．このことを**事前に説明**しておき，帰宅途中で転倒しないように注意

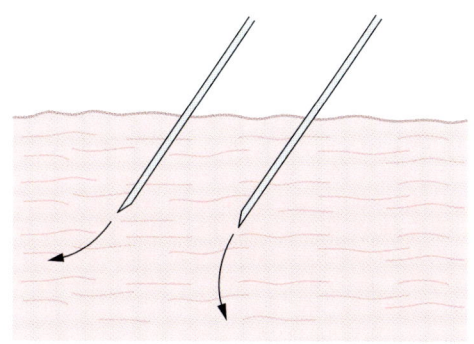

図11　ベベルの向きと針の進む方向
針先の切り口（ベベル）の向きと反対方向に針はたわみながら進んでゆく

を促す．麻酔効果がきれたとき，思いのほか強い痛みが出現することがある．あらかじめ**鎮痛薬**を処方しておく．

V アドバイス・注意点

　上手な局所麻酔，上手な外科手技の習熟のためには，実際の現場を見て学ぶことが必要である．基本を押さえつつ，熟練者の上手な手技をたくさん見て，自分なりの方法を身につけてほしい．

文　献

1）「痛みの診療」（柴田政彦，吉矢生人，真下 節 著），克誠堂出版，東京，2000

Column

局所麻酔薬は怖い！！（全2話）

第1話：吸引テストをしたはずが…

　私が，ペインクリニックの研修を始めて間もない頃，頸部の神経ブロック（星状神経節ブロック）を行った際の出来事．頸部にはたくさんの動静脈が走行しており，ブロック針の刺入後，吸引テストを施行し血液が戻ってこないことを確認した．3 mL 程度の1％リドカインを勢いよく注入したその直後，患者は痙攣，意識消失，呼吸停止し，みるみるチアノーゼが出現した．震える手で酸素投与，マスクによる人工呼吸，末梢ルート確保，昇圧薬投与．祈るような気持ちでマスク換気し続けたのを覚えている．しばらくして，患者の自発呼吸が再開，意識が快復した．原因は局麻薬の動脈内注入と考えられた．動脈壁がチェックバルブの役目をして，血液の吸引はできないが，薬液の注入はできる状態になっていたのであろう．蘇生のための，適切な道具の準備が欠かせないことを痛感すると同時に，このアクシデント以後，現在も局麻薬を勢いよく注入することができなくなった．

第2話：たかが抜歯のはずが…

　某歯科医院にて，私が親知らずの抜歯をしてもらった時の話．局所麻酔の効きが悪く，何度も追加投与を受けた．追加投与の最中，急に意識が遠のき，声も出せず，いまにも鼓動が停止するかのような不快感を感じた．しばらく安静のみで放置されていたが，徐々に正気を取り戻し，症状も消失．その後痛みをこらえて抜歯終了．局麻薬に添加されたエピネフリンと局麻薬によるアクシデントと思われた．抜歯後もしばらく全身倦怠感は続いた．

　たかだか局所麻酔と侮るなかれ．必ず蘇生の準備もしておくこと．蘇生が不得手な場合には，局所麻酔薬の注入はゆっくりと，患者さんのちょっとした状態の変化にも注意する．医者も患者も青ざめることがないように……．

著者プロフィール

●清水唯男（Tadao Shimizu）：シミズクリニック（痛みの治療専門病院）院長．専門；疼痛管理（ペインクリニック），全身管理，麻酔管理．抱負；痛みに苦しむ患者さんの，心とからだが癒されるようなペインクリニック（痛みの治療専門病院）を作りたい．どれだけ医療技術が進歩したって，人の心は変わらない．病気が治せなくても，患者の気持ちは癒せるはず．もっと患者のそばへ！

第1章 基本中の基本！知らないではすまされない小外科の常識

3 手のうちにある札を最大限に生かす！
―当直医のつよーい味方，補助診断

片岡英一郎　南　操　梁本裕子　窪田愛恵　平出　敦　田原一郎

まず考えるべきこと・すべきこと

- 検査の必要性と有用性を考慮する．当直時には，**尿検査**，**血液検査**などを含めて，できるだけ**簡便な補助診断法**を生かすことを考える
- **単純X線検査**は，全身に影響が疑われる患者のスクリーニング検査として，侵襲，コスト，便宜性など多くの点で，補助診断のfirst choiceとして適している．CTやMRIなどの検査法より優先して単純撮影を考慮する
- 必ず，身体診察所見と組合わせて診療する．時には**疼痛部にマーキング**するなどして撮影し，技師とコミュニケートする
- わかりにくい病態に対しては，エコーやCTなどの他の画像診断も組合わせて，**その場面で使用可能な補助診断法**を積極的に活用する
- 血液検査においては，当直している医療機関で，外注システムを含めてどのような**検査が可能か**，どのくらいの時間で結果が得られるかを調べて，有効に利用する

I　はじめに

　当直時の診療は，限られた時間で限られた範囲の情報で行わなければならない．時には，診断や治療が不十分であっても，暫定的なマネージで，がまんすべき場合もある．しかし，少し機転を利かして，補助診断法をうまく活用することで，新しい展開が開けることや，診断に自信が与えられることは少なくない．限られた条件での診療においては，補助診断法の用い方のコツを知っておくことが，安心で確実な診断を保障してくれる．

II　対応の手順：X線検査を生かす

❶ 具体的な手順

　① まず，医療面接にて受傷の原因をよく確認し，損傷のメカニズム，加わった力の大きさ，などをイメージしてみる．そのうえで，身体診察を行って，X線撮影が必要かどうか，撮

影を行うならば，何を狙って撮影するかを明確にする

② 撮影の指示を行う．このとき，**適切な撮影部位と撮影法の指示がきわめて重要である**

③ フィルムができたら，写真を検討したうえで，もう一度，身体診察をして，総合的な診断を行う．追加の検査が必要かどうかを検討する

④ **医療面接 → 身体診察 → 補助診断**のサイクルをくり返すつもりで，診察する

❷ X線検査のコツ・ポイント

- 骨折に関しては，第2章-7「見逃しやすい骨折」の項を参照．骨折に限らず，X線単純撮影は，平面的に病変部を描出するものであり，病態検索には，**2方向以上の撮影**が有利である
- 頭部では，CTが優先されることが多い．しかし，骨折線の確認については，**基本的に単純撮影**が優れている．CTで硬膜外血腫が疑われる症例では，打撲部の側頭骨に線状骨折が見られるかが，傍証となることもある
- 当直時に役に立つ撮影法を表にまとめた．その他，当直時に使用する機会があるものとして，下顎骨，顎関節，視束管，手根管などの撮影がある．また，皮下，筋膜，筋肉の炎症に伴うガス像をチェックする撮影法として，軟部撮影がある．これも方向を変えて撮影する
- **透視**の使用もしばしば非常に有用である．骨折・脱臼の整復などにも使用できる．中心静脈路の確保でも確実である．膿瘍のドレナージには，透視とエコーがともに使用できる状態が望ましい
- 心臓，腹部においてはエコーも侵襲が少なく，優れた検査である．また，最近の高周波プローブ（7.5MHz以上）の発達により，表在組織の解像度も上がっている．中心静脈路の確保や末梢神経ブロックにも応用されており，その利用範囲は広い

❸ X線検査に関するアドバイス・注意点

- X線検査では，被曝を必要以上に恐れる患者さんがいるが，胸部写真1枚程度では，飛行機でヨーロッパに行った場合の宇宙線による被曝とかわりない．しかし，**妊娠の可能性は，必ず聴取**しておく．泣き喚く子供に付き添って撮影室に入っていただく**母親にも聞いておく**．無用な誤解や恐れによるクレームを未然に防ぐことができる
- ただし透視では，X線を浴びすぎないように注意する

Ⅲ 対応の手順：臨床検査を生かす

❶ 具体的な手順

① まず，医療面接にて，**疾患や損傷の原因を検討し，診断的仮説をたてる**．そのうえで，身体診察を行って，臨床検査の必要性を検討する．何を明らかにしておきたいか，明確にしておく

表 当直時に役に立つX線検査の撮影法

部 位	撮影法	撮影目的	備 考
頭部, 顔面	頭部2方向（前後像と側面像）	基本的撮影法	受傷面をターゲットに
	頭部4方向 （前後像, 両側面像, Towne像）	基本的撮影法 Towne法で後頭部までカバー	外傷では撮影機会が多い
	Waters像	上顎洞およびその周囲	
	Caldwell像	眼窩	複視ではCTも有用
	鼻側面像	鼻骨骨折, 整復の適応	整復後も撮影
	頬骨弓	頬骨弓が重なりなく見える	図1参照
	唾液腺	唾石が疑われる場合有用	
頸 部	頸椎2方向	基本的撮影法	
	頸椎4方向	基本的撮影法	
	頸椎7方向	前後像, 側面像, 開口, 前屈, 後屈	
胸 部	胸部2方向	基本的撮影法（図2）	前後像では, AP, PAの撮影の相違に注意
	胸部3方向	基本的撮影法	
	側臥位による前後像	立位で撮影できない場合, 血胸などの診断に	
	胸椎2方向	基本的撮影法	
	肋骨撮影	身体診察から部位を推定する	気胸などのチェックに胸部正面像も組合わせる
	胸骨前後像, 側面像	側面像が重要	随伴する損傷：心嚢液貯留や, 心損傷にも注意
	鎖骨2方向	場合によっては肩鎖関節の撮影	
	肩甲骨2方向	特に側面像	
	肩関節2方向	基本的撮影法	その他軸位, 接線. 上肢の位置で, さまざまな撮影法あり
腹 部	腹部前後像（立位, 臥位）	立位と臥位を組合わせて, ニボーやガス像をチェック	立位にできない時は, 左側臥位で前後像を撮影する
	KUB	泌尿器系のチェック	Kidney, Ureter, Bladderの略
腰部骨盤	腰椎2方向, 腰椎4方向	骨変化, アラインメント, 周囲組織変化など	痛みが強い場合は, とりあえず最低限の撮影で把握する
	骨盤前後像	基本的撮影法	腸骨翼, 閉鎖孔, 仙腸関節に焦点を絞った撮影法もある
四 肢	当該部の2方向撮影	基本的撮影法	まず原則は2方向の撮影. 手の検索などでは, 詳細な撮影も必要〔例：舟状骨4方向（図3）〕. 第2章-7「見逃しやすい骨折」の稿, 参照. 小児では両側撮影
	軸位像 （役に立つことが多い軸位像）	膝蓋骨軸位像, 股関節軸位像, 踵骨軸位像など	

第1章 3 手のうちにある札を最大限に生かす！

② 診療計画として, 臨床検査の適応とともに, どのくらいの時間で結果が得られるのか, 代替の検査はあるのか, 時間をかけて行う必要性はあるのかを検討する

③ 診療の流れのなかで検査結果が得られたら, どのようにフィードバックするかを決めておく

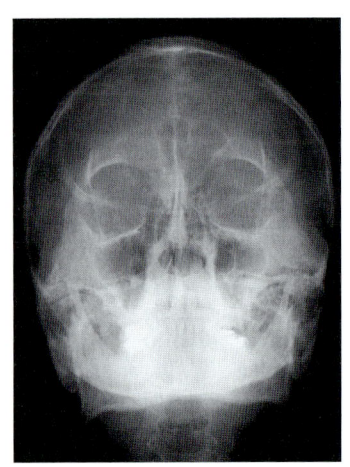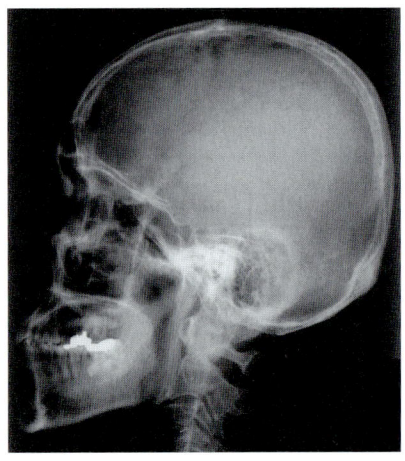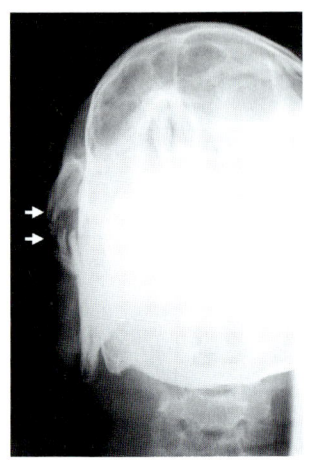

図1　頬骨弓の損傷
頭部2方向では，頬骨弓の骨折を認識できないが，頬骨弓の撮影により，明瞭に骨折を認めることができる（矢印）

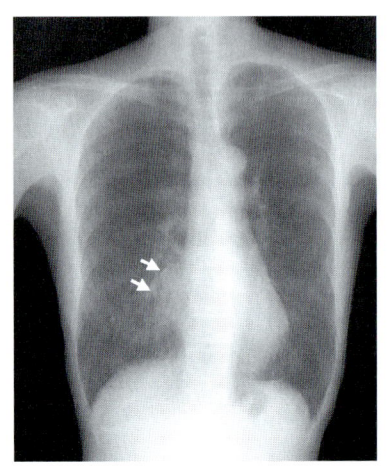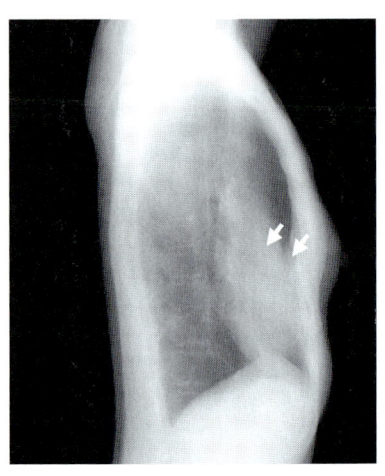

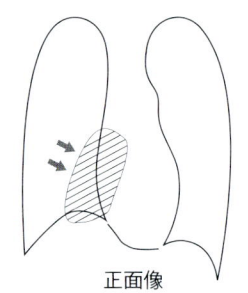
正面像

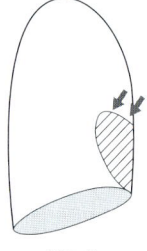
側面像

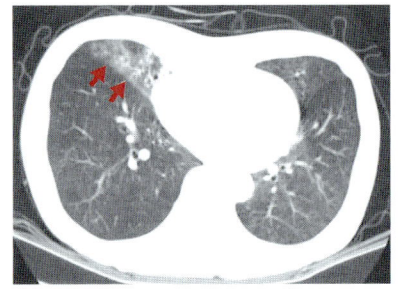

図2　胸部2方向撮影による病変部の特定
胸部正面像では右中肺野に不鮮明な異常が疑われるが明確でない．しかし，側面像と合わせることにより，図のようにS5の領域に病変があることがはっきりした（白，灰矢印）．胸部正面像だけでなく2方向撮影で部位診断を明確にすることにより，存在診断にも自信が得られる．CT撮影では，中葉に明らかなinfiltrationを確認した（赤矢印）

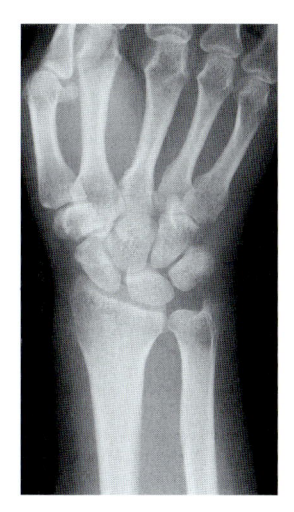

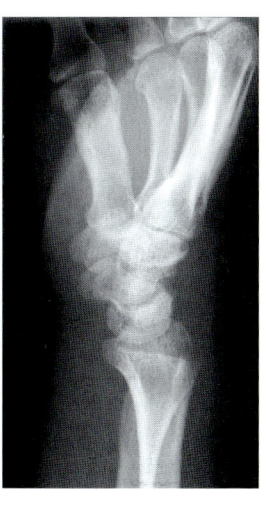

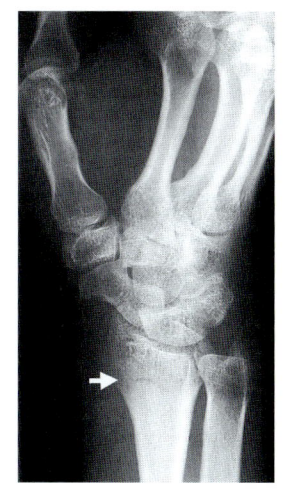

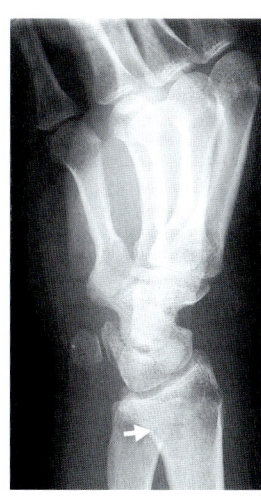

図3　撮影方向の追加による骨折部の診断
2方向（左2枚）では，骨折を診断しにくいが，方向を追加して撮影（右2枚）することにより，橈骨遠位端の骨折線（矢印）が明らかとなった

❷ 補助診断法を用いた診療の流れ（症例）

① 下肢の皮下に広範囲に広がる**蜂巣織炎**の患者がやってきた．従来，健康であったというが，基礎疾患の有無は不明である．十分，インタビューした後，身体診察で**全身状態をくまなくチェック**するとともに局所の所見を把握する．バイタルサインには異常がないことを確認した

⬇

② **X線撮影をオーダー**するとともに，まず，採血を行って，全身的炎症所見を検討する．この病院では外注で緊急検査をオーダーすると2時間で結果がFAXされる．院内では血沈の検査が可能だという．そこで，**ルートを確保するとともに採血を行う．院内では血沈検査**を行う

⬇

③ この間にX線の撮影準備が整ったので，**軟部撮影**を行う．軟部撮影は，軟部組織のガス像をチェックするためである．撮影の合間に尿検査を行い，基礎疾患をチェックする．スクリーニングとして**胸部単純撮影**を，また，体幹部への波及を検討するために**骨盤部の前後像**を撮影する

⬇

④ 軟部撮影では，ガス像は見られなかったが，**CT**ではさらに軟部組織の情報を詳細に評価できる．CTを撮影したところ炎症が筋膜および皮下に沿って予想外に広がっていることが判明した．また，検尿では，尿糖が4＋であった．血液検査の結果が，早めにFAXされてきたが，セット緊急検査項目の血糖も著しく上昇していた．白血球増多も著明であったが，CRPの上昇はわずかであった．血液ガスもチェックして，アシドーシスの進行はないことを確認した

⬇

⑤ 患者および家族には，検査のたびに適宜，暫定的な説明をしていたが，この段階で，糖尿病の発症と，これに合併する軟部組織の感染症であることを**整理して説明**する．**早期に全身的なケアも含めた処置の必要性を知ってもらう**

⬇

⑥ いつもお願いしている救命救急センターを聞いて，当直医に電話を入れるが，なじみのない若い医師からの電話であり，あまり取り合ってくれない．しかし，単なる局所の蜂巣織炎ではなく，無治療の糖尿病を背景としており，ケトアシドーシスの発症のリスクもあること，CT上，下肢の炎症が広範に進展しており**壊死性筋膜炎の所見**であること，さらにCRPの上昇が限られているのに白血球増多が著しく，局所の所見がはなはだしいことは**炎症の進展が急速である可能性がある**，などを説明したところOKが出た

⬇

⑦ **CTフィルムは貸し出し**とし，適宜記載したカルテは，検査データとともにコピーして，**診療情報提供書（紹介状）に必要事項を簡単に記載**し，転医の際に持参してもらうようにした

❸ 臨床検査の利用のしかたのコツ・ポイント

- **定性試験紙による尿検査**は簡便であり，患者への侵襲もないので，行いやすい．**腹痛の患者や腹部を打撲した患者では必須**であるが，例にみられるように基礎疾患の検索のために**スクリーニング検査としても汎用すべき**である
- 試験紙で，潜血反応などが陽性に出た場合は，尿沈渣を行うとより情報が確実となる．10分間で可能である．腹部を打撲した患者などでは有用性が高い
- たとえば，**高所から転落した場合**などは，足から落ちても，踵骨骨折と同時に腰椎圧迫骨折をきたすことはよくあり，**腹部や尿路系にも損傷が及んでいる**ことがある．そのような場合にも，尿検査は非常に有用である

⚠ メモ：尿沈渣の方法

必要物品：顕微鏡，遠心器，スライドグラス，カバーグラス，スポイト，（必要に応じて染色液）
① 遠心管（スピッツ）に尿をよく撹拌して，10 mL入れる
② 遠心器で1,500回転，5分間遠心する
③ スピッツを取り出し，沈渣残渣液が0.1～0.2 mLになるように，スピッツを静かに傾けて上清を捨てる
④ 残渣をスポイトなどで均一にして，スライドグラスの上に1滴落とす
⑤ 赤血球が数個見つかれば異常．白血球は10個程度まで

- 胸痛の関与する患者や脈が不正で循環機能が怪しい患者では，バイタルサインのチェックの後に，**できるだけ早期に12誘導心電図の検査を行う**ことが望ましい．もちろんバイタルサインに問題のある患者では，**モニター心電図の装着が必須**である．最初に胸部写真を撮影しようとして途中で心停止になり，循環に関する情報が，そして病因の手がかりが，すべて消えてしまったという例もある
- 例のような急速に進行する感染症の患者に対しては，尿，喀痰，穿刺液などを対象に，

グラム染色を行って塗抹標本を作製することにより，重要な情報を手っ取り早く得ることが可能である．手法については，臨床検査テキストなどを参照されたい

❹ 臨床検査に関するアドバイス・注意点

- 全身的な処置が必要な患者では，**直ちに静脈路を確保**するが，同時に**検査用の採血**をすると患者の苦痛が少なくてすむ
- 現在では，検査会社のサービスも充実している．当直している医療機関では，緊急検査に関しては，普段，どのように対応されているか，看護師などに聞きながら診療を進める
- **血液型の判定，クロスマッチ**は可能な限り提携している外注業者など，**やりなれた方に**やっていただくことが望ましい．また，若い医師が1人で当直している状況では，**安易に緊急輸血の決断をすべきではない**．循環血液量の保持という点ではまず輸液を優先し，次にPPF（plasma protein fraction）などの製剤を考慮する．大量の輸血を要するような病態は，高次施設に診療を依頼すべきである

Ⅳ 薬剤師からのアドバイスをもとに（医療安全の視点から）

- 全身的な病態管理においては，**TDM（therapeutic drug monitoring）** の考え方が，急速に普及している．いわゆるさじ加減ではなく，血中薬物濃度などを検討しながら薬剤の投与量を調節していく考え方である．ジギタリス，アミノ配糖体抗生物質，抗痙攣薬，気管支拡張薬などが典型である．薬物の血中濃度ではなくても，ワーファリン作用のコントロールのようにその薬理作用をモニターする場合もある．当直医だから薬の投与が盲目的であってよいということにはならない
- 現在，医療機関では，多種類の薬剤を在庫として保有することが，医療経済上の問題もあって容易ではなくなってきている．このため，常備している薬の種類を絞り込む必要が生じている．病院勤務の若い医師には，自由に薬剤を選択できないことが不都合に感じられるかもしれない
- また，ジェネリック（後発医薬品）と呼ばれる薬剤とは，いわゆる大手メーカーが臨床試験を行ってはじめて薬剤にしたものとは異なり，特許が切れた後に，別の会社が後から販売を行っている薬剤である．医薬品の名称が多岐にわたり，不統一であることが医療安全上，好ましくないことから，新しく登場する後発医薬品については，薬剤の一般的名称を基本として命名されるようになって来た．それでも，薬剤名がなじみのない場合は，薬剤師に対応する先発医薬品を教えてもらうか，自分で検索して，落ち着いて対応する（後発医薬品については，むしろ社会医療経済の点から評価していこうという考え方が導入されている）
- 来院した患者が服用中の薬を持参したような場合は，薬剤師の力もできるだけ利用して，必ず前医の薬の種類を調べてもらう．
  持参薬の確認は，医療安全上も極めて重要である．

V 最後に

　筆者もこれまで多くの痛い目にあってきた．知っている人には常識でも，知らなければ対応できないことも多い．高所からの転落の例も，苦い経験の一つである．

　このように1人での診療は，だれしも不安なものである．とくに，マンパワーの足りない当直帯は，チームとしての力が問われる．そのためには，スタッフとの良好なコミュニケーションは必須である．たとえば，前述したように，薬の情報は薬剤師から得る．また，エコーのできる技師がいる場合もある．しかし，ターゲットを絞らない絨毯爆撃的な情報収集は，労力がかかるわりには，ノイズを増やし，診断の妨げになることも多いため，極力避けたい．できるだけ少ない労力で，それぞれの得意な分野を結集し，最悪の事態を想定しつつ，それを避けることができれば，当直医としては合格である．

　あとは，自分の診た患者についての申し送りをすれば終了であるが，これが意外となされていないことが多く，ときにトラブルの元となる．自分の考えを正確に伝えたうえで，後事を託すように心がけたい．そして，次の機会に結果を確認することで，自らを向上させるのである．やはり，自分で診た患者の印象は強く，熱の入り方もおのずと違ってくる．個々の症例から得られる知識は断片的であるため，系統的な学習が必要なのはいうまでもないが，書物からは何がピットフォールかはわかりにくいこともある．先輩医師の体験談などは，そういう意味では多くの医師が陥りやすいピットフォールの宝庫といえる．また臨場感という点でも書物からは得られない印象を与えてくれるので，そのような機会は積極的に生かしたいものである．

著者プロフィール

- 片岡英一郎（Eiichiro Kataoka）：田原病院 副院長．1992年北海道大学医学部卒業．これまでは，公的病院で整形外科のみ診ていましたが，今の病院に移って，いかに患者さんの訴えを聞いていなかったかと痛感しています．若い先生方には，幅広くいろいろなことに関心をもって頂きたいと思っています．
- 南　操　　（Misao Minami）：田原病院 臨床検査技師
- 梁本裕子　（Yuko Yanamoto）：田原病院 臨床検査技師
- 窪田愛恵　（Yoshie Kubota）：京都大学大学院 医学研究科 医学教育推進センター
- 平出　敦　（Atsushi Hiraide）：京都大学大学院 医学研究科 医学教育推進センター
  詳細はp.56を参照．
- 田原一郎　（Ichiro Tahara）：田原病院 院長

小外科歴史こぼれ話②

ダブリンの外科医コレス

　Abraham Collesは，アイルランドのダブリンの外科医である．一般診療および一般病院での当直で，最も頻繁に遭遇する骨折のひとつがコレス骨折である．これは，橈骨の遠位端の骨折で，遠位側が背側に転位するタイプの呼び名である．転倒する時にからだを支えようとして掌をついた時に，手関節付近で骨折してこのような形態になる．大雪や，凍りついた朝にはこんな患者が来ることを覚悟しなければならない．

　コレスはアイルランドを出ると，剪刀の名前で前出のクーパーのもとで研鑽をし，故郷のダブリンに戻って長く外科教授を勤めた．当時の一般の外科診療は，理髪師によって行われており，外科医の社会的地位は低かった．コレスは優れた外科医として，こうした外科に対する人々の認識を変えたと評価されている．

　コレスは，この骨折について，外科医が注意すべき手の外傷の1つとして注意を喚起するために論文を残した．この骨折は，当時，しばしば誤診されていたことから，コレスは症状，局所の腫脹や変形などについて鋭い観察眼に基づいた詳細な記載を行っている．X線による補助診断ができなかった時代であり，視診，触診に基づく注意深い所見が誤診を防ぐ唯一の客観的手がかりとなった．

　しかし，注意深い身体診察の重要性は，現在でも一向に変わることはない．孤独な当直現場で，若い医師が補助診断法を最大限生かすコツを概説したが，前提として注意深い身体診察が必要であることはいうまでもない．X線検査では医学的に骨折が証明できなくても，局所所見より骨折として診療すべきケースもある．

　コレスがこの骨折に名を残した理由は，やはりこの論文とともに，コレスの外科医としての名声が関係しているであろう．コレスの後，アイルランドの外科は衰退したといわれる．彼と同様に手術ができる外科医はいた．しかし，彼には匹敵できなかった．なぜだろうか．私は，書くということが，大きな要因のひとつだと信じている．コレスは論文や著作で大きな足跡を残した．臨床に没頭できることは，医療者として大きな喜びをわれわれに与えてくれるが，同時に，論文を書くということができなくては…，と思う．症例報告でもよい．書くことは，概念をまとめ，創造性をはぐくむひとつのステップである．

参考文献
1)「整形外科を育てた人達」(天児民和 著)，医学書院，東京，2000

（平出　敦）

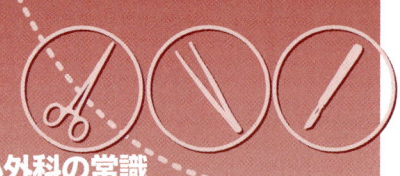

第1章 基本中の基本！知らないではすまされない小外科の常識

4 駆け出しの医者にも求められる医療経済
－病名もつけない，レセプトもわからない医者は，ご遠慮下さい

鍬方安行

まず考えるべきこと・すべきこと

・診療を終える前に，**今日の日付で病名を入力**しましたか？
・**創傷のスケッチ**を忘れていませんか？ **使用した物品**をもれなく記載しましたか？

I 現在の保険診療制度

　本編初版が出版される直前，平成14年度は，初めて診療報酬（後に詳述）が減額となった節目の年であった．その後平成16年度からは，従来の出来高払い制度（後述）から一部の医療機関で**入院費包括支払い制度（DPC制）**の導入が始まり，平成20年度には全国718病院がDPC制を採用した．また，多くの国公立病院は，独立行政法人化により，厳しい採算性を求められる環境となった．時代は確実に，医業の収益性に厳しくなっている．（社）日本医師会の「医の倫理綱領」には，「医師は医業にあたって営利を目的としない」と明記されているが，自らがどうやって収益をあげているか知る必要がなかろうはずはない．むしろ，医療にかかわるお金の動きを知らない勤務医師は病院に損害を与えかねず，雇用をする立場からいえば，不適切な存在である．ここでは，まずすべての外来診療，およびDPC制を採用していない入院診療に適用される**出来高払い制度**下での基礎知識と心がけについて解説し，後半部分でDPC制について概説する．

❶ まず保険診療制度を理解する

　わが国の医療は，国民皆保険制にささえられている．詳細は社会保険庁のホームページ（http://www.sia.go.jp/）に詳しいのでここでは省略するが，原則的にすべての国民が表に示すような医療保険制度でカバーされている．ここで「被保険者」とは，健康保険に加入して病気や外傷の際に必要な給付（医療や給付金）を受けることができる人のことで，医師からみれば患者その人または患者を扶養している人にあたる．「保険者」とは健康保険事業を運営するために保険料を徴収したり，保険給付を行ったりする運営主体のことで，同様に医師からみれば医療費を請求する相手にあたる．このほか，労働中に生じた疾病・外傷は，労災保険（雇用者負担）で，交通事故は自賠責保険でカバーされる（支払い上限を越えた分は，加入し

表　わが国の医療保険制度

保険制度	被保険者	保険者
健康保険	民間会社のサラリーマン	健康保険組合 政府（政府管掌健康保険）
船員保険	船員	政府
共済組合	公務員，私学教職員	共済組合
国民健康保険	健康保険・船員保険・共済組合 加入者以外の一般住民 退職者医療の対象者	市区町村
老人保健	70才以上の老人・65才以上で 一定の障害のある人	市区町村

ていれば任意保険でカバーできる）．

1）診療報酬

　国民皆保険制度下におかれた「保健医療機関」での診療行為・薬剤などすべての医療資源は**現物給付**であって，受け手（患者）と供給者（医療機関）の間に金銭の授受は介在しない．被保険者あるいはその扶養家族が患者として医療機関を訪れると，われわれは医療を現物給付したのち，必要とした費用を保険者に請求する．

　わが国の国民皆保険制は独特のもので，医療費を公正にするため，**医療行為・検査などの公定対価が保険点数として決められている**．保険種別ごとに決められた1点あたりの価格（健康保険では1点＝10円）を乗じて報酬額が決まる．これを**診療報酬**という．医療資源の対価は，診療報酬・薬価・特定治療材料費・食事療養費の「出来高」合計である（後述するDPC制による入院請求を除く）．薬価・特定治療材料費も診療報酬同様に定められており，定期的に改訂を重ねている．この対価の合計を医療機関が保険者へ請求するための明細が，**診療報酬請求書つまりレセプト**であって，一患者について，一医療機関で毎月一通ずつ作成される．実際には，患者さんの一部負担金を医療機関の窓口で徴収しているが，これは国の委託をうけて医療機関が代理徴収している形式となっており，原則は現物給付である．だから，**診療費のうち一部を医療保険から請求し，残りを患者さんから現金で徴収する混合診療は現物給付の原則に反しており，わが国では平成20年11月現在，許されていない**（ただし，例外として大学病院などで行われる「先進医療」がある．これは厚生労働大臣が承認した先端技術や特定の薬剤を用いた診療であって，先進医療に要する費用分のみが別途患者負担となる）．

2）診療報酬支払のしくみ

　このシステムには，もう一つ重要な機関が介在する．それが**診療報酬支払基金**である．医療機関が保険者に請求をするといっても，保険者とくに健康保険組合は全国に散在しているので個々の医療機関が個々の保険者に請求をするのはきわめて非効率的である．そこで，全国一元的な決済機関として診療報酬支払基金（現在，公益特殊法人として民営化が議論されている）が医療機関と保険者の間に介在し，診療報酬支払業務を円滑にしている．支払基金では，同時に診療報酬がわが国の規約通りに請求されているかどうかを審査するという重要な業務を行っている（図）．この業務には，支払基金の審査員があたる．審査の結果，不適切な請求があれば査定し減点する．この減点分はすべて，たとえ悪意がなくとも，一部マスコミ

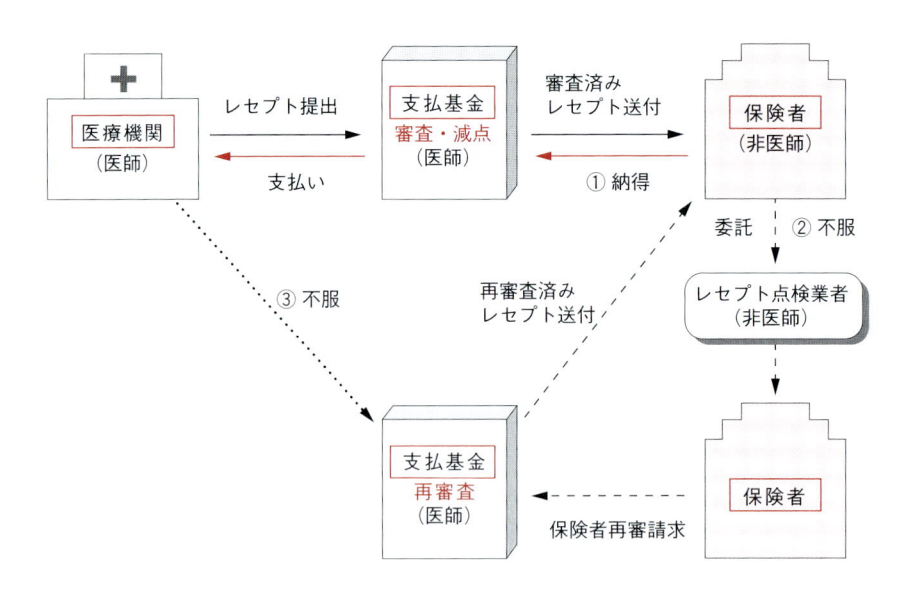

図　レセプト提出から診療報酬支払いまでの経過

レセプトは，まず医療機関から各都道府県にある支払基金に提出され，審査員（医師）による審査を受ける．ここで保険診療として認められないと判断されたものは，査定・減点される．審査を経たレセプトは保険者へ渡される．
① 保険者が審査の内容に納得すれば，支払基金より診療翌々月の20日までに，医療機関あて診療報酬の振り込みが行われる
② 保険者が審査内容に不服をもったレセプトは，保険者の委託した点検業者によって，さらに減点できる可能性のある項目について箇条書きで再審査申し立てを添付されたのち，支払基金へ保険者再審請求として提出される．再び審査員が審査を行い，容認（保険者の言い分を認め，減点を追加する）か原審通りかを判定したのち，保険者へ渡される
③ 医療機関にも，審査内容への不服がある場合，医療機関再審査請求の道が開かれている．しかし，現状では保険者再審にくらべその数は圧倒的に少なく，審査への影響力は医療機関より保険者の方がはるかに強い

のいう「診療報酬不正請求」となる．また請求方法の疑義や，診療内容について審査員がさらに詳しく知りたい場合は，その旨のコメントを添付されたレセプトが医療機関へ返戻される．審査終了したレセプトは，診療翌々月の10日までに保険者に送付される．保険者が請求内容に納得すると，診療翌々月の20日までに保険者から医療機関に診療報酬が支払われる．保険者が請求内容に不満を持つと，さらなる減点を基金の審査員に申し立てる．これが保険者再審である．

　医療経済の原則として，保険者に資金が乏しくなれば，当然保険者再審が増加する．保険者再審が著しく増加すると，多大な審査労力のため基金の機能が麻痺しかねないし，また支払基金が効率的審査をしていないという批判を受けることになる．結果的に保険者再審を少なくするために，支払基金での審査は厳しくなる．ちなみに，**支払基金の審査員は原則的に委嘱を受けた医師であって，本来は医療サイドの事情がよくわかる人々である．一方，保険者はレセプト点検を専門業者に委託するが，彼らは単に保険請求の知識を身につけた，規約に関するプロで医師ではない**．現在は，保険者の資金が枯渇しつつあり，とても厳しい時代である．本来医師である審査員による査定が厳しくなっているのには，このような時代背景があることを理解しなければならない．

❷ 診療報酬請求の基本は，病名をつけること

　マスコミが医療批判をする際のひとつの常套句が，「病名だらけ」である．しかし，この批判は，現在のシステムのなかで本当に的を射ているだろうか？　図をみてもわかるとおり，診

療報酬請求の流れのなかで，一つの病名から病態まで類推できるのは，医療のプロである医師のみである．保険者の資金が潤沢で，保険者再審の少なかった時代は単純な病名一つでよかった．医師である審査員の査定がすべてであったからである．現在は，保険者が資金的窮状にあり，先に述べた事情によって支払決定のかなりの比重を保険者が握っている．保険者および彼らが委託するレセプト点検業者は，医師ではなく，病名からの病状忖度はしない．機械的に適応病名と薬剤・検査など，薬剤なら認可投与量・日数，検査の回数などを照合するだけである．ここで**認識を新たにしなければならないのは，彼ら非医師とわれわれ医師共通言語は，ICD-10に収載された病名・症候名のみだという事実である．**「診療報酬不正請求」すなわち査定減額を減らすには，**基本的な主病名をあげたのち，使用する薬剤，実施する処置・手術，実施する検査が保険請求と適合する病名を逐次入力することが，まず第一で**ある．

❸ 「疑い」では治療できません

この際，**検査は疑い病名で実施できるが，治療は確定病名でなければ実施できない**という保険診療の大原則を銘記しておくことが大切である．たとえば，点滴静注用のバンコマイシン塩酸塩という抗生物質は，MRSA感染症およびペニシリン耐性肺炎球菌感染症のみに保険請求が認可された薬剤である．「MRSA肺炎疑い」という病名で，喀痰のMRSA細菌培養・同定検査は保険請求できるが，点滴静注用のバンコマイシン塩酸塩の投与はできない．もし疑い病名のみで，バンコマイシン塩酸塩を投与すればすべて減額査定となり，マスコミは「この医療機関は診療報酬不正請求をした」というであろう．これが現実である．患者が肺炎に罹患し，臨床像からMRSA肺炎を「疑った」のであれば，（他のグラム陽性球菌にも殺菌的に作用するので）バンコマイシン塩酸塩を投与するのは医学的にかまわない．しかし，保険診療上は，診療担当者は投与開始日にMRSA肺炎と「診断」しなければならない．具体的には，レセプトに投与開始日を診断日としてMRSA肺炎という病名をあげる必要がある．難儀な症例で，治療が濃厚になれば，当然病名はかるく10を越える．**無節操に無数の病名を入力するのは論外だが，診療内容が保険者に十分理解されるように，病態を疑って検査をしたのなら疑い病名を，実際に治療をしたのなら必要な病名を，的確な診断日をもって表記しなければ**ならない．これが，現在の保険診療のルールである．

❹ 保険診療のルールブックは？

診療報酬については「医科点数表の解釈」（平成20年改訂版）[1]，薬剤のさまざまな適応病名・薬効・薬理・禁忌条項はそれぞれの能書あるいは「医療用医薬品集」（日本医薬情報センター編）[2]，検査については「検査と保険請求のすべて」[3]，血液製剤については「第3版 血液製剤の使用にあたって」〔（財）血液製剤調査機構編〕[4]などがある．支払基金の審査員も，レセプト点検業者も，これらを厳密に参照している．個々の例については，症例を重ねるうちに学習を積まなければならないが，外科処置をする場合，薬剤を処方する場合，検査を依頼する場合，輸血・血液製剤を使用する場合には，これらを参照して，少なくとも一度は適応疾患・病態が何であるかを学習することが大切である．この積み重ねなくしては，保険診療が身につかないし，思わぬ減額査定から自身の医療機関に損失を与えかねない．

❺ 外来小外科における保険診療の心得

具体的な例をあげて，診療録記載・病名表記のポイントを述べる．

1）症　例

> つまずいて転倒し，顔面を地面にうちつけた患者さんが来院した．前額部に開放創があり，同部から顔面右半，右肩にかけて広く擦過傷がある．簡単のために頭蓋内損傷や感覚器の傷害はなく，創傷が主たる問題だとする．これに対し，開放創を中心とした局所麻酔ののち，創面を十分量の生食で洗浄・ブラッシングして，縫合閉鎖した．次いで，周囲に広がる擦過傷も付着物などを生食で十分洗い流したのち消毒し，ワセリンメッシュなどで保護・被覆した．土壌汚染創であったので，破傷風トキソイドの皮下注射と抗生物質・鎮痛薬の処方を行った．

2）記載のポイント

まず大切なのが，**手術・処置を行った創面の的確な記載**である．単純な創傷処理であっても，**縫合した創の長さ，深さ，露出部かどうか，真皮縫合を実施したかどうかで診療報酬点数が大きく異なる**．この例の場合，**診療録に創面のスケッチと寸法を記録しておく必要がある**．ちなみに，請求項目は，手術としてK000創傷処理のうち，「筋肉・臓器に達しないもの（長径5cm未満）」470点である．深い創なら，「筋肉に達するもの」相当ではないか，という疑義があろうが，これは筋膜縫合を想定したものであって，前額部には縫合すべき筋膜が見当たらないので，「筋肉・臓器に達しないもの」が正しい．また，露出部において真皮縫合を実施すると点数が5割増しになるが，この露出部とは顔面（ただし眼瞼と毛髪内を除く），頸部，肘関節以下の上肢（指と手掌を除く），膝関節以下の下肢（趾と足底を除く）と定義されている．前額部は，露出部であるから真皮縫合加算が可能である．また，縫合処置のみに目がいってしまいがちだが，翌日以降の処置範囲を考えると，広い擦過傷の明記も重要である．処置範囲によって診療報酬点数が4段階に区分されているからである．縫合翌日からの処置は縫合創のみならもっとも小範囲の区分となるが，擦過傷範囲との合算となるので実際には一段階上の処置点数を請求できる．

つまり，この例では前額部挫創・顔面擦過傷・右肩擦過傷の診断名を，縫合日を開始日として記載する必要がある．擦過傷の病名記載を怠ると，処置点数の減点をうけるか，あるいは保険者再審の対象となり，医療機関の減収となる．

3）請求できるもの，できないもの

さて，一連の現物給付のうち，医療機関がすでに仕入れていたものは，局所麻酔薬，注射器，針，洗浄用生理食塩水，縫合糸（針付き），ガーゼ，皮膚消毒液，ワセリンメッシュ，包帯，破傷風トキソイド，抗生物質，鎮痛薬である．このうち，注射器，針，手術にともなう皮膚消毒液，縫合糸（針を含む）と処置にともなうガーゼ，包帯はそれぞれの診療報酬点数に含まれるので別途請求できないが，それ以外はすべて手技料とは別に請求できる．**これらの使用が診療録記載から漏れていると，医事担当者が拾い上げることができず，現物給付しながら損益をだすことになる**．これが現物給付の落とし穴であって，すでに医療機関が購入した物品の請求漏れは，薬剤・特定治療材料には高額のものが増えている昨今，特に損失が甚大である．また，たとえ少額の物品であっても，消費量が多ければ大きな損失になる．別途請求できる個々の物品がわからなくても，せめて使用した総ての物品・薬剤を診療録に記載するようにこころがければ，請求漏れを防ぐことができる．

II DPC (Diagnosis Procedure Combination：診断群分類) 制

　わが国の診療報酬は，一部の入院管理料などを除き，行われた医療行為ごとに「診療報酬点数表」に示された点数を合算し，さらに薬剤費・材料費・食費などを合計した出来高払い制である．これに対して，**平成16年度以降導入が始まったDPC制では，一入院に対して診断群分類を定め，主要診断群・分類コード・入院種別・年齢など・手術・処置など特定の治療手技・副傷病・重症度分類によるコード指定（DPC）が決まる．**DPC毎に，最長の入院日数が指定され，入院当初の急性期には日額診療報酬が15％増額され，逆に入院後半の亜急性期には15％減額される仕組みになっており，入院期間短縮の動機付けがなされている．現状では，手術費用（使用した薬剤・材料などを含む）・輸血（血球を含むもの）・1,000点以上の処置・薬剤管理料など・精神療法などはDPC請求額に出来高加算されているが，処方薬・注射薬のすべてと1,000点未満の処置（機械的人工呼吸や，血液浄化の薬剤費・カラム費も含まれる），画像診断（造影剤も含まれる）はDPCに包括されるため，高価な薬剤・医療材料を必要とする症例ほど，損益の圧力が高まる．診療報酬は，出来高請求と異なり，主として「もっとも医療資源を必要とした診断名」を何にするかによって大きく左右される．現状ではDPC点数に精通した臨床医は決して多くないので，正確な診療報酬評価を得るためには，医事課職員との緊密な連携が必要である．誤解をおそれずに極めて単純に表現すると，診断・治療行為に必要な薬剤や特定治療材料などを多く費やしても，それにともなって請求額が増加して損益を生じない出来高請求とは正反対に，1日あたりの診療報酬が定額になるDPCでは，薬剤費や材料費がかさむほど収支バランス上不利になる．もちろんDPCには，診療情報統計が容易になったり，治療の標準化に役立つなど，出来高制に優るとされる点も少なくないが，広く肯定的に受け入れられるようになるには，まだ改善の余地が多く残されている．

参考文献

1)「医科点数表の解釈 平成20年4月版」，社会保険研究所，東京，2008
2)「JAPIC 医療用医薬品集 2009」〔(財) 日本医薬情報センター 編〕，(財) 日本医薬情報センター，東京，2008
3)「図説・検査と保険請求のすべて 第6版」(清瀬 闊 監修，三上 晃 編者)，保険医療材料研究会，東京，1998
4)「第3版 血液製剤の使用にあたって」(厚生労働省 編)，じほう，東京，2008

著者プロフィール

●鍬方安行（Yasuyuki Kuwagata）：大阪大学医学部附属病院 高度救命救急センター．専門：外科・救急医学／侵襲時の心循環機能・酸素代謝．救命救急センターでの臨床のかたわら，生理学的手法による各種重症病態の解明につとめています．1999年6月大阪府社会保険診療報酬支払基金に新設された救命救急科の審査員として委嘱をうけ，2002年7月まで従事しました．

小外科歴史こぼれ話③

戦闘による死亡，病気による死亡

　診療報酬の算定が，現在より綿密でなかった以前には，多くの医療機関でビタミン剤の非選択的な投与が気軽に行われていた．たとえば術後の一過性の輸液にも，ルーチンでビタミン剤が配合されたものだった．現在では，ビタミン剤の投与は，病態からの必要性が明示できる場合を除いて保険診療としては認められない．ところが逆に，このことが，必要なビタミン剤投与の抜け落ちを招いて，しばしば衝心脚気を引き起こす原因ともなっている．特にビタミンB1は，細胞内の好気的代謝を担う酵素反応に欠くことのできない補酵素であり，欠乏の影響はしばしば劇的である．脚気は現在でも，当直医にとって忘れてはならない病態である．

　米国の独立戦争当時，米軍で戦闘による死者と，軍隊内の病死による死者を比較すると，およそ1対9で病死が多かった．主な疾患は，天然痘，赤痢，マラリア，発疹チフスなどであったと推定されている．しかし，わが国では，軍隊の中で兵士を失う主な理由として，脚気を忘れることができない．日清戦争でも日露戦争でも，脚気によって多くの兵士が失われた．当時，米軍の例のように感染症が生命の脅威として重要であったことから，脚気の原因として感染症がもっとも疑われたことは当然であろう．栄養欠乏を裏づける観察や，実証的な研究が存在したことは伝えられてはいるが，明治時代には脚気伝染病説の呪縛からわが国の医学会は解き放たれることはなかった．ビタミンB1は，明治時代に鈴木梅太郎とエイクマンによって発見されていたが，大正時代に京都帝国大学の島薗順次郎が内科学会総会において，脚気がビタミン欠乏によると指摘するに至って，ようやく脚気の原因究明は大きく前進した．長く脚気伝染病説が君臨した背景に，帝国大学や軍関係者らの偏見や権威主義があったことが指摘されている．陸軍医務局長であった森林太郎（森鴎外）は，その頂点にあったというのがわれわれの一般的なイメージである．京都帝国大学の研究者からの勇気ある指摘が栄養欠乏説へ導くきっかけになったこともその一因である．

　しかし山下によると，森林太郎が明治の終わりに陸軍医務局長として脚気の原因を究明する調査会を，官庁，大学，伝染病研究所の縦割り構造や縄張り争いの中で，横断的に設立した功績が，脚気の原因究明に大きかったとしている．島薗純次郎もこの調査会の委員として迎えられ，大規模な人体実験が行われた．プロジェクトチームがオールジャパンで組織されていたからこそ，糸口が導かれたのちは，組織的な検討が実施され，国民病としての脚気の克服につながったといえる．

参考文献
1)「アメリカ医学の歴史」（ジョン・ダフィー 著，網野豊 訳），二瓶社，大阪，2002
2) 山下政三：森林太郎の医学大業績 臨時脚気病調査会の創設とその成果，日本医史学雑誌，55：101-103, 2009
3)「医学の歴史」（小川鼎三 著），中央公論社，東京，1964

（平出　敦）

第2章

ちょっとした処置，これで患者は救われる！

一般医としてこれくらいはできないと

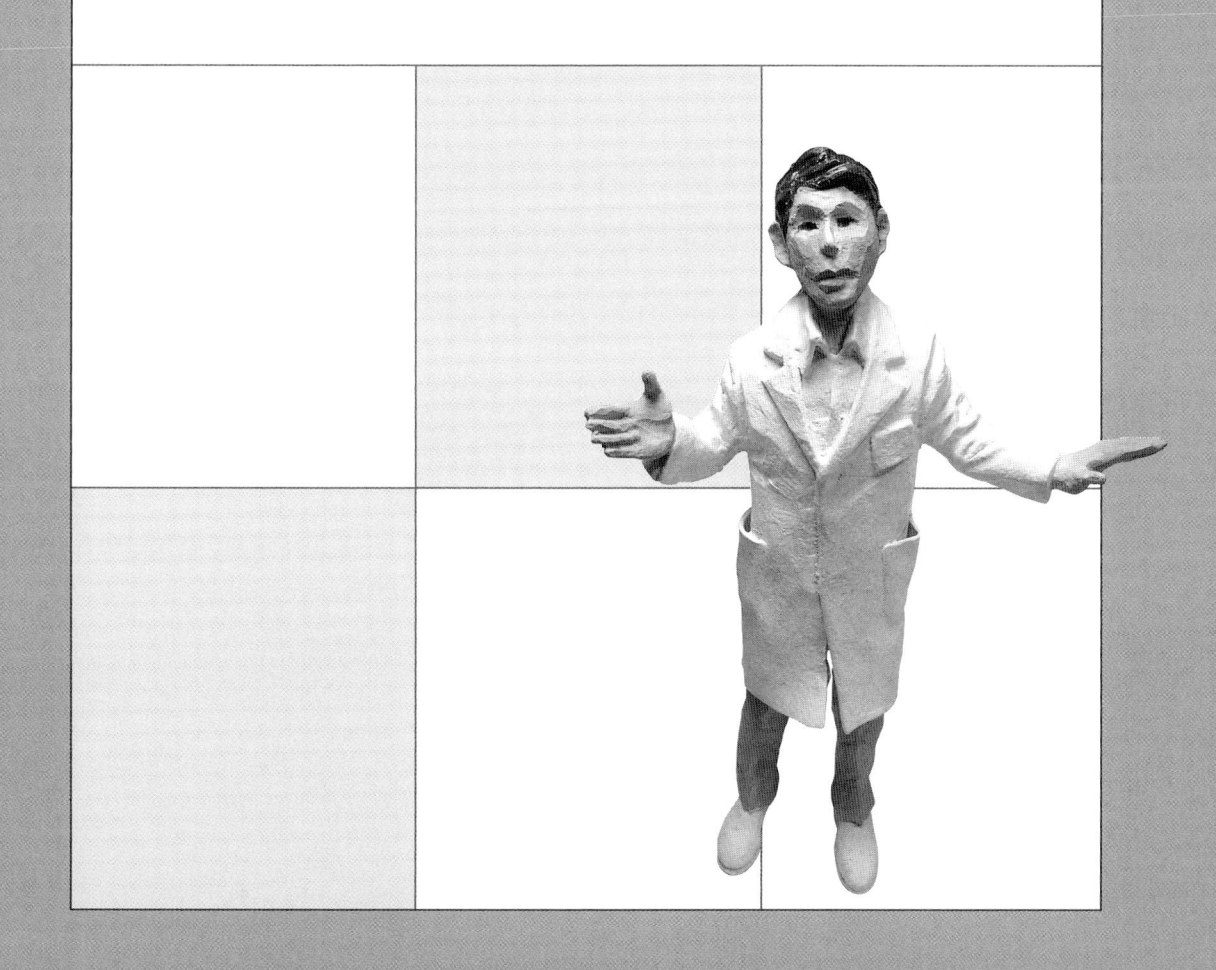

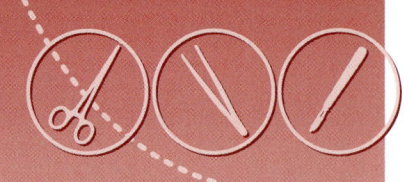

第2章 ちょっとした処置，これで患者は救われる！

1 創処置の基本
―ナイフで手を切った患者がやってきた

平出　敦　石見　拓

まず考えるべきこと・すべきこと

- 創を負った状況を手早く聞いて，受傷機転や損傷の程度を大まかに把握する
- "いつ"受傷したか，"どこで"受傷したかが重要

  ↓

  "いつ" 6～8時間以内か？ "どこで" 屋外？ 屋内？

- 創の観察評価：どのような創か，**出血**はあるか，**異物**はないか，洗浄はしたか，縫合が必要な創か

  ↓

  出血が予想される創では，**ガーゼや止血の準備**をしてから創をあける

- 合併損傷の評価：神経損傷はないか，腱の損傷はないか

  ↓

  指が動くかなどの**運動機能を確認**する

- 打撲を伴う創であれば，**骨折の検索**をする必要があるかを考えてみる

  ↓

  腫脹があったり，軽打診して痛みが走るようであれば，X線単純撮影2方向以上

I はじめに

　　　創処置の基本が身についていない研修医諸君はあまりにも多い．医師として切創の一般処置の基本は重要であり，縫合処置の基本知識がない，技能がない医師は，大げさに言えば，一生，負い目を背負って，そのキャリアーを過ごすことになる．当直で遭遇する機会の多いナイフで手を切った患者がきた場合，どのようにするかを例にとって，実際的な創処置の基本内容を概説する．

Ⅱ 対応の手順

❶ 診療方針

・**全　身**

　　　傷にとらわれずに，もう一度，全身を診る．広範囲に打撲が加わったり，バイタルサインに影響が予想される場合は，**血圧測定や眼瞼結膜**の観察をしておく．処置中も，話しかけながら，全身状態に注意．

・**感　染**

　　　6時間以内に受傷した創で，かつ損傷が限られていれば，**一期的に縫合**する．それ以上経過していた場合は，創や状況により対応が一律ではない．たとえば動物や人にかまれた創は，縫合できない．その場合は下記の③となる．

　　⬇

　　以下の選択肢を根拠をもって判断する
　　① よく創を清浄化して縫合
　　② 一部デブリードマンして縫合
　　③ よく清浄化して開放のまま

・**出　血**

　　　小外傷では，止血鉗子を使用して創内で処置を行わなくても，丁寧な縫合で止血できる場合がほとんどである．バイポーラ電気メスが気軽に使用できるようであれば，使用してもよい．

・**合併損傷のある場合**

　　　腱の損傷があきらかでも，すぐに専門医に診てもらえる恵まれた条件のとき以外は，縫合して表層の創を治療する．創が治癒した後，待機的に腱の治療を受けるという治療方針を説明する．

・**縫合するかどうかの判断**

　　　感染のリスクの判断が最も重要であるが，例えば，キッチンで切創を負った直後で，肉眼的にも創内がきれいであれば，素直に縫合して問題はない．サージカルテープで創を閉鎖する場合は，あまり緊張がかからない創で，比較的浅い創に限られる．ステープラーは，手術創のように垂直にカットされた創の場合には使いやすい．創閉鎖の時間を短縮して，全身管理や検索を行なう場合には有用である．

❷ 具体的な処置・検査

　　① 体位をとる．縫合を要する場合は，**仰臥位**を原則とする

　　⬇

　　② 通常，**縫合用器具**がセットになっている．**ライト**などの条件が整って術野が明るいか，物品が手が届く範囲にあるか，血液や消毒薬が流れて周囲を汚さないか，汚染したガーゼや綿球あるいは消毒用綿棒などを捨てる準備がされているか，シャープスコンテナなど針を

捨てる準備ができているか，**患者の羞恥心**に配慮できているか，をチェックする．初心者で糸の選択に迷う場合は，**3-0ナイロン**を基準に検討する

⬇

③ **幼少児**などで，暴れる可能性がある場合は，応援を整えて，**バスタオル**などによる一時的な拘束の準備を整えておく

⬇

④ どのような患者でも，縫合には不安がある．常時，**話しかけながら**，次に何をするかを話しかけながら処置を行う

⬇

⑤ 創の周囲をヒビテン®あるいは，イソジン®などで消毒する．創の周囲に十分な**清潔区域**を確保する

⬇

⑥ 清潔な**覆布**をかけて，創を不潔区域から"分離"する

⬇

⑦ **局所麻酔薬**を注射器に吸引して，麻酔を行う

⬇

⑧ 創の内部を過酸化水素水や生理的食塩水を用いて**洗浄**する

⬇

⑨ 十分洗浄できたら，**出血源の処置**や，デブリードマンを行い，縫合の準備を整える

⬇

⑩ 持針器に針をつけ，糸を通して縫合し，創を**閉鎖**する

⬇

⑪ 創が寄って，接合していることを確認して，結節部より1cm程度残して糸を切る

⬇

⑫ 消毒薬を塗って，ガーゼで閉鎖する

⬇

⑬ 周囲をきれいにして，包帯を巻く

⬇

⑭ **破傷風トキソイド**，抗生物質，鎮痛薬の投与を検討する．予防接種歴，**アレルギー歴**，薬剤事故歴の聴取は必須

III コツ・ポイント

❶ 器具を知る

小外科に用いる器具については，第1章-1「これくらいの器具は知っておこう」の稿で詳説されているが，縫合に関する事項を復習する．針については，**丸針，角針**の区別はどうしても必要である．丸針は，断面が円であるのに対し，角針は断面が三角である（図1）．皮膚の縫合には，通常，角針を使用する（第1章-1，p.20の図9参照）．

針に糸を装着するには，弾機穴のタイプが多い（図2）．針先で自分の指を傷つけないように注意して糸を通す．無傷針（ataumatic needle）を用いた形成糸は，通常の皮膚縫合では，

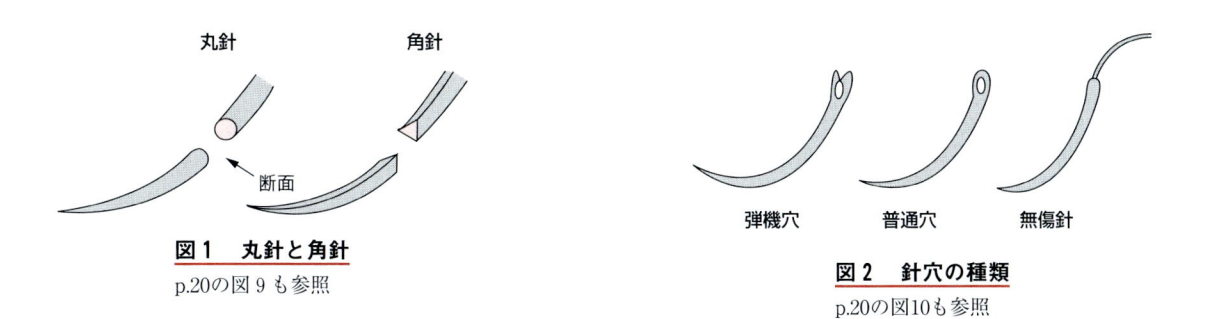

図1 丸針と角針
p.20の図9も参照

図2 針穴の種類
p.20の図10も参照

医療経済上，使いにくい場合があるので，責任ナースと相談して普段の当該医療機関の選択にあわせて使用するのが無難である（第1章-1，p.20の図10参照）．

❷ 器具の準備

整形手術の名人がいる．本人に聞いてみると，「準備がよいだけです」と言う．単純な縫合でも周到な準備が安心な処置を約束してくれる．ライトが不十分であったり，選択した細い糸に適合する持針器でなかったり，患者が途中で動きだしたり，処置を始めて複数の準備不足が明らかになるようでは，処置が念入りにできるわけがない．処置を行う本人が，チェックする責任がある．

❸ 器具の正しい使い方

縫合に際しては，利き手に持針器，もう一方の手に鑷子（ピンセット）を持って，操作する．鑷子を掌全体に抱え込んで，全部の指で握り締める学生や研修医があまりにも多い．正しい持ち方は，**鑷子の中央をペンホールドタイプに保持する**やり方である（図3，第1章-1，p.19の図6参照）．また，持針器にはいくつものタイプがあるが，皮膚に**垂直**に針が入るように縫合することが重要であり，縫合の開始にあたっては，たとえHegar型であっても持針器の穴に指を入れない方法が不慣れな者には適している（図4，第1章-1，p.21の図11参照）．指を入れると手首をひねっても，皮膚に垂直に針を入れることが難しくなる．皮膚に垂直に針が入らないと，針の湾曲に沿った自然な運針が行われないので，余分な力が必要となり，不必要な組織損傷を伴う（図5）．

❹ 創の洗浄

創の内部の**洗浄**は，きわめて重要である（第3章-2「損傷の大きな創の扱い」の稿を参照）．筆者は，過酸化水素の綿球を小さくちぎって，創内の隅々まで洗浄している（図6）．血液と反応して発生する小泡とともに，小異物が浮いてくることもあり，便利な方法である．形ばかりの表面からの洗浄では意味がない．明るい**ライト**のもとで，創の内部を観察しながら，ていねいに洗浄する．

❺ 痛みを与えない局所麻酔注射

痛みを与えない注射法の極意が，古今よりさまざまに伝えられている．損傷部位に注射するのであるから，局所麻酔の注射ほど痛々しい注射はない．痛くない注射法の極意の中で初心者にも可能な方法が1つある．**細い針で注射**するのである．一般にディスポ注射器には，

第2章　ちょっとした処置，これで患者は救われる！　53

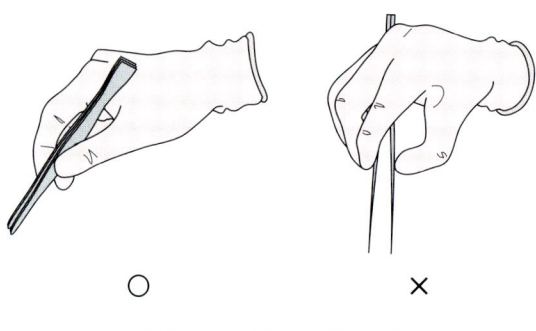

図3　鑷子の正しい持ち方
p.19の図6も参照

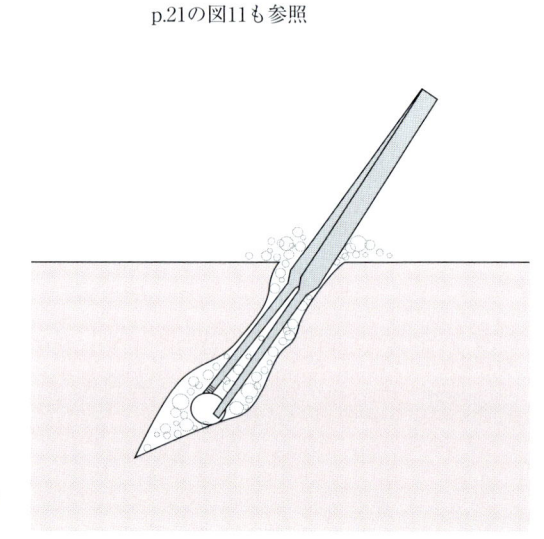

図4　持針器の正しい持ち方
p.21の図11も参照

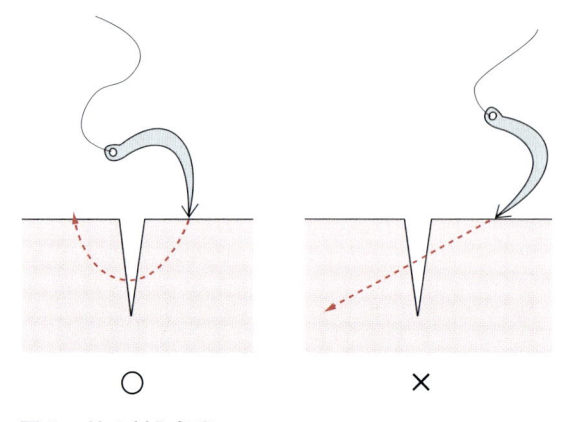

図5　針の刺入角度
針が皮膚に垂直に刺入されることにより，針のカーブに沿った組織損傷の小さな運針ができる

図6　小さな創の洗浄のコツ
小さくちぎった過酸化水素水を含んだ綿球で創内をきれいに清浄化する．細かい泡と伴に小さな異物を洗い出す

22Gなどの針がついていることが多いが，24Gに付け替えてみると違いがわかる．なお，比較的きれいな創であれば，局所麻酔の注射は，創内から行う．

指趾では，創の部位によっては神経ブロックを行うと便利である．指趾の根部で，エピネフリンを混入しない局所麻酔薬を用いてブロックする．15分程度の時間をおいて処置を行うとよい．なお，局所麻酔注射については，第1章-2「上手な局所麻酔法」(p.26～32)にコツがまとめて詳述されている．

❻ 望ましい縫合創縁とは

創のadaptationは，きわめて重要である．**創は，層々に接合していることが重要である**（第4章-11「顔面外傷患者の診療」の稿を参照）．場合によっては，適切な皮下の埋没縫合も有用である．しかし，死腔を残さないように，層々で接合するように縫合できれば，無理にこ

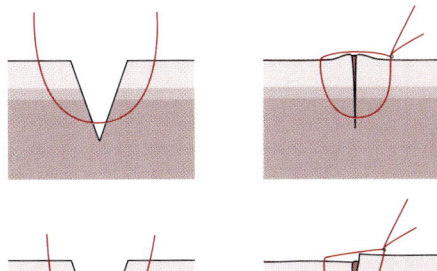

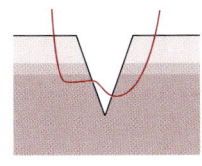

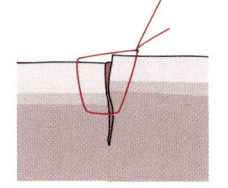

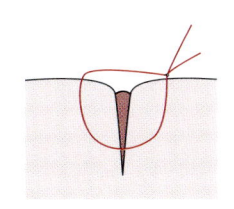

図7　望ましい縫合創縁
層々に接合した創閉鎖が望ましい．中段のように層が合っていないと段違い創となってadaptationが不良となる．死腔も作りやすく，血腫ができやすい．下段のように創縁が内翻する創は好ましくない

れを選択する必要はない．不慣れな処置者による不適切な埋没縫合はかえって出来栄えが悪い．
　日常的な創の多くは単純なover-to-over sutureで十分である．創は，若干外翻して（少し盛り上がる感覚），皮膚の縁が，きちんと接合しており，創縁に過緊張がかからないのがよい（図7）．

❼ にじみ出る血液（oozing）

　小動脈などを損傷していない限り，創をきちんと接合すれば，出血は自然にコントロールされることがほとんどである．創を閉じたあとで，わずかに血液がにじんでくるようであれば，ガーゼを小さくたたんで，創の上からできるだけポイントで圧迫するようにする．長い術創の両脇に，巻き寿司のように円柱上にしたガーゼを，ならべて圧迫する場合もある．**それでも出血するようであれば，止血をやり直したり，ドレーンを入れたりする方がよい**（第4章-1「どうしても創からの出血が止まらない！」の稿を参照）．創内に思わぬ血腫をつくる場合がある．

Ⅳ　その後どうするか

　必ず，翌日も受診させる．というより**毎日，受診するように説明**する．「よくきれいにしたが，眼に見えないばい菌をすべて殺したわけではない．傷の中で膿をもつ場合がどうしてもある．その場合は，創を開いて膿を出さなければならない．だから，毎日，傷を見せに通院してください」と説明する．創を開放するリスクがあることも，説明できる．

V アドバイス・注意点

　外傷後の鎮痛薬服用で激しい気道狭窄を伴う喘息発作を生じた例もある．アレルギー歴については，抗生物質に関するだけでは，十分とはいえず，幅広く聞きとることが大切である．非ステロイド系抗炎症薬による喘息発作は，通年性の鼻炎や鼻茸（鼻ポリープ）の合併例，あるいは手術の既往のある例では，アスピリン喘息も念頭においた詳細な病歴聴取をする．

　また患者を座位にして，処置を行うことは，好ましくない．アナフィラキシーショックのリスクは，一般にはきわめて少ないが，自分の創や血液を見て，気分が悪くなり，座位を保持できなくなることは，日常的にありえることである．たくましい男性だからといって，油断してはいけない．男性は自分の血液を見る機会が少ないために，かえって危険ともいえる．

著者プロフィール
- 平出　敦（Atsushi Hiraide）：京都大学大学院 医学研究科 医学教育推進センター 教授．専門：医学教育，救急医学，蘇生教育，その他雑用．現在の趣味：料理．初版のときは，大阪大学にいましたが，2004年より，京都大学に異動しました．医学教育をもっぱらにするようになりました．
- 石見　拓（Taku Ishimi）：京都大学保健管理センター（予防医療学）．

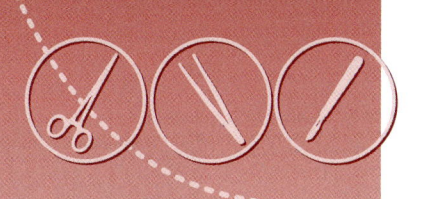

第2章 ちょっとした処置，これで患者は救われる！

2 軽いやけど，日常的だが
―最初どうすればいい？

西村哲郎　平出　敦

まず考えるべきこと・すべきこと

・受傷のメカニズムを明らかにする
・創を観察して範囲と性状をチェックする
・受傷原因と，創の観察所見より創の深さを判定する
・これらの所見をあわせて創の重症度を判定する
・受診までにどのような処置が行われたか，どのくらいの時間が経過したかをチェックする

I 対応の手順

❶ 本当に軽い熱傷だけであるか？

「熱傷の患者さんです」といわれて，バイタルサインを省略していないか？
元気がない，吐き気を訴えている等所見があれば，隠されている損傷・病態がないか考えてみる．

　例　別の隠れたところ（仰臥位で背面など）に大きな損傷や熱傷がある
　　　気道熱傷を合併している（顔面熱傷・鼻毛の焼失などあれば注意！）
　　　酸・アルカリによる化学熱傷だと思っていたら，薬品による急性中毒も合併していた

❷ 受傷原因のチェック

受傷原因をチェックし，状況を注意深く把握することにより熱傷の深度を判定するための情報をえることができる．
例えば，熱傷は，熱源への接触によるもの，熱湯によるもの，火炎によるものが一般的である．接触によるものは比較的軽症なことが多いが，状況によっても異なる．接触でも高温の熱源にはさまれて，身動きできず時間を経過したような場合は，当然，深い熱傷となる．火炎によるものは，深い熱傷となる場合が多い（図）．

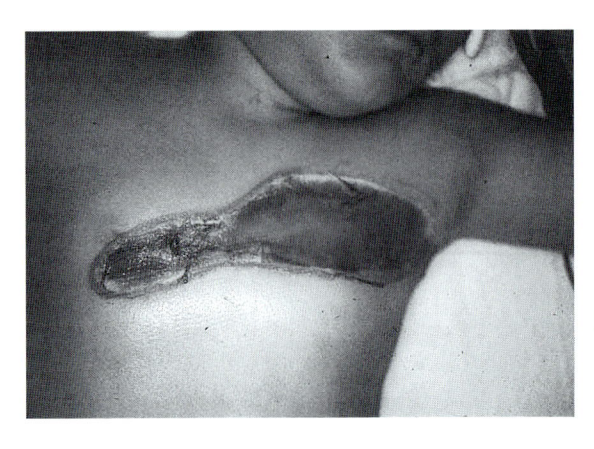

図　熱傷写真
車の排気管のマフラーと地面の間に挟まれて受傷したⅢ度熱傷（p.11, カラーアトラス❶参照）

表1　Artzの基準

重症熱傷（重症治療施設に転送し入院加療を必要とするもの）	
Ⅱ度熱傷で30％以上のもの Ⅲ度熱傷で10％以上のもの 顔面，手，足の熱傷 気道熱傷が疑われるもの 軟部組織の損傷や骨折を伴うもの	これらは輸液治療あるいは特殊な治療を必要とするため，専門施設での充分な設備のもとで加療をするべきである．
中等度熱傷（一般病院に転送し入院加療を必要とするもの）	
Ⅱ度熱傷で15％以上30％未満のもの Ⅲ度熱傷で10％未満のもの	これらは輸液の比較的適応であり症状に応じて輸液を施行するべきである
軽症熱傷（外来で治療できるもの）	
Ⅱ度熱傷で15％未満のもの Ⅲ度熱傷で2％未満のもの	これらは輸液の必要はなく通院で充分な加療が可能である

❸ 創部の観察

　きちんと創を見て熱傷範囲をチェックする．患者がアルコールを飲んでいたり，ひどく興奮していたりする場合は，訴えをうのみにせず，できるかぎり怪しい部分は自分の目でチェックする．

　創の観察では，創の大きさをまずチェックする．**患者の片手の手のひらが，全体表面積のおよそ1％に相当する（手掌法）**．1～2％程度の熱傷範囲であれば，全身状態に影響を及ぼすことは少ない．しかし，創が大きくなくても機能上問題となる部分（手・足・関節部），排泄物などによる汚染が問題となる部分（外陰部・肛門周囲）の受傷であれば特別な顧慮が必要である．顔面，特に眼瞼・耳介部分の熱傷であれば，早期に（翌日の専門外来など）形成外科専門医の診察を受けるようにする．手のひらで算定しかねるほど広範囲な熱傷であれば，当直外来診察のみで済むような熱傷ではないと思われる．第4章の表（第4章-12「熱傷患者の初期治療とコツ」参照）を参考に面積の算定を行い，**高次施設への移送を相談する**．

　このような判断基準として，Artzの基準（表1）がある．しかし，**小児では，Ⅱ度10％と判定しても，できるだけ高次施設に依頼した方がよい**．特に重症管理することなく，一般病室で一夜あけたら，赤ちゃんが死亡していたという深刻な話もある．

表2　熱傷深度の判定

深度	傷害部位	皮膚外見	症状	Pin Prick Test	抜毛法
Ⅰ度	表皮 (角質層)	紅斑	疼痛・熱感	疼痛あり	抵抗および疼痛あり
浅達Ⅱ度	真皮浅層 (有棘・基底層)	水疱形成, 水疱底は赤色	知覚過敏・疼痛	疼痛あり	抵抗および疼痛あり
深達Ⅱ度	真皮深層 (乳頭・乳頭下層)	水疱形成, 水疱底は白色	知覚鈍麻・疼痛	不定	不定
Ⅲ度	真皮全層〜皮下組織	蒼白・羊皮紙様	知覚脱失・無痛	疼痛なし	抵抗および疼痛なし

　創の深さは表2を参照にして観察する．しかし，それでも深度を（特に受傷直後は）外表からなかなか的確に判断できないことがある．Ⅲ度熱傷かどうかを判定することは，重要であるので，疑わしい場合は，**23ゲージの注射針で創を浅く刺して痛覚の有無を確かめる**（pin prick test）．また，創面の毛を引っ張ってみる**抜毛法も有用**である（表2）．この際，注意することは，深度判定に固執するあまり，患者に過大な疼痛を与えないように気をつけることである．疼痛が激しい等の理由で判定が困難であれば，**一旦は深い方の深度で評価しておき，翌日でも改めて再評価**してみればよい．

❹ 冷却の必要性のチェック

　現在では，多くの方々に啓蒙が行き届いていて，来院時までに十分な冷却がなされていることが多い．しかし，受傷後，十分冷却されていない例では，念のため**流水で少なくとも15分程度**は冷却する．無理に氷を使う必要はない．

❺ 創部の処置を行う

　創部に汚染があれば，まず，できるだけきれいな創とする．例えば，化学薬品をあびた創では，流水あるいは，石鹸などを使用して洗い流す必要がある．創面をできるだけ清浄化した後，何らかの方法で創を**被覆**する努力をする．この際，**組織障害性**のあるイソジン®液などで創面を消毒することは，勧められない．

　未破裂熱傷水疱の処置については，その水疱内容物が創治癒に有用であることがほぼ認められているため，**当施設ではポリウレタンフィルム（オプサイト®，テガダーム™）等で破裂しないよう被覆補強した後，内容物を清潔注射針で吸引・減圧し，その上にフィルムを重ね張りしている**．来院時，すでに破裂している水疱については可及的に除去している．これらの受傷早期の新鮮熱傷創からは，滲出液が多量に出てくるので，これらを**吸収しやすいカルトスタット®，ハイドロサイト®等を使用**している．この上からガーゼやポリウレタンフィルムで覆うことによって，創面と固着させている．疼痛が強い場合などには，**ワセリン基剤軟膏（アズノール軟膏®）を塗布し**，その緩和を図る．

　受傷早期には，基本的に，創をなんらかの形で被覆することが重要で，いきなり強力な組織障害性のある抗菌作用を有するクリーム（ゲーベン®クリーム）などを使用しない方がよい．受傷早期の炎症をかえって進展させる場合がある．

II コツ・ポイント

　熱傷創の深さを外表から見ただけで判定することは，実際は，それほど容易ではない．また，軽々しく断定すべきではない．したがって，**どの程度の高温であったのか，どの程度の時間暴露されたのか**，といった受傷の状況と，創の観察所見が十分一貫しているかどうかの**判断は重要**である．あんかやコタツなどの暖房器具に長時間接触していて，熱傷になった場合は，低温熱傷が疑われる．外表からの所見よりかなり深く，治癒しにくい熱傷となるので要注意である．

　痕が残るかどうか，の質問が多い．**受傷早期の判定はできない**，と答えておいたほうがよい．

III その後どうするか

　通院を指示する．特に，水泡が破れているような熱傷では，滲出液が多く出るため，清潔管理目的で通院する必要性を納得してもらうようにする．このような意味で，**抗生物質の予防投与**は，患者側にもわかりやすく，水泡が破れてぬれており感染を起こしやすい創ではしばしば行われる．短期間の処方を行っておくと，薬がなくなったということで，再来院される方が多い．医療側としては，再来院により創の再評価と経過チェックができることも重要である

　民間療法に関する質問も多いが，民間療法の多くは，特定の植物のもっている抗炎症作用などを利用するものであり，しばしば**清潔管理が損なわれること**を理解していただく．アロエを塗っていて，感染創となって来院する例もある

Column

コタツでの熱傷？！

　筆者が，ある晩当直していると救急隊から電話が入った．コタツによる低温熱傷だという（今，春だというのに？！）．いぶかりながら受け入れてみると，確かに右大腿～下腿にかけて水疱を伴って赤く腫脹している．受傷機転を聞こうと思ったが，患者は意識がない状態で，家族によるとコタツもスイッチが切れていた状態で熱くなかったという（コンセントも入っていなかった）．結局，この患者はその後の検査で，脳梗塞が判明した．布団代わりにコタツに入っている最中に脳梗塞を発症し，そのため身動きが取れなくなり，結果的に長時間下になった右下肢にCrush Injuryを来していたのであった．水疱・腫脹があれば熱傷と診断したくなるが，それ以来はできうる限り受傷状況の情報を集めることを心がけている．

著者プロフィール

- ●西村哲郎（Tetsuro Nishimura）：国立病院機構 大阪医療センター 救命救急センター．専門：救急医学，外傷外科，熱傷．大阪の中心に位置する場所で診療に当たっています．色々な分野出身のレジデントの先生が，それぞれのSpecialityを生かして，チーム医療を行っています．E-mail: tetusayo@onh.go.jp
- ●平出　敦（Atsushi Hiraide）：京都大学大学院 医学研究科 医学教育推進センター 教授．詳細はp.56を参照．

小外科歴史こぼれ話④

ヒットラーのやけど

　アドルフ・ヒットラーは1944年に前線のドイツ司令部で暗殺されそうになったことがある．ナチスの将校の一部が爆弾をしかけたのである．ヒットラーはその際，鼓膜穿孔と軽いやけどを負ったが，危うく難を逃れて暗殺は失敗に終わった．とらえられた共謀者たちは，絞首刑にされた．

　さて，そのやけどのひとつが化膿した．これを，当時，貴重品であったペニシリンで治療したことが伝えられている．これは，リチャード・ゴードンの邦名「歴史は患者でつくられる」に紹介されているエピソードであるが，そこには，「オックスフォード大学教授フローリーが発明したペニシリンを使って治療に成功した」とある．実は，わが国ではペニシリンというと，フレミングによるペニシリンの発見をとりあげる向きが多いが，この書物では，フローリーをとりあげており，正しい史実にもとづいている．

　実は，ペニシリンは，フレミングにより1928年に発見されたが，フレミングは結局，薬剤として精製することはできず，ペニシリン研究は頓挫して事実上，埋もれてしまった．10年もたってからフローリーとチェインがこの仕事を掘り起こして，ペニシリンの分離精製に成功するとともに臨床応用にも成功した．オックスフォード大学の人々には，薬としてのペニシリンを開発したのは，自分の大学であるという自負も強い．臨床応用から70年以上が経過したが，なお，すぐれた薬剤として生き残っている．

　ところで，そのときのヒットラーのやけどであるが，どのような熱傷であったかは，明らかではない．しかし，破裂弾の破片により受傷したもので，小範囲でもけっこう深いものであったかもしれない．皮膚のバリアーが失われた創であれば，感染のリスクは高くなる．最初から，抗生物質を予防的に使用するかどうかは，一概に決められないが，ヒットラーの傷のように感染を起こしてしまえば，抗生物質を使わざるをえない．ただし，創の感染管理の基本はあくまで局所管理にあることは銘記すべきである．

参考文献
1)「歴史は患者でつくられる」（リチャード・ゴードン 著，倉俣トーマス旭，小林武夫 訳），時空出版，東京，1999
2)「切手にみる病と闘った偉人たち」（梶田饒 著），ライフサイエンス出版，東京，2006
3)「医学の歴史」（小川鼎三 著），中央公論社，東京，1964

（平出　敦）

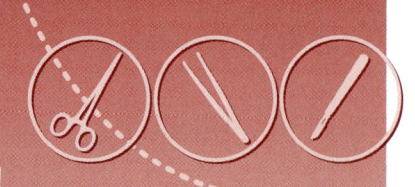

第2章 ちょっとした処置，これで患者は救われる！

3 感染創はいかに扱うか
― 動物や虫による創はどうする？

山村　仁

まず考えるべきこと・すべきこと

・動物や虫に咬まれた傷は，傷口が小さくても汚染が深部まで及び，感染の危険が高いため感染創として管理する
・感染創は開放創として処置する．決して縫合してはならない

I 対応の手順

① **意識レベル，バイタルサイン**をチェックする．蜂刺傷などでは，**アナフィラキシーショック**を起こすことがある．同時に受診時の状況や咬傷動物の同定を含めた**医療面接**を行う

⬇

② 蛇咬傷では，DIC（播種性血管内凝固）を合併することも念頭におき**血液生化学検査**を行う

⬇

③ 必要に応じて局所浸潤麻酔を行う．手指，足趾には，エピネフリン入りは使用しない

⬇

④ **創の検索**を行う．特に腱，神経，血管の損傷に気をつける．創内の観察が十分できない場合には，切開を加え創の延長を行う

⬇

⑤ **創の洗浄**を十分に行う．犬やネコによる咬傷では，*Pasteurella*属を含む多種の菌による感染が報告されている[1]．蛇咬傷の場合には，中枢側に軽い緊縛を加え咬傷部を切開して，毒素の吸引を行う．蜂刺傷では，毒嚢を有する毒針が残っていることがあるので，さらに毒素が注入されないよう皮膚ごとつまみ上げてメスで切除する

⬇

⑥ 挫滅し壊死に陥った組織はデブリードマンを行う．ただし，創は開放にしておく

⬇

⑦ 破傷風トキソイド，抗生物質の投与を行う．ただし，破傷風に対して免疫不完全，免疫歴不明の場合はテタノブリン®も投与する

⬇

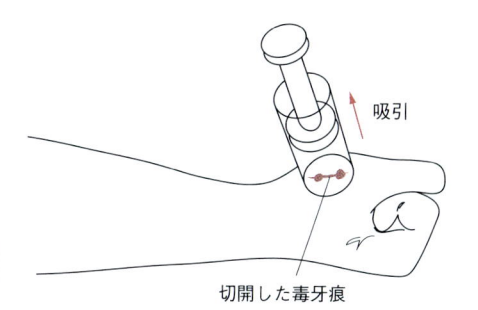

図1　蛇咬傷の毒素吸引の方法
咬傷部に長さ1～2cm程度の切開を入れる．5mLのシリンジを半分に切断し消毒したものを咬傷部に強く密着させ吸引する

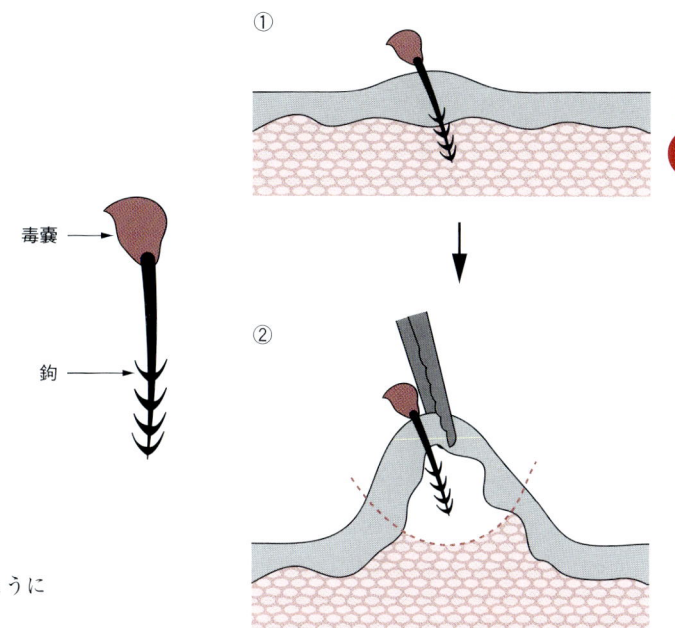

図2　蜂刺傷での毒嚢の切除方法
①針には鉤，毒嚢がある．
②皮膚をつまみ上げ，針を圧迫しないようにし皮膚ごと切除する．
文献2より改変

⑧ 蛇（マムシ，ハブ）の咬傷で，2関節以上に腫脹がおよぶ症例，全身症状を伴う症例では，静脈路を確保のうえ抗血清を投与する．投与によりアナフィラキシーショックを起こすことがあるため，ショックに対する準備（気管挿管，昇圧薬など）を用意しておく

II コツ・ポイント

- 蛇咬傷の毒素の吸引には，図1のような5mLのシリンジの注射器を半分に切ったものを使うとよい
- 蜂刺傷で毒嚢を有する毒針を摘出する際は，図2のように皮膚ごとつまみ上げてメスで切除する[2]
- 蛇咬傷の場合，患者が手や足を緊縛してくることがあるが，ときに強く緊縛しすぎて動脈の血流が途絶えていることがある．緊縛の目的は毒の吸収を遅延させ，拡散を防止することである．実際には，皮下静脈を圧迫する程度（駆血帯との間に指が2～3本入る程度）の緊縛を行う

III その後，どうするか

　蛇咬傷や海中などで咬まれた動物で種類が同定できない症例では，バイタルサインが落ち着いていても，入院をさせて経過をみる．とくに蛇咬傷で腫脹を認めた症例では，輸液路を確保のうえ，四肢の周囲径を経時的に測るなどして腫脹の評価を行う．また，経過中に腫脹が増大する症例では，コンパートメント症候群を疑い組織内圧の測定を行う[3]．アナフィラキシーショックを呈している症例，蛇咬傷で時間経過とともに四肢の腫脹が強くなる症例，DICを呈している症例，輸液負荷をしても適正尿量が得られない症例では，応援医師を要請するか三次救急医療施設への転院を考える．

IV アドバイス，注意点

　刺毒魚の中には，呼吸困難や意識障害を呈したり，アナフィラキシーショックを起こすものがある．気道確保，人工呼吸，循環安定のための輸液路確保を準備できるようにしておく．
　初診後，創の観察および消毒を行うために外来通院するように伝える．傷はきれいに治るものと患者は思いがちである．動物などの咬傷や感染創の場合には，開放創として治療するため，創がきれいに治らない可能性が高いこと，感染の可能性が高いこと，治療期間が一般の傷に比して長くなる可能性を十分に説明する．

参考文献

1) Talan, D.A., Citron, D.M., Abrahamian, F.M. et al. : Bacteriologic analysis of infected dog and cat bites. N. Eng. J. Med., 340 : 85-92, 1999
2) 小泉俊三：咬傷，虫刺され．「臨床外科. Dos&Don't外来の小外科」，48（11），pp262-265, 医学書院, 1993
3) 真喜屋實佑, 金城隆夫：蛇毒咬傷．「Medical Practice. 図解救急・応急処置ガイド」（和田 攻, 大久保昭行, 永田直一, 矢崎義雄 編），15, pp859-864, 文光堂, 1998

Column

マムシ咬傷の体験談

　右の手指間をマムシに咬まれた30歳代の男性の患者さんが運ばれてきた．来院時，バイタルサインは落ち着いており，咬傷部を切開し毒素を吸引したのち，手背の腫脹が強かったため皮膚切開を行った．それまでマムシ咬傷の経験がなかったため，輸液は乳酸加リンゲル液を維持輸液程度の100 mL/時間程度でよいと考えて輸液を始めた．ところが，なかなか適正尿量は得られず，徐々に輸液量を増やさなくてはならなかった．結局，400 mL/時間まで増やした時点で，やっと尿量が得られるようになった．皮膚切開した部位からの滲出液の量も非常に多かったのを記憶している．この症例は，腎不全を併発することもなく経過したが，もし，維持輸液量程度で管理していれば腎不全を併発していたかもしれない．蛇咬傷では初期に大量の輸液量が必要であることを教えられた貴重な症例であった．

（山村　仁）

＊　＊　＊

ムカデの話

　ムカデに刺された痛みは，格別である（らしい）．あるとき，深夜4時に，研修医から泣きそうな声で，電話がかかってきた．郊外の病院へ当直しているが，ムカデに刺された患者が来て困惑しているとのことであった．ムカデに刺された患者の痛がり方は，尋常でない．そこで，はじめて経験した医師は，困惑する．深夜4時のコールで何事か？　と思ったが無理もないところである．医師もあわてると患者はパニックになる．しかし，翌朝には，痛みはうそのように軽減する．それを知っておけば，あわてることはない．ムカデの創の痛みを軽減させる処置はいろいろある．氷で冷やす，抗ヒスタミン軟膏を塗布する．あるいは，ステロイド軟膏もかなりの効果がある．ステロイド軟膏は，ハチやヤスデなどその他のケースでも，皮膚の炎症反応が強い場合は，効果がある．時間が経過して感染が心配されるケースでは，抗生物質を使用する．ヤスデのように分泌物に刺激のあるものでは，これを十分，洗い流すようにする．

（平出　敦）

＊　＊　＊

狂犬病

　興奮した犬にかまれると，狂犬病が心配になるらしい．狂犬病は，発症したら死亡を免れない危険な疾患であるからである．わが国は世界的に見れば狂犬病が撲滅された数少ない国の1つである．ただし，医師の側に，そうしたことを明言できる知識がないと，患者を不安にすることになる．国内の場合は，狂犬病の暴露後の免疫を考慮する必要はない．ただし破傷風に対する考慮は必要である．患者が非常に，心配する場合は，加害犬に異常が生じていないか状況をよく聞く必要がある．海外で犬などにかまれた場合でも，加害犬が特定できて，狂犬病予防接種を受けていることが確認できれば，国内のケースと同様に考えてよい．しかし，世界的にはインド等を中心に狂犬病の脅威は今なお現実のものである．なお，狂犬病というが，猫でも感染はありえる．

（平出　敦）

著者プロフィール

●山村　仁（Hitoshi Yamamura）：大阪市立大学 医学部附属病院 救急部．専門：救急医学，外傷外科．2007年からは，集中治療部で術後合併症や多臓器不全例も診ています．NSTやICTにも携わることになり，新しい知識を常に習得するように努力しています．

小外科歴史こぼれ話⑤

ビクトリア女王の腋窩膿瘍

　1871年8月4日に英国のビクトリア女王は，ワイト島の別荘で肘を虫に刺された．10日もすると女王は，気分が悪くなり，食欲が低下した．女王は，その後，ワイト島からスコットランドへ移った．そのころ，王室をめぐる世論は騒がしく，グラッドストン首相は，女王がもっと頻繁に国民と接し，国会にも顔を見せるように要請した．しかし，女王の健康はそれどころではなく，刺し傷は化膿して上腕に広がり，女王は拷問のような苦しみに陥った．8月23日，女王の侍医は，腋窩に膿瘍が及んでいることを認めたが，外科的処置は行わなかった．9月3日，ついに王室は，スコットランドのエジンバラから外科教授であるジョセフ・リスターを呼んだ．リスターは石炭酸を噴霧する"ドンキー・エンジン"を馬車に乗せて到着し，創部や器具，外科医の指先を消毒して処置を行おうとした．しかし，王室は女王の腋窩から膿瘍が流れでるのは，雑役婦や洗濯女が似つかわしいイメージであり，女王の権威を著しく傷つけると反対した．議論の末，リスターの意向がついに受け入れられて，リスターは女王陛下の腋窩を切開した．膿が噴出して「切開された瞬間に楽になった」と女王は言った．処置に際しては，助手が緊張してドンキー・エンジンの操作を誤り，女王陛下の顔に，石炭酸の噴霧をしてしまったことは，有名な話としてさまざまな書物に出てくる．女王が激怒したことはいうまでもない．

　虫刺されの創から，広範囲に炎症が波及して行ったことを考慮すると，ビクトリア女王の容態はかなり危険な状態であったことは，間違いない．清潔な小切創や小挫創に対する抗生物質の予防投与には感染防止効果の根拠がないが，虫や動物による創については，筆者は可能な限り早期から予防投与を行っている．創が開放されておらず，汚染した物質が創に入って閉鎖されるケースでは，感染しにくそうに外表から見えても，かえって注意が必要である．また，感染した皮下膿瘍については，切開ドレナージのタイミングが重要である．波動が触れて，内部に液体貯留が疑われるような場合には，十分大きな切開創によるドレナージが原則である．切開した瞬間に楽になり，女王は翌日にはコーヒーも飲めるようになった．切開した後，膿のドレナージが不十分であったので，リスターは，ドンキー・エンジンのゴム管を切り取ってドレーンとして，陛下の膿瘍に入れたといわれる．女王はリスターにナイトの称号を与えた．膿瘍のドレナージは感染巣の治療の基本である．

参考文献
1）「歴史は患者でつくられる」（リチャード・ゴードン 著，倉俣トーマス旭，小林武夫 訳），時空出版，東京，1999

（平出　敦）

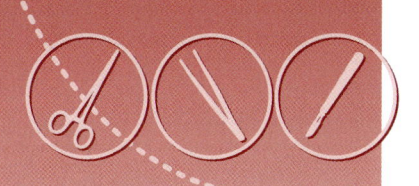

第2章 ちょっとした処置，これで患者は救われる！

4 手指，足趾の処置のコツ
―よくある爪のトラブル：陥入爪，ひょう疽

山本啓雅

A. 陥入爪

まず考えるべきこと・すべきこと

・通常，第1趾爪甲辺縁の発赤，腫脹，疼痛から診断する
・炎症の程度を判定する．化膿性肉芽は存在するか？
・爪甲辺縁の湾曲の程度は？
・以上より手術適応か保存療法かを選択する

I 爪の解剖

　　陥入爪を理解するためにはまず爪の解剖を知ることが重要である．爪の構造は図1のようになっている．陥入爪は爪甲辺縁が爪溝に深く食い込み，炎症や感染を起こしている病態である．

II 対応の手順

❶ 治療方針

　　陥入爪の治療法はその炎症の度合いによって決定される．爪溝周囲の軽度から中等度の発赤，腫脹，疼痛を認めるが，滲出液のないものは保存療法の適応となる．爪甲が爪溝部にくいこみ，発赤，腫脹，疼痛が増強し，感染を併発して膿の排出や不良肉芽の形成を認めるものは手術療法の適応である．

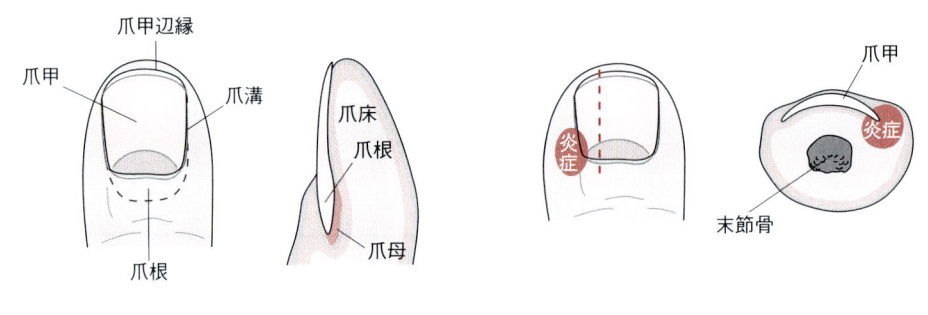

図1　爪の解剖

図2　爪部分切除

❷ 具体的な処置

1）保存療法

　外来での処置は石鹸を用いた温浴を行わせ，爪甲辺縁をもち上げ爪溝を押し下げて爪甲から離すようにした後，爪甲辺縁の下に薄い綿を挿入する．自宅でも同様の処置を日に3回程度行うように指導する．またつま先の細い靴，踵の高い靴を避けることや，深爪をしない，靴やソックスを清潔に保つよう指導する．

2）手術療法

　手術は**爪の部分切除**であるが（図2），その際爪根まで切除する必要がある．足趾全体を消毒したのち，1％リドカイン（1％キシロカイン®，**エピネフリン入りは末梢の虚血を起こさせる危険があり禁忌**）を用い，Oberst麻酔を行う．曲剪刀を用いて切除部分で爪甲を爪床からよく剥離した後，切除線で爪甲を切る．切除部分をモスキート鉗子でつかみ左右に振りながら牽引すると爪根まで完全に切除できる．不良肉芽はえいひ鉗子あるいは硝酸銀を浸した細い綿棒などで除去する．消毒後，硫酸ゲンタマイシン（ゲンタシン®）軟膏などの抗生物質入り軟膏を塗布する．本手技は慣れれば1人で十分に施行できるが，不慣れな場所は上級医の指導を仰ぐ．

❸ 処方など

　炎症の強い場合や手術後は抗生物質を投与する．爪部分切除後や疼痛の強い場合は消炎鎮痛薬も投与する．

III コツ・ポイント

　爪の湾曲が軽度の例では爪部分切除を行い，生活指導を徹底することで再発を防げることが多いが，再発を完全に予防するためには爪母の切除が必要である．このため，部分切除は根治療法ではなく，再発の可能性が高いことを説明する．近年フェノールを用いた**爪母切除により再発率が抑えられる**ことが報告されている．部分切除ののち，88％フェノールを浸した綿棒などを爪母部に数度あてる．最後に水で洗い流して硫酸ゲンタマイシン（ゲンタシン®）軟膏などの抗生物質入り軟膏を塗布する．これにより再発率は10％以下に抑えられるといわれる．

IV その後どうするか

翌日受診させ，創部の処置を連日行う．根治術については感染や炎症が治まった時点で行うことが望ましい．

B. ひょう疽

まず考えるべきこと・すべきこと

- 指先部腹側の疼痛があればひょう疽の存在を疑う
- 疼痛がメインで，発赤，腫脹が不明瞭ならば保存療法を，発赤，腫脹が顕著なら手術療法を選択する

I ひょう疽とは

ひょう疽とは厳密には**指髄腔の炎症**と定義される．指髄腔とは末節骨より皮膚に向かって放射状に走る多数の円柱状の小嚢であり，繊維性隔壁によって境されている（図3）．

II 対応の手順

❶ 診察

初期は化膿巣が1つまたは少数の指髄腔に存在し，指先の皮膚も厚いため，発赤，腫脹が不明瞭で疼痛だけが前面に出る．この時期であれば通常保存療法を選択する．進行すると繊維性隔壁は破壊され炎症が多数の指髄腔に波及するため発赤，腫脹が顕著となり，疼痛も高度となる．この時期には直ちに手術を施行する．

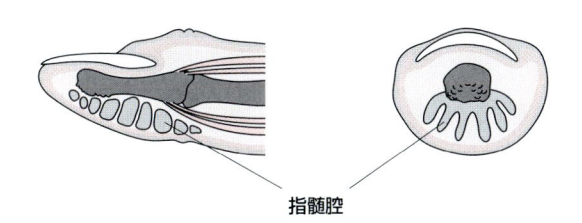

図3　指髄腔の解剖

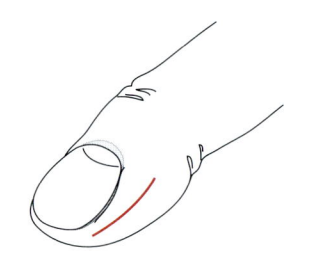

図4　ひょう疽手術皮膚切開線　　　図5　指髄腔の開放

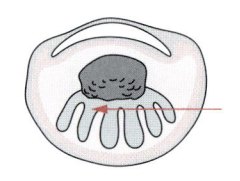

❷ 具体的な処置

1）保存療法
指シーネなどによる局所の安静と抗生物質投与を行う.

2）手術療法
陥入爪と同様に消毒，Oberst麻酔を行う．足趾基部に止血用ゴムバンドを巻いて駆血する．指片側のひょう疽に対しては図4のように爪甲辺縁より2mm程度離れて，爪と平行に皮膚切開をおく．尖刃刀やモスキート鉗子を用いて末節骨の前面で繊維性隔壁を切開して，排膿する（図5）．洗浄を行った後，圧迫止血し，ガーゼドレーンをおく．炎症が指の両側に及んでいる場合，両側に皮膚切開をおき，尖刃刀やモスキート鉗子で繊維性隔壁を切開して，両創を交通させる．圧迫止血後，フィルムドレーンを貫通させ，両皮切部からの排膿を図る．本手技も慣れるまでは上級医の指示を仰ぐ．

❸ 処方など
いずれの療法を選択しても抗生物質，消炎鎮痛薬の投与を行う．

Ⅲ コツ・ポイント

進行していれば，遅滞なく切開を行うべきであり，治療が遅れると末節骨骨髄炎，化膿性関節炎や化膿性腱鞘炎を起こし治療に難渋する．手術療法の場合，骨の前面まで切開を入れ，感染したすべての指髄腔を開放することが重要である．

Ⅳ その後どうするか

翌日の外来受診を指示し，その後創処置を連日行う．ドレーンは2，3日で抜去する．

Column

術前説明の大切さ

　今ほどリスク管理に厳しい時代ではなかったが，整形外科を学び始めたころ，先輩の医師から「手術は怖いことを全部説明して，それを納得してもらってからやないと，絶対にしたらあかん」と言われたことがある．それ以来手術承諾書には全身合併症から局所の合併症まで全部書くことにしているが，今までそれに助けられたことが幾度かある．精神疾患をベースに持つ人であるとか，術前から合併症がたくさんある人などでは本当に注意が必要だと実感する．緊急だとどうしてもいろいろ説明することを端折ってしまいがちだが，日頃からパターン化しておくとか，ファイルに作っておくとかして説明し，サインをもらうことが重要だというのが私の20年の医者人生での教訓である．

著者プロフィール

●山本啓雅（Hiromasa Yamamoto）：2001年7月〜2004年6月　星ケ丘厚生年金病院整形外科医長．2004年7月〜2008年3月　大阪府立急性期・総合医療センター副部長．2008年4月〜　大阪市立大学大学院医学研究科救急生体管理医学 講師．救急医として救急疾患や外傷全般の治療にあたっていますが，整形外科をサブスペシャリティとしているため，脊髄損傷，骨盤骨折，四肢外傷については，科内での方針決定や，手術治療を行っています．今後，このような医師が増えて，一緒に仕事ができればと思っています．

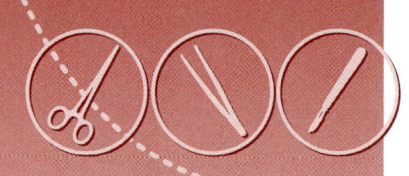

第2章 ちょっとした処置，これで患者は救われる！

5 肘内障，間違いのない整復術
―知っていれば名医

日下政哉

まず考えるべきこと・すべきこと

- 肘内障患者のほとんどが1～6歳児で，それ以降はほとんど受傷しないため，まず**年齢の確認**が大事である．逆に小学生高学年以上の受傷は他の疾患も考えるべきである
- 単に手を引っ張り上げただけや，寝返りをしたときに発症したものであれば，まず肘内障を考えてよいが，**転倒したり，肘の捻転や打撲などの場合，骨折や脱臼などの鑑別も必要**となる
- 患者のほとんどが幼児であり，受傷時痛みのため泣いていることも多く自分で症状を訴えないことが少なくない．そのため**親や引率者に受傷機転や，どういう状況であったかなどを，すばやく医療面接し診断を進めていく必要がある**

I はじめに

肘内障（pulled elbow, subluxation of the radial head）は**橈骨頭の亜脱臼**である．一般の脱臼の診療にあたっては，関節や骨，神経血管などの損傷の評価や，整復手技の安全性について理解のうすい若い医師が，安易な徒手整復を試みることは，しばしば危険を伴う．しかし，肘内障については，きわめて日常的に遭遇する病態でもあり，**一般医として整復することが現実に求められる病態**である．ただし，本稿に記載されたことをよく理解して適応を守ることが重要である．

II 対応の手順

❶ 診察（所見のとり方）

患肢をだらりと伸ばし，前腕回内，肘関節軽度屈曲位を呈して，腕を下げたまま動かさなく，上肢を自動挙上することは不可能で，健側の手で患肢を支えるようにすることがある．痛みの程度はさまざまであるが，患肢の肘を屈曲しようとしたり，他人が動かそうとすると，疼痛のため泣き叫ぶことが多い．**腫脹や変形はほとんどなく，橈骨頭付近に圧痛**がある．

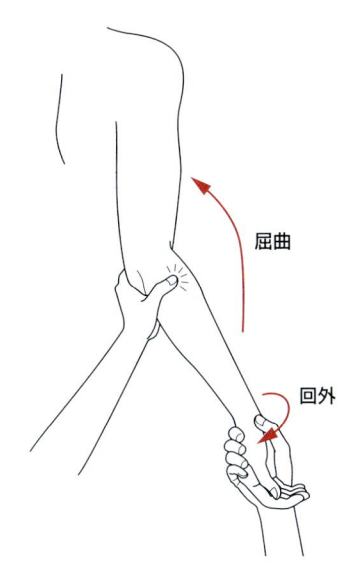

図　肘内障の整復操作
橈骨頭を母指で押さえながら，前腕を回外しながら肘を屈曲させる

❷ 具体的な処置

　患肢の橈骨頭を母指で押さえながら，もう一方の手で患肢の前腕部を回外し，肘をゆっくり屈曲させてゆくと，母指にクリック感を感じるとともに**整復される**（図）（麻酔は必要としない）．時にはクリックを感じずに整復されることもある．

　一般的に整復後すぐに患肢を動かし始めるが，疼痛のため整復後もしばらく自動運動しないこともあり，この場合数分後に患肢で玩具などを持たせるなど，上肢を自動挙上させて整復を再確認するとよい．

　またしばらく肘周囲の疼痛が残存することがあるが，他動的に前腕回外，肘屈曲が疼痛の増悪なく容易に可能なら，整復されていると考えてよい．

❸ 検　　査

　一般的に典型的な病歴と症状がある場合は**X線撮影を必要としない**．しかし腫脹や変形などの症状が存在する場合は骨折を疑ってX線検査を施行し，さらにはっきりしない場合はMRIなども有用である．

❹ 治　　療

　整復後は一般的にほとんど無症状で外固定を必要としないが，再発を何度か繰り返すことも多いので，**手を強く引っ張ったりしないよう親に指導することも大切**である．また再発を繰り返す場合でも6歳以降発生しなくなり，機能障害も残らないことを付け加えて説明しておくとよい．

　ちなみに筆者は，自宅でできる再発時の処置として，患肢の手のひらを上に向けさせ次に肘を屈曲させて整復を試みるように親に指導している．

Ⅲ コツ・ポイント

① "肩を脱臼した""手関節を捻ったようだ"と来院することも多いが決してこれに惑わせられることなく確実な診断をする必要がある
② 筆者の経験はもちろんのこと他施設でも小児の肩の脱臼はほとんど皆無であり，1～6歳児が手をだらりと下げ，肘の腫脹，変形，発赤，出血などがなければまず肘内障と考えてよい
③ ただし問題となるのは腫脹がある場合である．この場合橈骨頭完全脱臼，橈骨頭骨折，骨端線離開，上腕骨外顆骨折，上腕骨顆上骨折などの鑑別が必要であり，整形外科的専門治療を要するのでX線撮影を行って鑑別するかすみやかに整形外科受診をすべきである

Ⅳ その後どうするか

整復後ほとんど症状のない場合は特に外固定せずそのまま帰宅させ再診も必要としないが，整復後疼痛が残存する場合は三角巾固定し，翌日に再診チェックを要する．
　整復不能例や骨折が明らかな場合や変形・腫脹などの症状がある場合はすみやかに整形外科受診させる．

Column

迷医と名医

　筆者の友人の経験であるが，4歳児が遊んでいて急に肩を動かさなくなったと近医受診し，肩の脱臼が疑われたため，X線撮影を施行するもはっきりしないため三角巾固定のみを受け紹介された症例である．
　患児は診察時肘から肩を動かさず典型的な肘内障所見を呈していたため，さっそく整復操作を行いコクッというクリック感とともにすぐに症状消失した．このあと患肢を自由に動かし遊び始めたため，親からまるで"魔法のような治療"と感謝されたということである．このような場合"肩を脱臼した"などと受診しても，幼児が腕を下げたまま動かさなければ，まず肘内障を疑い整復を試みるべきである．そうすれば"迷医"とならずにすむであろう．

著者プロフィール

● 日下政哉（Masaya Kusaka）：医療法人大和会日下病院 理事長・整形外科部長．プロフェッショナル修斗（総合格闘技）リングドクター．専門：関節外科，スポーツ医学．抱負：一般外傷や老人医療など地域医療に携わる一方，地元の競技会やスポーツ大会などを通じスポーツ医学をきわめていきたい．

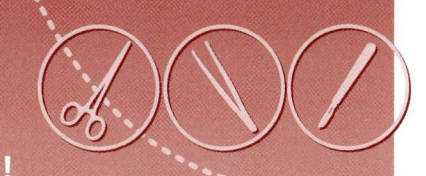

第2章 ちょっとした処置，これで患者は救われる！

6 追突されて首が痛い
― 痛くなければだいじょうぶ？

松岡哲也

まず考えるべきこと・すべきこと

- 頸椎損傷（骨折・脱臼・亜脱臼），頸髄損傷，神経根損傷を念頭におく．**追突事故＝頸椎（部）捻挫（いわゆるむち打ち損傷）という先入観をもたない**
- 患者さんの訴えに惑わされず，外傷治療の基本であるバイタルサインのチェックと胸腹部の診察をまず行う
- **何はともあれ頸椎の固定と安静**を図る．不安定型の頸椎損傷を不用意に動かすと神経損傷を引き起こす
- 受傷機転の聴取．診断に役立つ外力の大きさと向きを把握する
- **信頼できる患者さんか否かを素早く判断する**

I はじめに

「車に追突されて首が痛い」というと，とかく頸椎（部）捻挫（いわゆる"むち打ち損傷"）と思い込みがちである．確かに"むち打ち損傷"の頻度が高いのは事実であるが，中に頸椎損傷や頸部血管損傷，更には他部位の外傷を合併している症例もあるので，先入観をもたずに外傷初期診療の基本に沿った診療を志すべきである．

また逆に，意識障害や他部位の疼痛のために，頸部痛がマスクされている症例もあり，訴えが信頼できる患者さんかどうかの判断が要求される．

II 対応の手順

❶ バイタルサインのチェック

単なる追突事故と甘く見たら大間違いである．**歩いてきた患者さんでも胸腹部の重要臓器損傷を合併している**可能性は十分にある．例えば玉突き事故では，ハンドルやシートベルトによる胸腹部外傷あるいはフロントガラスによる頭部外傷など．まずはバイタルサインをチェックし，胸腹部，頭部，全身の観察をすることが重要である．

❷ はっきりするまで頸椎固定

患者さんを仰臥位に寝かせ，**首を正中中間位に固定**する．意識のはっきりした患者さんでは首を動かさないように指導する．無意識に動かしてしまう患者さんでは頸椎カラーを装着する．ただし正中中間位にすると痛みなどの症状が増強する場合は，無理に正中中間位にしない．

❸ 受傷機転の聴取

どんな車がどのくらいのスピードで追突したのか聴取する．当然，大型車ほど，またハイスピードほど外力は大きい．単なる追突事故か，玉突き事故か，停車中か走行中かなども聴取する．真後ろからあるいは斜め後ろからの追突か，運転手か，助手席か，後部座席か，乗車中の姿勢なども役に立つ．

❹ 信頼できる患者さんか否か

患者さんによっては訴えを信用できない場合がある．多くの患者さんは，予期せぬ事故に遭遇し精神的に動揺している．そのような状況下にある患者さんは，痛みに鈍感であったり過敏であったりする．また，**飲酒している患者さん**や，**他に強い痛みの原因となる損傷がある患者さん**，**子供や高齢者**も要注意である．このような患者さんでは，首の痛みを訴えていなくても頸椎損傷の可能性は否定できない．ましてや**意識障害のある患者さん**では，常に頸椎損傷の可能性を念頭におく．

❺ 神経学的な所見の診察

まず四肢の神経学的な異常の有無を確認する．神経学的な異常といっても運動知覚の完全麻痺から脱力やしびれまでさまざまである．知覚障害には知覚鈍麻になる場合と逆に知覚過敏になる場合とがある．知覚過敏ではちょっと触れられただけでも患者さんは異常な痛みを訴える．異常を示す領域は四肢全体に広がる場合もあれば，上肢や肩に限局している場合もある．両側性に認められる場合も偏側性の場合もある．神経学的な異常は頸髄損傷を疑う所見であるが，限局した異常の場合は末梢神経障害や引き抜き損傷の可能性もある．いずれにしても**神経学的な異常を認めれば頸椎カラーを装着し固定**する．

❻ 頸部の視診・触診

頸部痛の訴えがなくても行う．頸部の腫脹や変形を観察する．触診では胸鎖乳突筋や後頸筋群の圧痛，さらに頸部正中の圧痛の有無を確認する．特に後頭骨から第一胸椎まで後頸部正中の棘突起上を押さえて圧痛の有無および場所を診る．**頸部正中の圧痛は頸椎損傷を強く疑う所見である．**

神経学的な異常や頸部正中の圧痛があれば，頸椎固定を継続させたまま頸椎3方向撮影（正面前後撮影，側面撮影，開口位歯突起撮影）を優先させ，明らかな異常がなくても専門医にコンサルトする．すぐに専門医にコンサルトできない場合は，入院させ頸椎の固定と安静を指示する．

❼ 頸部の自動運動

神経学的な異常や頸部正中の圧痛を認めない患者さんでは，頸部を自動的にゆっくりと両

側へ回旋させる．**決して他動的にやってはならない**．痛みの増強や神経学的な異常の出現なく両側45度以上の回旋運動が可能な場合は，自動的な屈曲伸展を命じる．これも決して他動的に行ってはならない．回旋運動同様に痛みの増強や神経学的な異常の出現なく，30度以上の屈曲伸展が可能であれば頸椎損傷の可能性は低い．痛みの増強や神経学的な異常が出現する場合は，それ以上の自動運動をさせてはならない．いずれにせよ**運動制限を認めれば，頸椎固定を継続し頸椎3方向撮影を行う．X線検査にて異常が指摘されなくても専門医にコンサルトする．**

❽ 頸椎の単純X線検査

頸部痛の訴えがあればX線検査を行う．X線単純撮影で頸椎損傷を正確に診断するためには**7方向撮影が必要である．7方向とは正面前後撮影，側面撮影，開口位歯突起撮影，両側斜位撮影，屈曲伸展側面撮影のことである．**神経学的異常や頸椎正中の圧痛，あるいは運動制限を認める症例は頸椎損傷の可能性が高いため，屈曲伸展撮影は専門医の判断に委ねた方が無難である．また，このような症例に安静臥床させた状態で正確な斜位撮影を行うことは困難である．単純な頸部痛のみの患者さんで外来での経過観察を行う患者さんでは，7方向撮影をして異常のないことを確認した後に帰宅させる．

❾ 治療・処置・対応

頸髄損傷を疑わせる神経学的な異常があるときや，X線検査にて頸椎の動揺性および骨片による神経圧迫が疑われるときは，**直ちに専門医のいる医療施設に転送**する．

神経学的な異常やX線上の異常がなくても，頸部正中の圧痛や運動制限がある場合は，入院させ頸椎カラーにて頸部を固定し，首を動かさないように指示する．入院後も神経症状の出現に注意し，できるだけ早急に専門医にコンサルトする．

神経症状，頸部正中の圧痛，運動制限のない単なる頸部痛は，帰宅させてよいが自宅での安静と翌日の再診を指示する．頸部痛が強い場合はソフトカラーを装着し頸椎の安静を図る．

頸部痛がなくても信頼できない患者さんなら，頸椎カラーを装着し入院させて安静にさせておいた方が無難である．

Ⅲ コツ・ポイント

❶ 正中中間位に固定する時

高齢者では胸椎が後彎しており，仰臥位に寝かせると頸椎は伸展位となるため，後頭部に適当な高さの枕を置く．一方，乳幼児は体幹に比し頭部が大きく仰臥位で頸椎は屈曲するため，背部に適当な高さに折り畳んだバスタオルを敷く．

❷ X線写真の読影

1）前後像

第2頸椎から第1胸椎の棘突起が，椎体の正中に写るように撮影する．棘突起のアライメントにずれがあれば異常である．

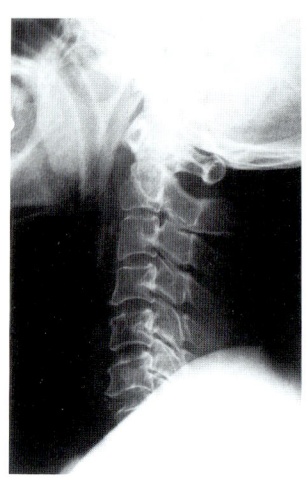

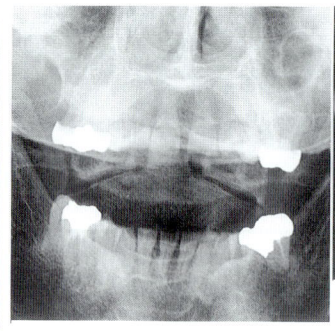

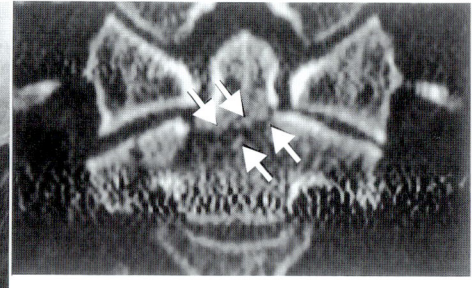

側　面　　　　　　　　　　開口位　　　　　　　　CT再構築画像

図1　歯突起骨折例
57歳の女性．頸部痛と頸部の運動制限を認める．単純X線検査（側面・開口位）では異常を認めなかったが，CT再構築画像で歯突起骨折（矢印）が診断された

2）側面像

後頭骨の底部から第1胸椎の上縁が写るように撮影する．臥位での側面撮影では，肩に隠れて下位頸椎が十分に描出されない場合がある．立位や坐位で撮影できない患者さんでは**両上肢を下方に牽引しながら撮影**する．それでも描出不良の時はswimmer's viewを撮影する．

まず頸椎のアライメントを見る．正常頸椎には生理的な前彎があり，それが消失していれば異常である．次に椎骨一つ一つの形状をチェックし，骨折の有無を確認する．アライメントや椎骨の形状に異常がなくても，**椎体前面軟部組織の腫大があれば頸椎損傷を疑う．**

後咽頭間隙：咽頭後壁と第2頸椎下縁の間隙が7 mmを超えると異常
後気管間隙：気管後壁と第6頸椎下縁の間隙が22 mmを超えると異常

歯突起骨折や環軸椎（C1，C2）脱臼は単純撮影で見逃されやすい損傷である．歯突起の形状や環椎歯突起間距離（成人で3 mm以下）に注意して読影する．

3）開口位歯突起撮影

歯突起骨折（図1）や環軸椎脱臼（図2）は見逃されやすい損傷であるため可能な限り撮影する．歯突起骨折の有無だけでなく，歯突起環椎間隙の対称性にも注意する．非対称であれば環軸椎の回旋脱臼を疑う．

4）両斜位像

関節突起の骨折や脱臼の診断に役立つ．

5）屈曲伸展撮影

骨折のない靱帯損傷や亜脱臼の確定診断のために行う．患者さんを座位にし自動的に30度以上屈曲伸展させて側面像を撮影する．撮影時は必ず患者さんのそばにいて痛みの増強や神経学的異常の出現に注意する．もともと**神経学的異常や頸部正中の圧痛，および運動制限を認める患者には行わない．**椎体の前後の異常運動（前方および後方すべり）や椎間腔や棘突起間隙の開大を認めれば異常である．

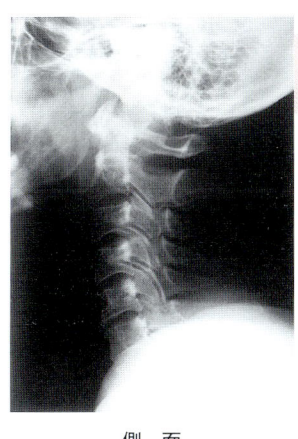

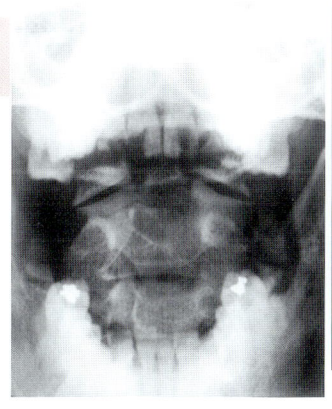

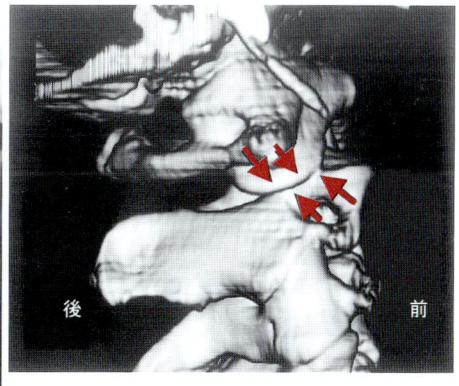

図 2　環軸椎回旋脱臼例
37歳の女性．頸部痛と頸部の回旋運動制限を認める．単純X線検査では正面，側面，両斜位，屈曲伸展撮影で全く異常を認めない．開口位撮影で歯突起環椎間隙が軽度非対称となっている．3D-CTにて環軸椎の回旋亜脱臼（色矢印）と診断された

IV アドバイス・注意点

❶ X線撮影上の注意点

よく患者さんを診察する前にX線検査を依頼する当直医がいるが，**X線検査中に容体の急変や二次的な神経損傷を起こす場合もあり非常に危険な行為であるため**，慎むべきである．

❷ X線写真読影上の注意点

頸椎の骨，関節および椎間板に変性疾患をもった人（特に高齢者）では，単純X線撮影で頸椎損傷の有無を判断することが困難なことがある．明らかに正常と判断できない場合や，X線写真で鮮明に描出されていない部分は異常として扱う．

❸ 骨折のない靱帯損傷，骨傷のない頸髄損傷

X線写真で異常がなくても，靱帯損傷の可能性は否定できない．
頸椎の変形や後縦靱帯骨化症により脊柱管狭窄のある人では，軽微な外力でも骨傷を伴わずに頸髄損傷をきたす．

❹ 患者説明における注意事項

いわゆるむち打ち損傷では，吐気や嘔吐，めまいなどが出現することがある（外傷性頸部症候群）．患者さんおよび家族にはX線検査にて描出できない骨折や靱帯損傷が存在すること，二次的に神経の障害が出現する可能性のあることを説明しておく．ただし外傷性頸部症候群はその発症に精神的なものが多分に関与しているので，必要以上に不安を与えないように配慮する．特に追突されて受傷した場合には，被害者意識からその傾向が強い．

Column

信頼できない患者さんの一例

　追突事故ではありませんが信頼できない患者さんの一例を紹介します．患者さんは60才代の男性です．夜間自転車にて走行中に1メートルぐらいの溝に墜落し，目撃者が救急隊に通報．救急隊到着時，前額部に打撲痕を認めましたが，痛みなどの訴えはなく，かなりの泥酔状態で暴れて手がつけられない状態であったとのことです．救急隊員は致し方なく警察を呼び，警官が患者を連行していったそうです．翌日，留置場内で患者さんが四肢麻痺をきたしているのを発見され当センターに搬送され，第4，第5頸椎の脱臼骨折および頸髄損傷と診断されました．当初四肢をばたつかせて暴れていたことより，頸髄損傷は受傷後の経過の中で合併したものと思われます．酔っ払いや他に注意を引かれるような外傷がある場合などは，患者さんの訴えは信用できないことを念頭にいれて診療にあたることが重要です．

著者プロフィール

●松岡哲也（Tetsuya Matsuoka）：大阪府立泉州救命救急センター 所長．抱負：欧米に比べわが国では外傷外科学に対する認知度が低く，外傷を専門に診療する施設は皆無に等しい．しかしながら外傷は40才以下の人々の死亡原因として重要であり，外傷学の体系化と診療システムの構築は必要不可欠なものである．今後も外傷学が一つの専門分野として認知されるように，鋭意努力していきたいと思っている．

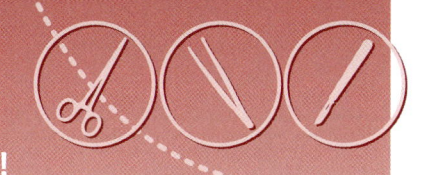

第2章 ちょっとした処置，これで患者は救われる！

7 見逃しやすい骨折
－初療時，骨折の処置はどこまでするか

和田英路

まず考えるべきこと・すべきこと

- 外傷をきっかけとして，四肢，体幹の疼痛や圧痛，関節の機能障害，四肢の変形，肢位の非対称性，骨幹部の異常可動性などが生じた場合，骨折を疑う
- まず，バイタルサインのチェックや胸部，腹部の診察を行い，**腹腔内臓器の損傷や血気胸**などの合併損傷の有無について判断する．**出血性ショック**などの場合は，ショック解除の治療や蘇生を優先させる
- 次に，受傷部位の診察を行う．受傷部位の腫張や圧痛，変形や異常可動性について調べる．また，開放創の有無，患肢の運動，知覚についての**神経学的検査**，患肢の**循環状態**についても必ずチェックする．**神経障害や循環障害を合併する骨折は，緊急手術の適応になる場合がある．また，開放骨折は受傷後6時間以内の徹底した洗浄・デブリードマンが必要である**
- 身体所見で骨折を疑う部位について，X線撮影を依頼する

I 対応の手順

❶ 医療面接

M：Mechanism（受傷機転）
I：Injury（損傷部位）
S：Sign（バイタルや生理学的評価）
T：Treatment（処置）

　交通事故や労働災害による骨折の場合，後日診断書を求められることも多いので，受傷機転などの病歴聴取は不可欠である．また，高所からの転落や交通事故など，強い外力が作用したと考えられる場合は，胸腹部臓器の合併損傷の可能性を念頭におく．近年，外傷初期診療の標準化プログラムが作成されており，上記の**MIST**は救急隊員から医師への，また医師間で患者情報を迅速かつ簡潔に伝達する共通の要項とされており，医療面接の際も聴取しておくと有用である．

❷ 診察

A：気道評価
B：呼吸評価
C：循環評価
D：中枢神経の評価
E：脱衣と体温管理

ABCDEアプローチでprimary surveyを行い生命の安全を保証する．異常を認知した場合には，ただちに蘇生を行う．

・四肢の変形や腫脹
・皮膚の色調の変化，打撲痕や擦過傷の有無
・開放創の有無
・圧痛部位とその程度
・運動や知覚検査
・四肢末梢の循環の評価

Primary surveyでバイタルサインが安定していることを確認したうえで，四肢の損傷を系統的に検索する．

❸ X線検査

・自発痛や圧痛の強い部位，腫脹の強い部位はX線撮影を行う
・必ず，**2方向のX線撮影**を行う．手や足の側面像では，多くの骨が重なるので斜位像が必要になることもある．また，成長軟骨帯が残存する小児など，読影が難しいと予想される場合は，**健側も撮影して比較する**
・受傷部位を中心として，**近位と遠位の関節を撮影範囲に含める**

❹ 診断

・身体所見で骨折が疑われる場所について，X線写真上の異常を確認する
・X線像で骨折が不明であっても，**腫脹や圧痛が強い場合は，骨折として扱う**．その場合は，受傷部位に応じて入院して経過観察するか，シーネ固定し翌日の整形外科受診を指示する

❺ 治療

・**神経障害や循環障害を合併する骨折は緊急手術の適応になる場合がある．**また，開放骨折は受傷後6時間以内の徹底した洗浄・デブリードマンが必要である．整形外科医の応援を求めるか，不可能な場合は，緊急手術可能な施設へ転送する
・上肢の骨折で，転位や腫脹が軽度の場合，ギプス固定を行うか，ギプスに習熟していなければシーネ固定を行い帰宅させる．必要に応じて，三角巾を併用する
・上肢の骨折で，転位や腫脹が強い場合は，整形外科医の応援を求めるか，入院させて患肢を挙上させる
・下肢の骨折の場合は，早期離床や短期間での機能回復を目的に手術療法が選択されることが多い．入院させて，患肢を挙上させて循環状態や神経症状の観察を行う．ブラウン架台は肢位による腓骨神経麻痺の危険があるので，枕などの使用が安全である

II コツ・ポイント

- 肋骨骨折の場合，**胸部腹部外傷合併**の可能性を考える
- 骨盤骨折は**出血性**ショックをきたしうる
- 患者の訴える痛みの部位をよく把握する
- **循環障害，神経麻痺**のチェックを必ず行う
- X線写真のみで診断をつけようとしない
- 小児の場合，健側も撮影する
- 骨折部位の近位，遠位の関節を含めてX線撮影する
- X線撮影で骨折線が不明であっても，自発痛や圧痛の強い場合は骨折と考える

III その後，どうするか

- ギプス固定やシーネ固定を行った場合は，ギプスなどの圧迫による痛み，循環障害，神経障害の有無について再度調べる
- 帰宅後の**患肢の挙上**と翌日の再診を指示する
- 患者や家族に，夜間に手指の循環や自動運動を観察すること，異常があれば**直ちに病院を受診**することを説明する
- 入院させた場合は，循環状態や神経症状の観察を行う
- 大腿骨頸部外側骨折から足関節骨折までについては，手技に習熟していれば直達牽引を行う．除痛，腫張の軽減，骨折の整復に有用である

IV アドバイス・注意点

❶ 外来でよく経験する骨折

外来でよく経験する骨折は，**鎖骨骨折，橈骨遠位端骨折，大腿骨頸部骨折**などである．

1）鎖骨骨折

鎖骨骨折は骨折端がずれていても通常，骨癒合は良好であり，手術の適応は少ない．市販のクラビクル・バンドによる固定を行い，翌日の整形外科受診を指示する．整復の程度にこだわる必要はない．

2）橈骨遠位端骨折

橈骨遠位端骨折（Colles骨折）の治療は，整復とギプス固定である．神経障害や循環障害を合併しない場合は緊急性はない．整復操作やギプス固定に自信がなければ，シーネ固定し翌日の整形外科受診を指示する．

3）大腿骨頸部骨折

高齢者が転倒後に歩けなくなった場合は，大腿骨頸部骨折を考える．通常，X線撮影で容易に診断できるが，稀に初診時に骨折線がはっきりしない例も存在するので注意する．大腿骨頸部骨折の場合は，ほぼ全例手術適応であり，入院が必要である．大腿骨頸部骨折がなければ恥骨枝の骨折を考える．恥骨枝の骨折は見逃しやすいので注意を要する．

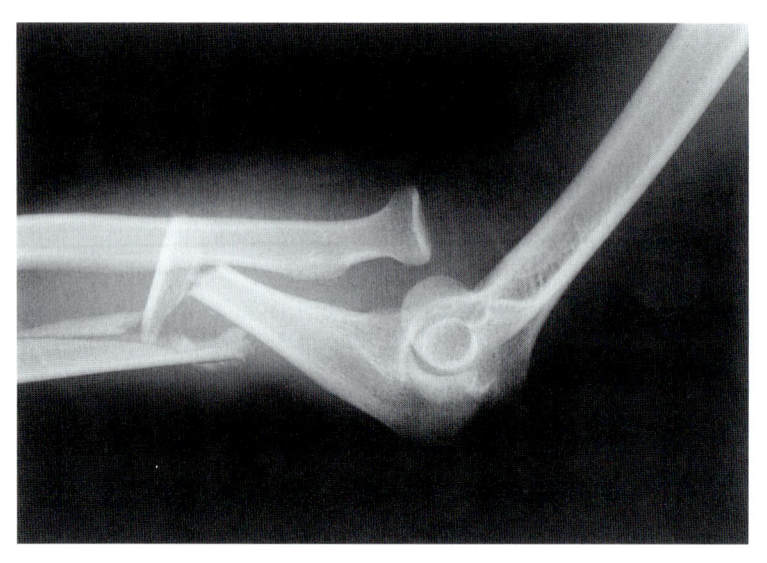

図1　Monteggia型骨折
尺骨骨幹部骨折に橈骨頭の脱臼を合併した，Monteggia型骨折である．前腕骨骨折を疑う場合は，必ず手関節，肘関節を含めたX線撮影を行う

❷ 見逃しやすい骨折

見逃しやすい骨折には，**前腕骨骨折，舟状骨骨折，脊椎圧迫骨折，第5中足骨骨折**などがある．

1）前腕骨骨折

前腕骨骨折の診断には注意を要する．橈骨骨幹部の単独骨折に見えても尺骨遠位端の脱臼を合併すること（**Galeazzi型骨折**）がある．また，尺骨骨幹部の単独骨折に見えても，橈骨頭の脱臼を合併すること（**Monteggia型骨折**）があり，見逃しやすい（図1）．したがって，前腕骨骨折を疑う場合は，必ず手関節，肘関節を含めたX線撮影を行う．

2）舟状骨骨折

手を強くついたときに舟状骨骨折を生じる．受傷直後のX線では骨折線の発見が難しいことがあり，捻挫や打撲と診断されることがある．外傷後手関節の外側に疼痛を訴え，解剖タバコ窩の圧痛があれば舟状骨骨折を疑う．4方向からのX線撮影が必要である（図2）．

3）脊椎圧迫骨折

脊椎の圧迫骨折の場合，初診時のX線で骨折がはっきりしないで，後に椎体の圧潰が判明することがある．転倒後に腰背部痛が生じ，限局した棘突起の**叩打痛**を認める場合は，脊椎の圧迫骨折と考える．

4）第5中足骨骨折

"足首の捻挫"の患者の場合は，足関節に加えて足部の診察も重要である．足関節に内返しが強制された場合，第5中足骨基部の骨折が生じることがあり，医療面接のみで足関節だけの撮影を依頼すると第5中足骨骨折を見逃してしまう．

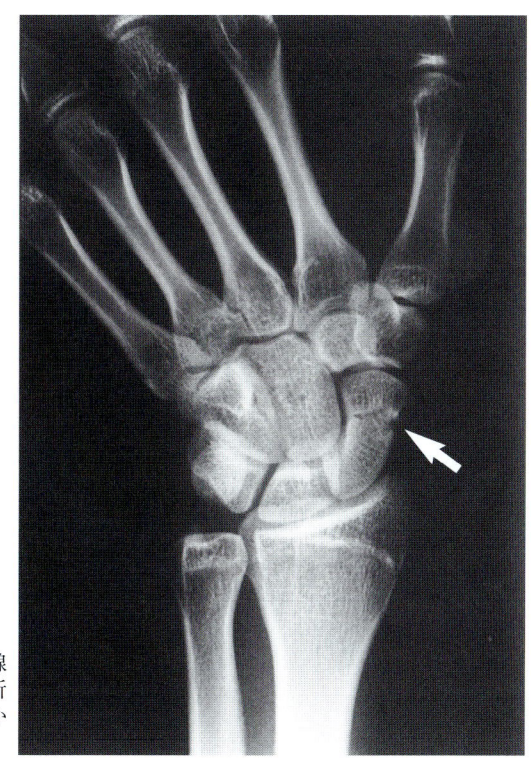

図2　舟状骨骨折
舟状骨骨折は受傷直後のX線では骨折線（矢印）の発見が難しいことがある．身体所見から舟状骨骨折を疑う場合は，4方向からのX線撮影が必要である

Column

意識清明な肋骨骨折？

　救急隊が，「交通事故による胸部打撲，肋骨骨折の疑い，意識清明です」という電話連絡で搬送してきた患者さんです．歩いて救急車に乗ったそうですが，救急外来に運ばれて間もなく血圧が低下し，胸部X線を撮影したところ血胸が判明し，胸部外科医の応援を依頼して手術室で緊急止血術が行われました．受傷機転は，バイク走行中に転倒して電信柱で胸部を強打していたそうです．強い外力が体幹に作用した場合は，胸腹部の合併損傷を考えないといけないことを思い知らされた症例でした．

＊　＊　＊

なんで痛くない手のレントゲンをとるの？

　健側の手足のX線撮影を行うと，「なんで？」といった反応を示す患者さんや家族がいます．X線撮影の依頼時に，「子供の骨は軟骨が多くて，骨折を判断しづらいので両方のX線をとります」と，撮影の目的をはっきりと説明することが必要です．

＊　＊　＊

"腰痛症"？

　初診時のX線では腰椎の骨折が明らかではなかったために，単なる"腰痛症"と診断し，後に椎体の圧潰が進行し骨折が判明したため，患者さんとの間でトラブルになりかけた症例がありました．初診時から，特定の棘突起に叩打痛があり，骨折を疑うべき症例でした．また，患者さんは初診時に骨折と診断されなかったことよりも，痛いという訴えを十分に聞いてもらえなかったことに腹をたてていました．身体所見の大切さを教えられた症例でした．

＊　　＊　　＊

X線検査でわからない骨折

　すべての骨折がX線検査で描出されるわけではありません．時間が経過しても骨折線が明瞭になってくることもあります．また，最近ではCTやMRI検査も簡単に受けられるようになってきているので，後日そうした検査で骨折が判明することもあります．初期診療では理学所見を大切にして，X線検査で明らかに異常がないと判断しても，痛みや腫脹などの身体所見がある場合は，骨折があるものとして対処することが重要です．また，翌日になっても痛みが軽減しない場合は整形外科を受診するように指示し，説明内容などカルテに記載しておくことが医療安全の観点から必要です．

著者プロフィール

●和田英路（Eiji Wada）：愛媛県立中央病院 整形外科　専門：整形外科，とくに脊椎外科．専門：整形外科，特に脊椎外科．抱負：現在，骨折の治療は若手医師に任されることが多く，整形外科の専門分野としての認知度は低いようです．しかし，骨折の治療は，ばらばらになったものをもとに戻すという過程であり，実際には十分な経験が要求される分野です．また，外傷学であり全身状態の把握や管理などの知識も要求されます．整形外科の中の，hot surgeryの歴史を絶やさないためにも，骨折の治療についての研鑽を積んでゆきたいと考えています．

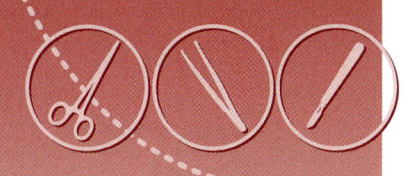

第2章 ちょっとした処置，これで患者は救われる！

8 捻挫の初療
－捻挫ならば安心？　骨折ならば重大？

大谷俊郎

まず考えるべきこと・すべきこと

■ **捻挫と靭帯損傷**
　関節が生理的可動域を超えた運動を強制され，関節包や靭帯の一部が損傷されたものを捻挫という．また，関節の安定性に関与する重要な靭帯が損傷された場合に，靭帯損傷とよぶ．

■ **捻挫以外の合併症の有無**
　主訴が関節の疼痛であっても，開放創の有無，著しい変形（脱臼，骨折の合併），自・他動可動域の差（腱損傷の合併），末梢部の色調変化や知覚異常（神経血管損傷の合併）などをチェックし，本当に捻挫として扱ってよいかどうかをまず確認する必要がある．

■ **受傷後経過時間**
　捻挫なら安心，骨折は重症という考え方は間違いである．同じ外傷でも受傷後の処置と経過時間によって臨床症状は全く異なってくる．受傷直後に来院した場合には，重度の靭帯損傷があってもほとんど腫脹がみられないこともある．反対に，スポーツ競技中に受傷した軽い捻挫でも，受傷後も競技を続け，時間がたってから受診した場合には著しい腫脹を伴うこともある．

■ **受傷機転**
　受傷機転が推定できれば，患者自身も気づかない部位の損傷まで診察によって診断することも可能である．受傷の瞬間の状況を再現することは困難なことが多いが，可能な限り具体的に本人や同伴者，救急隊などから聞き出し，情報を収集することが重要である．

I 対応の手順（図1）

❶ 医療面接
　医療面接は受傷機転の推定に重要であるが，受傷時の肢位などを正確に表現できる患者さんは少ない．そこで，スポーツ外傷の場合を例にとれば，ラグビーの競技中に自分の右側からタックルに入られて右膝を傷めた（内側側副靭帯損傷疑い）とか，バスケットボールでリバウンドを取って着地するとき，人の足の上に乗って足関節を内反した（足関節外側支持機構損傷疑い）というように，**状況を具体的に聞いてそこから受傷機転と損傷部位を推定し，診断に結びつける**．また，医療安全の点から必ず頭，胸，腹に外傷を受けていないかを確認する習慣をつけておく．

① **まずすべきこと** ⇒ (捻挫として扱ってよいかの判断)

開放創の有無,
著しい変形(脱臼・骨折の合併),
患肢の色調や知覚の異常(神経血管損傷の合併)
などをチェック

→ 疑われればより高次施設への転送を考慮

⇩

② **医療面接** ⇒ (受傷機転の推定と受傷後経過時間)

・外傷の受傷機転と受傷後の経過について推定できる具体的な情報を集める

⇩

③ **診 察** ⇒ (損傷部位の推定)

・全身的所見を忘れずに確認(重大な見落としをしないよう,頭,胸,腹をチェックする習慣を!)
・局所所見は医療面接を参考に,可能性のある損傷部位(患者の訴えと一致するとは限らない)について,自発痛,運動痛,圧痛,関節可動域,不安定性などをチェックする

⇩

④ **画像診断** ⇒ (骨折・脱臼の有無)

・単純X線所見,ストレスX線所見が参考になる.
　必要に応じてMRIなどを追加する
・X線で診断できない骨折もあることも話しておく

⇩

⑤ **処置・投薬**

・必要に応じてシーネによる外固定を行う.
　一時的に不便でも,現時点でベストの処置であることを説明する
・鎮痛消炎薬の投与を行う

⇩

⑥ **その後** ⇒ (必ずfollow-upする)

・現時点での見込みをまず説明する
　→ 捻挫であれば損傷部位の修復には最低でも3週間を要する
・そのうえで,現時点での見込みと実際の経過は食い違うことがあるので,どんなに軽症と思っても後日必ず外来を受診するように説明する
　→ 危機管理上非常に重要

図1　捻挫の初療:対応のフローチャート

❷ 診　察

医療面接で得た情報を念頭におきながら,罹患関節の理学所見を診察する.

1)疼痛(自発痛・運動痛・圧痛)

どこが痛いか聞いて正確に答えられる患者は思いのほか少ないものである.しかし**自発痛のおおまかな部位は損傷部位の特定に重要な情報**になる.さらに関節を動かしたり(運動痛),側副靱帯にそって圧迫したり(圧痛)して,最も痛い部位を特定する.

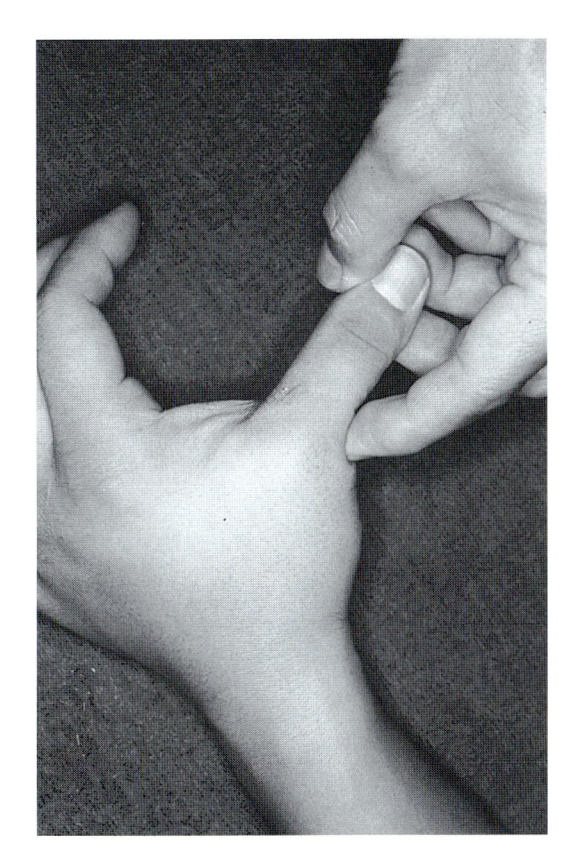

図2　母指MP関節尺側側副靱帯損傷の診断
スキーのストックで受傷することが多いのでskier's thumbとも呼ばれる．慢性期には特異的な症状に乏しく，物をつまむときに力が入らないといった訴えが多い．関節にストレスをかけて診察し，不安定性を検出しないと診断を間違えやすい（p.11，カラーアトラス❷参照）

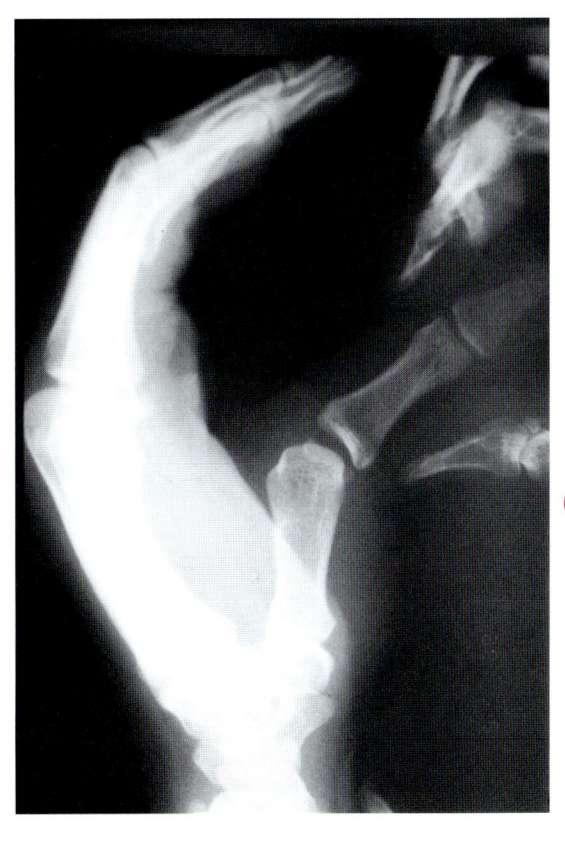

図3　ストレスX線写真
図2の症例のストレスX線写真．尺側側副靱帯の断裂により関節に著しい不安定性が生じている．この症例は後日靱帯の修復手術を要した．単純X線写真では異常を認めず，他院での初診時診断は「打撲」であった

2）腫　脹

捻挫後の腫脹は，受傷時の処置や受傷後の経過時間で大きく異なってくる．特に受傷直後の場合，「腫れていない」ことは必ずしも軽症であることを意味しないので注意を要する．

3）関節可動域

関節可動域制限の原因は疼痛であることが多い．関節内出血による関節内圧の上昇や，靱帯損傷部の疼痛などが可動域制限の原因となる．また，**自動的可動域と他動的可動域を分けて調べることも重要**である．他動的可動域が保たれているにもかかわらず自動的可動域が制限されていれば，腱損傷や神経損傷などを疑う．

4）関節不安定性

医療面接や疼痛部位，可動域制限の程度などから靱帯の損傷部位を推定したうえで，**関節に徒手的ストレスをかけて左右を比較し，不安定性の検査を行う**（図2）．

❷ 画像診断

単純X線写真は捻挫の診断に欠かせない．骨折の有無のみならず軟部陰影の腫脹や異物の混入，関節を構成する骨の位置関係の異常，すなわち脱臼の有無など，多くの有用な情報が得られる．捻挫における関節不安定性の程度を診断するには**ストレスX線写真**が用いられる（図3）．

❸ 処置・投薬

整形外科的外傷の急性期における処置は**RICEの原則**として知られている．すなわち，

Rest	：	安静
Icing	：	冷却
Compression	：	圧迫
Elevation	：	高挙

の頭文字で，当直時にもこの原則は変わらない．関節の安静のためには弾性包帯による圧迫から，ギプスによる固定までさまざまな方法があるが，帰宅後さらに腫れる可能性まで考慮すると，**腫れを逃がす余地を残したシーネ固定が安全である**．疼痛と腫脹の軽減の目的で，抗炎症薬の内服投与を症状に応じて短期間または頓用処方として行う．

II コツ・ポイント

患者は骨折の有無を心配して来院することが多いので，単純X線撮影で骨折が否定されると安心し，軽症と思いがちである．一方診察上明らかな靭帯損傷が疑われれば，外固定を要することになるが，外固定という処置そのものは時に患者さんに不便を強いる行為である．必要な処置と患者さんの希望が合わないと患者さんが不満を訴えることがある．その場合には，**一時的に不便でも現時点ではそれがベストの処置であることを十分に説明することが唯一最大のコツである**．外固定により局所の安静が確保され，患者さんが筋の緊張を解いても関節が動かない状態が得られると，著しく疼痛が緩和される．その場合は，一見大げさに見える処置でも患者さんの不満は起きないものである．患者さんが帰るときに安心し満足していれば，その処置は正しかったと判断してよいと思う．

III その後，どうするか

診断がついて処置が終わると，当直医は安心するが患者さんはまだ不安である．診断が捻挫であれば，損傷部の組織学的な治癒に最低3週間，その後のリモデリングに要する時間も加えるとさらに3週間（計6週間）を要することなどを説明し，**患者さんに捻挫は決して軽症ではないことを理解させるように努める**．また，その時点での見込みと実際の経過が食い違うこともあり，その意味で**翌日の症状や経過が非常に重要なので必ず翌日外来を受診する**ように話しておく．

Ⅳ アドバイス・注意点

捻挫の初療時に特に間違えやすいポイントとアドバイスをあげておく．

- 手の舟状骨骨折は通常の単純X線2方向撮影では診断できない骨折の1つで，よく手関節の捻挫と誤診される．手関節背屈強制で受傷した手関節橈側部痛の場合，必ず手関節斜位X線像を撮って確認するとともに，「**レントゲンで診断できない骨折もある**」ことを説明して後日専門医の外来を受診してもらう
- 通常第2関節と呼ばれる指の近位指節間関節（**PIP関節**）の側副靱帯損傷（突き指）では，**最終的に伸展制限が残りやすいので，最初から完全伸展位で固定するとよい**
- 初診時に関節血症を伴う膝の外傷では，前十字靱帯損傷の合併が多い．しかし**急性期には専門医でも不安定性を徒手的に診断できないことが多い**．後日MRIを撮って確認する必要があることをよく説明すべきである
- 当直時に捻挫と診断され，翌日の診察でアキレス腱断裂と訂正されることがまれにあるので注意する

参考文献

1）大谷俊郎：下肢のスポーツ障害．「NEW MOOK 整形外科，20，リハビリテーション」，pp.274-285，金原出版，2007
2）大谷俊郎：靱帯損傷，他の軟部組織損傷．「最新整形外科大系4，リハビリテーション」，pp.400-405，中山書店，2008
3）須田康文：下肢のリスクマネジメント．「整形外科専門医になるための診療スタンダード3，下肢」，pp.43-44，羊土社，2008
4）小久保哲郎：足関節靱帯損傷．「整形外科専門医になるための診療スタンダード3，下肢」，pp.244-248，羊土社，2008

Column

必ず自分で診察すること

ある3次救急センターに整形外科の責任医として当直していたときのことです．オートバイの自損事故で膝を傷めたという17歳の男性が搬入されてきました．頭部，胸部，腹部に損傷なく本人はいたって元気で，ストレッチャーの上で鼻歌を歌っています．どこが痛いか聞くとどこも痛くない，膝もこの通り動きますと自分で屈伸して見せます．念のために単純X線写真で骨傷のないことを確認の

うえで，じゃあ帰ってよし，ということになりました．ストレッチャーから降りて一歩踏み出したとたん，膝がぐにゃりと外反して倒れこみました．驚いて診察すると右膝は著しく不安定で，おそらく内側側副靭帯（MCL）のⅢ度損傷と思われます．「さっき膝は痛くないといったよね」と確認すると，「ハイ，さっきまでは…」とべそかき顔で答えます．MCL損傷でも，脛骨側の損傷ではまれにこの症例の様なことがあり得るという事を知ったのは，ずっと後の事でした．患者さんの言うことをうのみにして判断してはいけない，自分の手で診察すること，という教訓を得た症例でした．

著者プロフィール

●大谷俊郎（Toshiro Otani）：慶應義塾大学大学院 健康マネジメント研究科 教授，看護医療学部 教授，整形外科 教授（兼担），医学部スポーツ医学総合センター 教授（兼担）．専門：膝関節外科．スポーツ医学．私は本書が発行された2003年4月に整形外科の専任講師になりました．1999年4月から2004年3月までの5年間は，慶應義塾大学で整形外科学教室の医局長という仕事を仰せつかっていた時期です．それまでの私は「良い医者になる」ことを唯一の目標としてきたわけですが，医局長時代は整形外科学教室という大きなチームをマネジメントする仕事が加わっていました．性格が変わるほどのストレスでしたが，今振り返るとその5年間は私を大きく成長させました．医師として仕事をしているだけでは見えなかった多くのことが見え，視野が広がりました．予期しない転機が訪れたのはその2年後のことでした．2006年4月から慶應義塾大学看護医療学部の教授に転出することになり，同時に整形外科の兼担教授という肩書きもいただきました．2007年4月からは大学院健康マネジメント研究科の専任教授と，医学部スポーツ医学総合センターの兼担教授も担当し，肩書き上4つの教授職を兼務して現在に至っています．

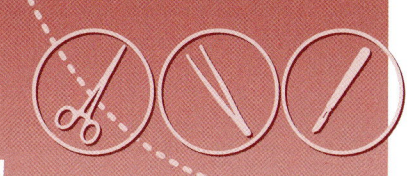

第2章 ちょっとした処置，これで患者は救われる！

⑨ 感染したアテローム，軟部組織の炎症，ガス壊疽

森本文雄

まず考えるべきこと・すべきこと

・重症度・緊急度をLOOK，LISTEN，FEELにより判断する
・切開排膿の必要性，抗生物質投与の必要性を判断する

A. 感染したアテローム

I はじめに

　粉瘤（アテローム：atheroma）とは，皮脂腺管の閉鎖により生じる貯留嚢胞である（図1）．半球状で大きくなると軟らかく波動を認める．嚢胞内容は脂質を多く含んだベージュ色のオートミルに似た粥状物質である．好発部位は頭部有髪部，顔面，頸部，背部で，青年期以降の男性に多い．粉瘤の中心部には皮脂腺排泄口である黒点がある．皮脂腺排泄口からの細菌侵入により化膿する頻度は高く，無症状に経過していた粉瘤が急激に腫大し，発赤，圧痛を生じる．

II 対応の手順

❶ 診察（所見のとりかた，チェックポイント）

　診察により重症度，緊急度を判定する（表1）．ACLSにおける呼吸確認の要領を用いると良い．

1）LOOK（見る）
　・**患者の全身状態を見る**．決して局所のみを見てはいけない
　・粉瘤であるかどうかを確認する．黒点として皮脂腺の排泄口があり，前から腫瘤があったのであれば，ほぼ間違いない．外傷の有無や異物がないかを観察する
　・粉瘤および周囲の発赤，腫脹とその範囲を見る
　・皮膚壊死，水疱がある場合は皮下軟部組織の重篤な感染症を疑う

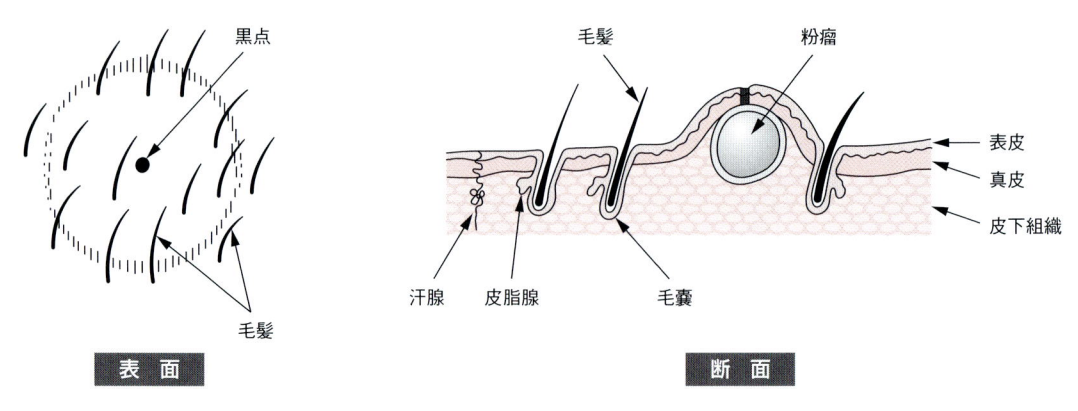

図1　粉瘤の所見

表1　感染性粉瘤における診察のポイント

LOOK	・局所の腫脹，発赤の範囲をみる　　　→　限局していなければ注意 ・皮脂腺の排泄口や外傷の有無を確認する ・皮膚壊死，水泡の有無をみる　　　　→　重症感染症の可能性
LISTEN	・発症からの経過を聞く ・易感染者（糖尿病，肝硬変，ステロイド内服中）であるかを聞く
FEEL	・腫脹，疼痛が局在しているかを確かめる　→　限局していなければ注意 ・握雪感の有無を触って確かめる　　　　→　重症感染症の可能性

2）**LISTEN（聞く）**
- 発症からの経過を聞き，**感染の進行の速さから緊急度（切開の必要性）を把握する**
- 外傷を疑った医療面接も重要である．粉瘤と考えていたら血腫から小ガラス片が出てくることもある
- 基礎疾患の有無を確認する．糖尿病，肝硬変，ステロイド内服中の患者では，軽症と思われた感染が急速に広がることがある

3）**FEEL（感じる）**
- **必ず局所を触る**．感染が限局しているのか周囲に感染が進行し，蜂窩識炎となっているのかを，触って確かめる．腫脹，疼痛，熱感を探る

❷ 処置

　感染の重症度により処置が決定される．処置を行う前には，患者さんへの説明を十分に行い，同意を得る．アレルギーや内服薬（抗血小板薬，抗凝固薬）のチェックは当然しておく．目安を表2に示す．感染を起こしていない粉瘤の切除希望に関しては，予定小手術で予約して行うのが普通である．

① 感染初期で発赤，腫脹のみの場合は，**抗生物質の内服で経過をみる**．感染原因菌は黄色ブドウ球菌（*S. aureus*）を中心に，表皮ブドウ球菌（*S. epidermidis*），溶レン菌（*S. pyogenes*）などのグラム陽性球菌が主体で時に陰性桿菌，嫌気性菌がある．アンピシリン，セファレキシンなどの経口抗菌薬を使用する

表2　感染性粉瘤に対する治療の目安

重症度	所　見	切開ドレナージ	抗生物質	入　院
軽　症	軽い発赤，腫脹のみ	しない	内服	外　来
中等症	炎症所見がやや強い	する	内服/静脈内投与	外　来
重　症	広範な蜂窩織炎や敗血症の合併	する	静脈内投与	入　院

注意：施設・医師により判断は異なり，また基礎疾患（糖尿病，肝硬変，ステロイド内服中）の有無により目安は異なってくる．

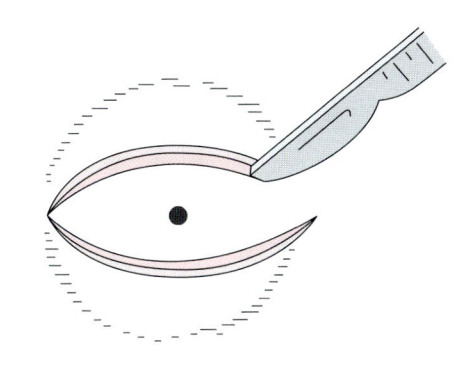

図2　感染性粉瘤の切開

② 発赤・腫脹に加えて，波動を触れる場合，周囲に感染が及んでいる場合，疼痛が強い場合には，**局所麻酔下に切開排膿**する．切開は皮膚割線に沿い皮脂腺排泄口を同時に切除できるように行う（図2）．化膿巣が大きいときは十字切開で十文字に切開してもよい．切除切開口は重力的に粉瘤の下方で，重力により内容物がドレナージできることが好ましい．切開・排膿後は，内腔を洗浄し，ガーゼドレナージする．ガーゼに沿って排膿できるように，ガーゼの一端を内腔に入れ，一端を創から外に出しておく．**なお，化膿巣が大きく，深部に及びそうな時は，研修医単独で処置をするのではなく，上級医にコンサルトすることを勧める**
③ 広範な蜂窩織炎や発熱など全身性炎症を伴う場合には，**採血と同時に創培養を行う**

III　コツ・ポイント

・波動を触れるようになったときは，切開のタイミングと考えてよい
・十字切開には，尖刀を使用すると便利である
・（粉瘤の，内容物が入っている）**囊胞壁が摘出されないと感染は，完治しにくい**．ごく小さな硝酸銀片を粉瘤内に挿入して，囊胞壁を処理する方法もある

IV その後，どうするか

- 喘息などの既往をよく聞いたうえで，通常は，**帰宅後の疼痛対策として鎮痛薬を処方する**と患者が安心する
- 切開ドレナージ後は，**毎日，通院するように説明**する
- 感染がおさまれば嚢胞壁を二期的に摘出することも多い．ドレナージが順調で炎症がおさまってくるとともに，感染巣も縮小してくる．この時期に，部位によっては，一気に摘出してしまうときれいに治癒する

B. 軟部組織の炎症，ガス壊疽

見逃してはいけない代表的な軟部組織の感染症に**ガス壊疽**と**劇症型溶血性連鎖球菌感染症**がある．

❶ ガス壊疽

① ガス産生菌による筋組織に達する軟部組織感染症で，嫌気性グラム陽性桿菌のクロストリジウム属によるクロストリジウム性ガス壊疽と，糖尿病・肝硬変などの基礎疾患のある患者で *E. coli*, *Klebsiella pneumonia*, *Bacteroides* などのガス産生菌で起こる非クロストリジウム性ガス壊疽がある

② 皮膚の性状が暗紫色であったり，水泡，皮膚壊死を認めるなどの局所所見は要注意である．全身的炎症所見も重要視する．**触診で握雪感（皮下気腫）があれば，ガス壊疽と診断可能である**．X線，CTを駆使して，炎症の進展と軟部組織のガスを確認する

③ 積極的な外科的処置（十分な切開，排膿，デブリードマン，洗浄）と，強力な化学療法が必要で高次の医療施設への転送を必要とする．**死亡率はクロストリジウム性ガス壊疽で約10％，非クロストリジウム性ガス壊疽で約30％である**

❷ 劇症型溶血性連鎖球菌感染症

① A群（β-溶血性）連鎖球菌感染では，壊死性筋膜炎をひき起こすものがあり，劇症型溶血性連鎖球菌感染症と呼ばれている

② 典型例では，**咽頭炎症状と筋痛（特に腰部，大腿部痛）などの感冒症状が先行し，悪寒戦慄，意識障害，ショックなどの敗血症症状で発症する**．数時間から数日のうちに急速に壊死性筋膜炎などの軟部組織感染症が進行する

③ 24時間以内に多臓器不全から死亡となることもまれではない

Column

救急医のちょっといい話

　軟部組織の感染コントロールは大変です．積極的外科処置が必要で，1日2回のデブリードメント・洗浄は常識です．バイク事故で来院した25歳の男性がいました．直腸損傷を伴う開放性骨盤骨折で，開放創の洗浄とデブリードメント，骨盤創外固定，人工肛門造設に加え，念入りな直腸洗浄も行いましたが，直腸損傷部からの感染で敗血症を合併しました．会陰部の創を開放し，グラグラゆれる恥坐骨と直腸損傷部を，目で見て指で触りながら日々洗浄しました．大腿内転筋群まで感染し，デブリードメントを繰り返しました．われわれもがんばりましたが，患者さんも若さでがんばり，敗血症から離脱しました．1日2回の洗浄を約1ヵ月，その後も日々洗浄をくりかえし，肉芽が盛り上がるまで約3ヵ月かかりました．リハビリ目的に転院しましたが，幸い膀胱・直腸機能は良好で，人工肛門を落とすことを目的に，受傷9ヵ月で再来院しました．なんと歩いて．社会復帰を目指して治療していましたが，まさかあのグラグラの骨盤で歩けるようになるなんて．文句の多い患者とか，酔っ払いだとか，日頃あまり感謝されない救急人生ですが，私は心のなかで小さくガッツポーズをしてしまいました．

＊　＊　＊

むし歯の怖いお話

　降下性壊死性縦隔炎（Descending necrotizing mediastinitis：DNM）は，口腔咽頭領域の感染症（歯周病，扁桃炎，咽頭炎など）が縦隔内まで波及したもので，一旦発症すると炎症の進行は急速でしばしば致死的となります．典型的な例として，むし歯のある患者が，発熱を繰りかえした後頸部が腫脹し，嚥下困難，呼吸困難をきたして近医を受診し，胸部単純写真やCTで，頸部からの炎症がガス像を伴って縦隔に及んでいるのを指摘され，紹介されてくることが多いです．やはり軟部組織の感染です．コントロールが大変です．口腔常在菌の*Streptococcus*属などが多く，抗生物質の投与とピッグテールを用いた経皮的な穿刺ドレナージで寛解することもありますが，頸部に対しての積極的外科処置（頸部を観音開きにしてのオープンドレナージ）や，開胸しての縦隔ドレナージなども行われます．もとはむし歯の患者にですよ！皆さん．むし歯は，ちゃんと治療しましょうね．

著者プロフィール

●森本文雄（Fumio Morimoto）：松戸市立病院救急部．2002年から千葉県松戸市にある公立病院の救急部に勤務しています．必修化の影響で多数の研修医を受け入れるようになりました．マニュアルやエビデンスを重視し，彼らを臨床医として，はやく一人前に育てることを目標にしています．公立病院に効率が求められています．どこも苦しそうです．研修医教育を充実させることで，公立病院の底力を見せることができたら思っています．

第2章 ちょっとした処置，これで患者は救われる！

10 腫れ上がった関節，どうする？
— 別に怪我をしたわけではありません

前田　朗　堀部秀二

まず考えるべきこと・すべきこと

■ **関節が腫れるといってもさまざまな病態がある！**

一概に関節が腫れるといっても，その病態はさまざまである．関節内に関節液（滑液）や血液が貯留している場合のほかに，**関節周囲組織が腫脹している場合**や，**関節外にある滑液包に滑液が貯留している場合**があるので，まずはそれらを判別する必要がある．

関節液の貯留や腫脹が外表上判断しやすいのは，**膝関節，足関節，肘関節，手関節，手指や足趾の関節**などであり，肩関節，股関節などは外表上の腫脹は目立たない．

関節内の貯留か，関節外滑液胞の滑液貯留かは，まずは**解剖学的な部位の違い**で判断する．一般に滑液包は骨と皮膚の間の皮下組織に存在するのでその判別は，そう難しいものではない．また，滑液や血液の貯留なのか，関節周囲組織の腫脹なのかは**波動（ballottement）の有無**で判断する．

I 対応の手順

❶ 医療面接で聴くポイント

① いつから？　急に？　徐々に？
② 原因と考えられるエピソードは？
③ 安静時痛の有無
④ **既往歴，基礎疾患**
　糖尿病，腎臓病，感染症，関節リウマチ，尋常性乾癬，血友病など．
⑤ **治療歴**（関節穿刺，ステロイドの使用，骨関節手術，透析など）
　変形性関節症に対し，普段から関節穿刺・注入をくり返されている場合があり，これが化膿性関節炎を引き起こす場合がある．
⑥ **職業，スポーツ歴，飲酒歴**
　痛風発作は飲酒と関係することあり．
⑦ **朝のこわばり**
　関節リウマチの1症状．

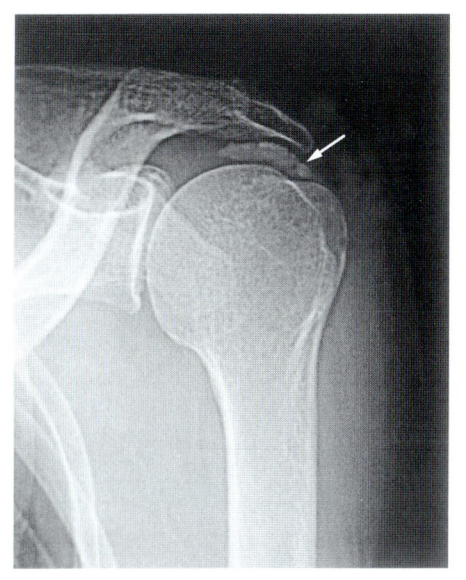

図1　石灰沈着性腱板炎の単純X線像
肩峰下に石灰沈着を認める（矢印）

❷ 診察の手順

① 症状のある関節はどこか？
　　たとえば痛風は足の第1趾のMP関節に好発する．
② 関節水腫か，滑液包炎か，関節周囲の腫脹かを判断
　　波動（ballottement）の有無，腫脹の解剖学的部位などで判断する．
③ 可動域制限，運動時痛の有無
④ 局所熱感や，発赤の程度を把握
　　ほとんどの関節は左右対称に2つ存在するので，両側性でない限り，症状のない健側と比較すると，その病的状態の程度を把握できる．また，両側性なら関節リウマチなどの全身性疾患も念頭におく．
⑤ 他の関節や関節以外の症状の有無
⑥ 関節の変形やアライメント異常

❸ 検査

1）血液検査
　　末梢血，血液像，血沈，CRP値，尿酸値，リウマチ因子など．

2）単純X線撮影
・**骨折**の有無
・**変形性関節症**の所見：関節裂隙の狭小化，骨棘の形成
・**関節内外の石灰化**：肩関節の石灰沈着性腱板炎では肩峰下に石灰沈着を認める（図1）
　膝関節偽痛風の場合，関節裂隙に存在する半月板の石灰化を認めることがある．

3）MRI
　　水腫の拡がりや部位，性状を最も詳細に知るにはMRIが優れている．しかし当直時間帯には実施することは現実的ではないが…．

表　関節腫脹の原因（太字は比較的よく遭遇するもの）

外　傷	**関節内骨折**，靱帯損傷，半月損傷
感　染	**化膿性関節炎**，結核性関節炎
関節症	**変形性関節症**
膠原病	**関節リウマチ**，その他の膠原病による関節炎
結晶性関節炎	**痛風**，偽痛風
非外傷性血腫	特発性関節血症（特発性出血性滑膜炎）
特殊な関節炎	色素性絨毛性滑膜炎，尋常性乾癬性関節炎，アミロイド関節炎，血友病性関節炎，アルカプトン尿症性関節症
成長期の障害	離断性骨軟骨炎
腫　瘍	骨軟骨腫
関節外の腫脹	滑液包炎，ガングリオン，嚢腫，蜂窩織炎

4）穿刺液検査，培養

後述する穿刺を行った際は，必要に応じて穿刺液の検査，細菌培養検査に提出する．

❹ 診断

当直中に確定診断を下す必要はないが，少なくとも感染性の病態であるかどうか，治療の緊急性があるかどうかは診断する必要がある．

さらに，大まかに表のいずれに属するかの見当はつけておく．

当直中に，急に痛みが増強して来院する疾患で多いのは，化膿性関節炎，痛風発作，肩の石灰沈着性腱板炎などである．小児の場合，股関節炎（化膿性，単純性）による跛行，疼痛を主訴に来院する場合も多い．

❺ 処置，治療

1）穿刺

貯留する液体が存在するときの処置および確定診断に有効である．

穿刺により，貯留して圧の上昇した関節腔を減圧し，疼痛の軽減と可動域の改善が期待される．また，関節内の炎症物質の除去による症状改善も期待できる．

感染性の場合は早期に診断を確定し，治療を開始する必要があるので，これを疑うときは積極的に穿刺を行なう．しかしそれ以外の場合は，必ずしも穿刺の緊急性がないので，翌日の整形外科の診察まで穿刺を待機してもよい．

特に穿刺の困難な関節の場合は，十分な解剖学的知識を備えたうえで，レントゲン透視下に行うことが望ましい．

2）どこから針を刺して，どのように抜くか？

外来で最も多く遭遇する膝関節水腫（または血腫）に対する穿刺方法を図2に示す．仰臥位膝伸展位で膝蓋骨の外上側より穿刺する．膝関節の場合，一般的には18Gや19Gの針を使用するが，関節の大きさや貯留する液体の量や性状に応じて針の太さは加減する．細いほうが痛くないが，穿刺する液体が粘稠な場合は吸引しにくい．穿刺部位をポピドンヨード（イソジン®など）で消毒し，清潔操作で穿刺を行う．関節は感染に対して抵抗性が少ないので，清潔操作は重要である．腫脹している部位を圧迫して穿刺部位に貯留した液体を刺入部付近に

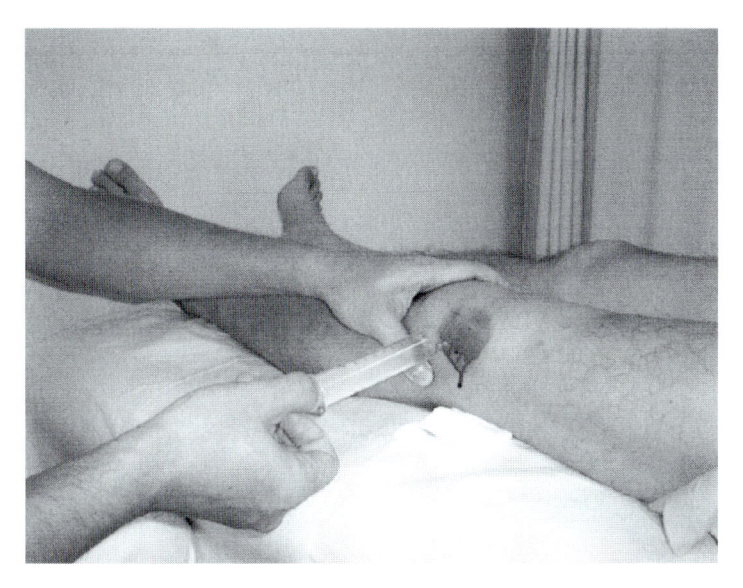

図2　左膝関節の穿刺

移動させるようにすると穿刺の確実性が上がり患者の疼痛も少なく，正常組織の損傷を避けられる．

3）穿刺液を観察しよう

正常の関節液は黄色透明でやや粘稠であり少量である（通常は，穿刺しても何も吸引できない）．穿刺液の量，透明性，色調，血液の混入，浮遊物の有無，粘稠度などをチェックする．

- **a. 骨折に伴う血腫**：脂肪滴が混在することが多い
- **b. ガングリオン**：透明で非常に粘稠なゼリー状の内容物
- **c. 化膿性関節炎**：黄色から緑黄色の膿状の混濁した穿刺液を認める
- **d. 結晶性関節炎（痛風，偽痛風）**：混濁した関節液を認めることがある
- **e. 色素性絨毛性滑膜炎**：暗褐色の関節液の場合，これを疑う

純粋な血液の貯留は，関節内構成体（靱帯，半月板など）の外傷に伴うことが一般的であるが，特に高齢者の場合，明らかな外傷がなくても血腫をきたすことがある（特発性関節血症）．採取した関節液の性状について知りたい場合には，これを検査に提出する．細菌感染を疑うときには滅菌スピッツに清潔操作で採取し，細菌培養検査に提出する．

4）アイシング

局所の熱感があればアイシングを行い，帰宅後にもこれを指示する．長時間連続の冷却は凍傷の危険性があるので注意する．

5）固定，免荷

関節を動かすことによる痛みが高度な場合，罹患関節に対し安楽位でのシーネ固定を行い，荷重が困難なら松葉杖を用いて免荷とする．

6）投　薬

薬物は非ステロイド性消炎鎮痛薬（NSAID）と湿布などの外用剤の処方を基本とする．

感染を疑わせるときは，程度によっては点滴による抗生物質の投与を行う．一般的に菌が同定できるまでは，グラム陽性菌に強く，スペクトラムの広いセフェム系のものを使用する．ただし近年，MRSAなどの耐性菌の感染が増加しているので，やみくもに抗生物質を使用す

第2章　ちょっとした処置，これで患者は救われる！

るのは問題である．

　痛風発作の場合，発作予感時であればコルヒチン®1錠（0.5 mg）を内服し，発作出現時にはNSAIDの短期大量投与を行なう．3・3・3の原則といわれ，常用量の1.5から3倍量を，3分して3時間ごとに3回まで投与する．選択するNSAIDは速攻型でプロドラッグでないものがよい．具体例としてはナプロキセン（ナイキサン®）300 mg投与し，疼痛が続いていれば3時間ごとに300 mgずつ，最大900 mgまで内服させる．他の尿酸値を下げる治療薬（アロプリノール®，ユリノーム®など）の使用はかえって症状を増悪させる可能性があるので発作時には使用を避ける．

　肩の石灰沈着性腱板炎の場合，石灰沈着部に21G針を刺入し，石灰の吸引を試みる．吸引できない場合でも滑液包内にリンデロン®2 mgと1％キシロカイン®5 mLを注入することで症状の軽減が期待できる．

II コツ，ポイント

　関節水腫か，滑液包炎か，関節周囲の腫脹かを的確に把握することが診断に役立つ．罹患関節が特異的である疾患が存在することを知っておく（例：痛風の足第1趾MP関節，偽痛風の膝関節，尋常性乾癬性関節炎の胸鎖関節）．**関節は基本的に左右対称**である．反対側の関節と比較すると異常所見を把握しやすい．

III その後，どうするか？

　考えられる病態についておおまかに患者に説明を行ない，必要に応じて整形外科専門医による診断と治療を指示する．シーネ固定を行った場合は，圧迫による疼痛，神経・循環障害が生じないようチェックし，そのような徴候が生じた場合は連絡するように患者に説明する．

IV アドバイス，注意点

　確定診断およびその治療は，あくまでも翌日以降の整形外科医にゆだねることになるが，当直医に求められていることは何かをよく理解すること．それは，
① 緊急性を要する**感染性関節炎を的確に診断**する
② **疼痛の除去**と**症状増悪の防止**を目標とする
③ 整形外科専門医の治療を必要とする場合は，それを患者に理解させ，**受診を指示**する
④ **確定診断は必ずしも必要ではない**．現時点での考えられる状態を明瞭に説明し，患者の不安を取り除くこと
　である．

V 医療安全

関節穿刺をする際には医療安全上，以下の3点について留意すること

①感染：関節は感染に弱いので，清潔手袋まで使用する必要はないが，消毒は酒精綿ではなく，**ポピドンヨードを使用し，針には直接手で触れないよう**，清潔操作で必ず行う．

②疼痛：**患者に痛みを与えるような動作（針を刺しなおす，針で探る，針を骨に当てるなど）はできる限り避ける**．肩関節や股関節など，ブラインドで正確に関節穿刺しにくい部位においては，レントゲン透視を使用することも有用である．

③神経・血管損傷：関節穿刺する場合には，**神経や血管の走行部位を十分理解**しておく．特に，足関節や手関節などでは，**皮神経が多いので**，十分注意して穿刺する．

著者プロフィール

●前田　朗（Akira Maeda）：成田整形外科病院（福岡市）副院長．専門：膝関節外科，スポーツ医学．1998年に大阪厚生年金病院から現在の職場へ．院内においては，多くのスポーツ選手・愛好家の治療を行っています．また院外では，日本ラグビーフットボール協会の医務委員や日本臨床整形外科学会のスポーツ委員としての活動も行っています．

●堀部秀二（Shuji Horibe）：大阪労災病院スポーツ整形外科 部長．専門：膝・足関節外科，スポーツ医学．大阪労災病院では，スポーツ障害・外傷の治療を目的に1992年よりスポーツ整形外科を標榜し，「100%の機能回復」を目指してスポーツ障害の病態解明や治療法の確立を行っています．．対象とする疾患は多岐にわたりますが，スポーツ傷害頻度の高い膝・足関節の外科的治療が中心となっており，国内外における学術活動も盛んに行っています．

第2章 ちょっとした処置，これで患者は救われる！

11 肋骨骨折（知っていれば役に立つ病態と処置法）
―「備えあれば…」から「…されど肋骨骨折」まで

岸川政信

まず考えるべきこと・すべきこと

■ 合併損傷のある場合

肋骨骨折は骨折そのものよりも，**呼吸・循環動態に影響を与えるような合併損傷**がないかどうかをまず考えること．緊張性気胸はいち早い**脱気と胸腔ドレナージ**が，心タンポナーデは**心嚢ドレナージ**が急がれる．必要なドレナージができていれば，残る呼吸障害に対しては換気・酸素化のサポート，出血に対しては大量輸液と輸血準備．それから先は応援医師に引き継ぐか，他院へ転送せねば，あなた1人では対応できない．

■ 合併損傷のない場合

大きな合併損傷が否定されれば，つぎに骨折に伴う疼痛がどれだけ呼吸を妨げているかを考えること．肋骨骨折だけであれば，基本的には**疼痛管理**のみで対応できる．

I 当直をされる若い先生方へ（備えあれば憂いなし）

病院近くの事故で救急患者発生，とりあえず応急処置を求められて，「軽傷ならいいですよ」と応じた患者さんに思わぬ合併損傷があった時，「そんなはずじゃなかった」とつぶやいても医者はあなた1人．この際，肋骨骨折に関連する知識・技術を身に付けておこう．

II 対応の手順（外来・当直時）

❶ 診察（所見のとり方・チェックポイント）

まずバイタルサインチェック．呼吸循環動態に異常があれば重篤な合併症 TAFXXX（表1）（タフな3Xと覚えよう！）の有無を確認．

これらを素早く確かめるチェックポイントとして，

① 救急隊からの情報に加えて，衣類の汚れや破れの部位などから**受傷機転**を再確認し，**損傷臓器を予測**

② **衣服を脱がせて**，**呼吸音の左右差**，**呼吸性胸壁運動の左右差**，**皮下気腫**，**頸静脈怒張**，外表の**解放創**などをチェック

表1　致命的な胸部外傷の病態－TAFXXX	
T：tamponade	心タンポナーデ
A：airway obstruction	気道閉塞
F：flail chest	肺挫傷を伴うフレイルチェスト
X：tension pneumothorax	緊張性気胸
X：open pneumothorax	開放性気胸
X：massive hemothorax	大量血胸

表2　FAST*による迅速簡易超音波検査法

① 心窩部から頭側を覗き心嚢液の貯留を見る
② 右側胸部肋間操作でモリソン窩と右胸腔の液貯留を見る
③ 左側胸部肋間操作で脾周囲と左胸腔の液貯留を見る
④ 恥骨上縁でダグラス窩の液貯留を見る

＊：focused assessment with sonographic examination for trauma patient

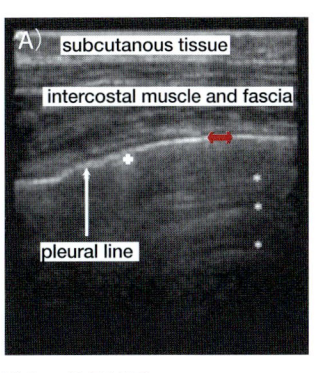

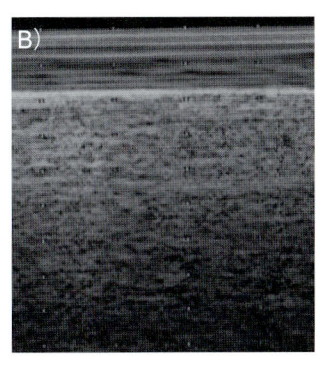

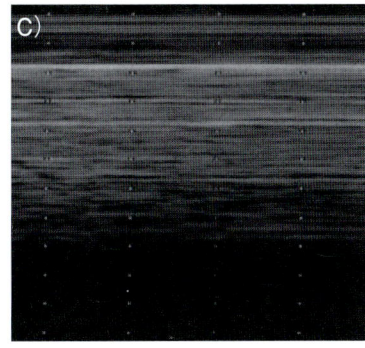

図1　E-FAST
A) Bモード：正常，Lung sliding sign（色矢印），B) Mモード：正常，Seashore sign（＋），C) Mモード：気胸，Seashore sign（－）

③ FAST（表2）のチェックは早めに行い，**症状経過に応じてくり返す**
　この超音波検査では気胸もついでに確認するE-FAST**という裏技を使えば，いち早い気胸の存在診断に役立つが，正診率を高めるには見慣れておくことが大切である（**E-FAST：正常で見られるBモードでのlung sliding signやMモードでのseashore signが気胸の存在下では見られなくなる）（図1）．

❷ 具体的な処置・検査

呼吸・循環障害があればまずは気道確保と静脈路確保を行う．

1）気管挿管の適応
酸素マスク下でも呼吸数＞35回/分，SpO_2＜90％，（PaO_2＜60 mmHg，$PaCO_2$＞55 mmHg）の場合は気管挿管の適応となる．

2）緊張性気胸について
最も緊急度の高い合併症のひとつであり，表3の所見が認められれば，直ちに胸腔穿刺が必要（air噴出とともに，血圧・SpO_2の改善をみるはずである）．

3）心タンポナーデについて
Beckの三徴（頸静脈怒張，血圧低下，心音減弱）と**奇脈**（自発呼吸の吸気時収縮期血圧低下），**Kussmaul徴候**（自発呼吸の吸気時脈圧減少）があれば，FASTを行い，心嚢液貯留が認められれば心嚢穿刺ドレナージ．

4）肋骨骨折部位から考えられる合併損傷
・**第1肋骨骨折**があれば**腕神経叢や鎖骨下動脈の損傷**を合併することがあるので要注意（神経学的所見，左右上腕での血圧測定，アンギオが必要）

表3　緊張性気胸の所見

① 胸痛	⑦ 皮下気腫
② 呼吸促迫	⑧ 胸郭膨隆
③ 頻脈	⑨ 頸静脈怒張
④ 血圧低下	⑩ 患側胸壁の打診反響音
⑤ パルスオキシメーター（SpO₂）の低下	⑪ 気道内圧上昇
⑥ 呼吸音の左右差（両側腋窩で比較）	

・**右下位肋骨**では**肝損傷**，**左下位肋骨**では**脾損傷**の合併を見落とさないよう（FAST，腹部造影CTが必要）

❸ 治療（合併損傷に対する治療手技）

1）胸腔穿刺

第2肋間鎖骨中線を消毒・局麻し，18 Gの静脈留置針を肋間中央で穿刺する．

2）胸腔ドレナージ

第5肋間中腋窩線より胸腔ドレーンを刺入．皮切はさらに第1肋間下位前側手前とし，曲がりペアンで肋骨上縁を鈍的に剥離し壁側胸膜穿破後，指を創内に挿入し肺を指で直接確認してから胸腔ドレーンを挿入．ドレーンチューブ内が蒸気で曇るのを確かめ，脱気が良好であるのを確認しつつ胸壁固定．

3）心囊穿刺ドレナージ

剣状突起と左肋骨弓の接点より第1横指尾側を中心に消毒・局麻し，3 mmの皮切を加え，18G静脈留置針を左肩峰方向へ刺入．心囊膜を貫く抵抗を感じると心囊液の吸引．この間，心電図モニターの厳密チェック．三方活栓でドレーンバックに接続．

III　コツ・ポイント

胸腔ドレーン挿入時のコツ・ポイント

通常，胸腔ドレーンの挿入方向は，第5肋間中腋窩線より頭側背側方向に，あるいは第2肋間鎖骨中線より頭側方向にであるが，これらの方向では気胸が完全に引ききれない場合がある．胸部X線写真で目立つ残存気胸は肺尖部だが，実際に仰臥位で寝ている患者に多く残っている気胸は前胸部の尾側であることが胸部CTではよくわかる．**仰臥位の患者で気胸をうまく引くには，第5肋間前腋窩線より尾側前側方向（肋間と平行）に挿入**するとよい．

IV　その後，どうするか

予後を決定するのは呼吸機能面であり，**無気肺・肺炎**の併発が大きな影響を及ぼす．患者説明のポイントは，胸痛を恐れて胸郭を安静に保つことが肺を悪くする（無気肺・肺炎の併発）という認識を患者自身にもたせること（強い胸痛は数日〜2週間で軽減し6週間以内に

はほぼ消失する）．深呼吸や咳嗽・去痰・体位変換などを積極的に行うために必要な**除痛処置**（肋間神経ブロック，硬膜外神経ブロック，坐薬や経口の鎮痛薬）は遠慮なく要求するよう説明する．また去痰剤の投与も忘れずに行おう．

Ⅴ アドバイス・注意点

- 高齢者の肋骨はポキッと折れやすく，逆に若年者の肋骨は柔らかく折れにくい．したがって若年者では大した肋骨骨折ではなくとも，相当の外力が加わっていた可能性があり**合併臓器損傷が大きいことがあるので要注意**
- 胸部正面単純X線のみでは肋骨骨折は見落とされるため，**斜位２方向からの肋骨撮影を行う**

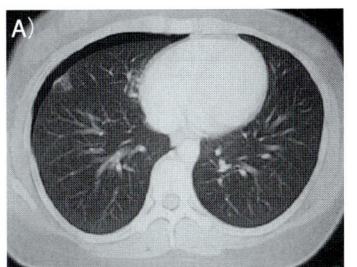

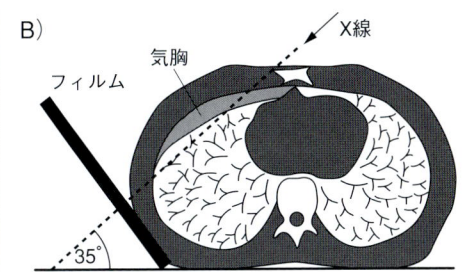

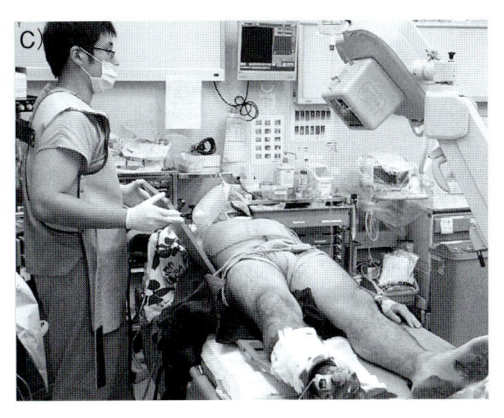

図2　胸部斜位撮影法
A）不顕性気胸のCT画像（図２Bのシェーマのもと画像），B）胸部斜位撮影法，C）撮影風景（p.11，カラーアトラス❸参照）

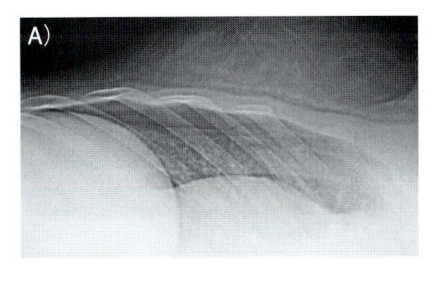

図3　胸部斜位撮影法による不顕性気胸
A）胸部X線の写真，B）写真A）のシェーマ

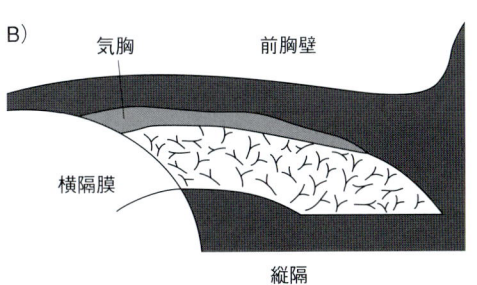

- 肋軟骨はX線には写らないので肋軟骨骨折の診断には触診による圧痛所見を重視する
- 呼吸状態が悪くなり，気管挿管のみ行って急いで他院へ転送するのをしばしば見受けるが，きわめて危険である．搬送中の陽圧換気で気胸が増大し，他院到着時には緊張性気胸で心臓は止まりかけというケースがたまに見られる．車内でだんだん気道内圧が上昇し，チューブが深くなりすぎたのかと確認している間に血圧が下がりだしたというパターンが多い．**気管挿管後は必ずもう一度胸部X線を確認し，気胸ができていればたとえ軽微でも胸腔ドレーンを挿入してから転送することが勧められる**
- 胸部X線撮影の正面像では見逃されるような軽微な気胸（不顕性気胸）でも，後に気胸が増大することがあるので胸部CTでの確認が望ましい．CTが撮れない状況下では，胸部X線で斜位撮影法を工夫すると不顕性気胸の検出に役立つ（図2，3）．
- 胸壁圧迫帯（チェストバンド，ソラコバンド）は胸壁の動揺を抑え肋骨骨折の痛みを軽減させるが，**胸郭の拡張そのものを抑制し肺活量を低下させるので，無気肺予防の観点からは弊害**となる場合がある

参考文献

1) 横田順一朗：胸部外傷．「外傷初期診療ガイドライン」（日本外傷学会・日本救急医学会 監修），pp71-94，へるす出版，東京，2008

Column

たかが肋骨骨折，されど肋骨骨折

　あるご老人，机の角で胸を打ち，肋骨が1本折れていたが，痛みもなく呼吸状態もよい．「咳すると少しひびくだけです」と言って湿布を貼って帰宅した．ところが，翌日患側の胸痛と呼吸困難感を訴えて来院．胸部X線を撮ると，患側肺が真っ白になって縦隔が患側へ寄っていた．無気肺である．「咳をすると痛いので，咳を我慢してじっとしていたら，だんだん痛みが増してきた」とのこと．咳を我慢していたために，痰の貯留から無気肺となり，陰圧で胸壁も引っ張られ，骨折部の痛みも増してきたのである．疼痛・去痰対策と深呼吸や咳嗽・体位変換の説明がいかに大切かを思い知らされた症例であった．

著者プロフィール

●岸川政信（Masanobu Kishikawa）：済生会福岡総合病院 救命救急センター．専門：救急医学・外傷外科学（特に胸部外傷の呼吸機能に興味あり）．今回の図に加えた，不顕性気胸に対する胸部斜位撮影法は，当救命救急センターで発案し放射線技士の協力を得て当時の若手ホープ救急医：松本松圭医師（現在，済生会横浜市東部病院　救命救急センター勤務）が多くのデータを集めて2006年にAAST（アメリカ外傷外科学会）に発表した新たなエビデンスを紹介させていただきました．救急の領域，特に外傷ではまだまだ診断や治療に工夫改良すべき点が多いので，これから救急医をめざす若い医師の皆さんには是非新たなエビデンス作りに挑戦していただきたいと思います．

第3章

適切な評価！適切な転送！適切な紹介！

自分で処置できるかどうかは別問題．
診断できないことが命とり！

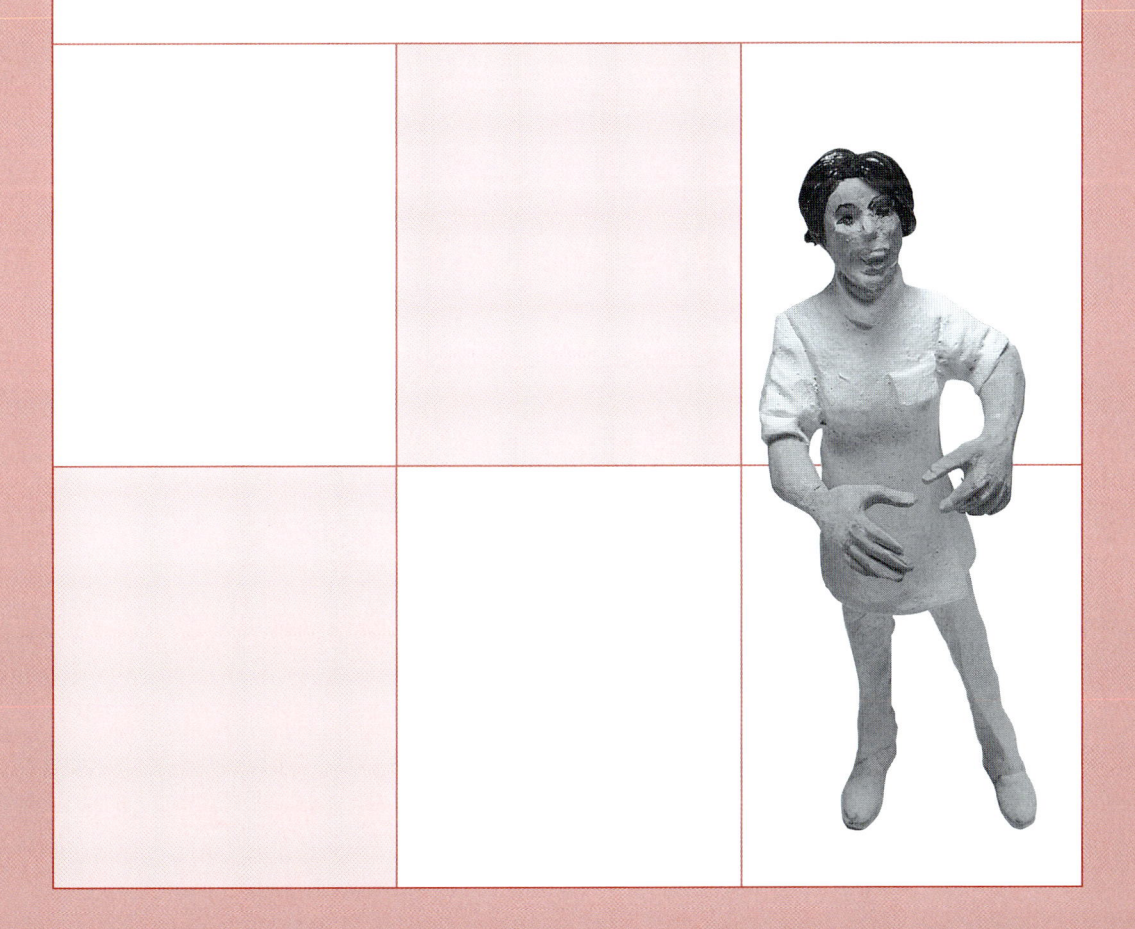

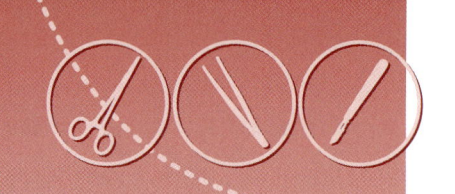

第3章 適切な評価！ 適切な転送！ 適切な紹介！

1 しのびよる出血性ショック
―外傷患者の初療でつまずかない法

木村昭夫

まず考えるべきこと・すべきこと

- ショックの治療は，組織灌流の回復と維持を目標とした循環管理であり，**出血性ショックの循環管理の中心は，輸液・輸血療法とともに確実な止血術を，タイミングを逃さずに施行することである**
- 成人の重症外傷患者において，たとえショックの5Ps（pallor：蒼白, prostration：虚脱, perspiration：冷汗, pulselessness：脈拍微弱, pulmonary insufficiency：呼吸不全）などの典型的所見がそろわなくても，頻脈，脈圧の狭小化があれば，1回心拍出量が低下し，灌流不全が始まっていることを意味している．外頸静脈など観察できる皮静脈が虚脱していれば，出血性ショックの初期と判断し，以下に述べる手順で対応する
- 外傷患者の場合，**骨折部位によりある程度出血量が予測**（表）できるため，予測出血量の合計が1Lを超えるような骨折が判明している場合には，たとえ来院直後はショックに陥っていなくても，数時間以内にショックがしのびよるものと考え，ショックに準じた対応を開始する

I はじめに

　　　　ショックは，「**全身の組織灌流不全による細胞機能の破綻であり，そこから引き起こされる症候群である**」と定義されている．ショックの原因を大別すると低容量性，心原性，血管作動性の三者となる．ここでは低容量性ショックのなかでも，重症外傷患者などにおいてしばしば遭遇する出血性ショックの初期診療について述べる．

II 対応手順

❶ 初期輸液の投与

　　　　太い静脈ライン（成人の場合18G以上）を2本可及的に両上肢肘内側に確保する（ただし上肢に骨折がある場合は，骨折側は不可）．下肢は経路が長く下大静脈や内腸骨静脈に損傷があると投与した輸液は後腹膜腔に漏れてしまい有効に使われない可能性がある．静脈の虚脱が著しく経皮的に静脈を穿刺できない場合は，静脈切開を行い，アトム管など太いチューブ

表 骨折部位別にみた予測出血量

骨折部位	予測出血量（mL）
肋骨骨折（1本あたり）	100〜200
上腕骨骨折（非開放）	200〜300
上腕骨骨折（開放）	300〜500
脛骨骨折（非開放）	300〜500
脛骨骨折（開放）	500〜1,000
大腿骨折（非開放）	500〜1,000
大腿骨折（開放）	1,000〜2,000
不安定型骨盤骨折（非開放）	1,000〜2,000
不安定型骨盤骨折（開放）	2,000〜4,000

を静脈内に留置する．小児において静脈が確保できない場合は，脛骨前面より骨髄内輸液を行う．輸液製剤は39℃程度に温めた乳酸（ラクテック®），酢酸（ヴィーン®F）リンゲル液もしくは重炭酸リンゲル液を使用し，これらリンゲル液に糖質を加えた輸液製剤は，高浸透圧利尿による更なる脱水などを招くため使用してはならない．

　初期投与は可能な限り速やかに行う．通常成人に対しては1〜2L，小児には20 mL/kg投与し，反応を見て，その後の診療方針を決定するが，3L（小児では60 mL/kg）を越えるようなら輸血療法を開始するのが望ましい．**脈拍/収縮期血圧（ショック指数という）が1を下まわるよう輸液療法を行う**．ただし血圧だけでなく脈拍数・呼吸数・臨床症状などから総合的に判断する．特に尿量と酸塩基平衡が組織灌流の程度を反映し，**尿量は，成人で0.5 mL/kg/時間，小児で1 mL/kg/時間，1歳未満では2 mL/kg/時間は維持されるべきである**．出血性ショックの初期には，頻呼吸による呼吸性アルカローシスを引き起こすが，代謝性アシドーシスの出現は，不十分な蘇生や持続する出血を示唆する．

　初期の急速輸液の投与後，維持量に落としても先にのべたショック指数が0.8以下にとどまる場合は，通常20％以下の出血であり，それ以上の急速な輸液・輸血は必要ではない．しかし，初期輸液には反応するが，輸液減量にて再びショック症状が悪化する場合は，持続する出血や不十分な蘇生を示唆する．この場合多くは20〜40％を失血している．輸血と積極的な止血手技が必要となる可能性が高い．初期の急速輸液を行ってもショック指数が1以上の患者は，輸血を開始し直ちに外科的に出血をコントロールすることが必要である．ショック指数が0.8〜1の患者では，直ちに輸血や止血術を必要としない場合も多いが，先々必要となることもめずらしくなく，厳重な経過観察が必要である．

❷ 出血部位の同定・出血量の予測

　これらの輸液を中心とした治療を遂行すると同時に，出血源の検索を同時に進める．患者がすでにショック状態であれば，**大量内出血の起こりやすい胸腔，腹腔並びに後腹膜の検索を初療室にて，ポータブル撮影による胸部と骨盤単純X線，並びに超音波検査**〔この超音波検査は，主に腹腔内出血を**迅速**に観察する簡易法であり**FAST**（focused assessment with sonography for trauma）と呼ばれている〕**にて行う**．さらに出血部位の詳細な同定やこれらの検査では，見落としやすい高位後腹膜の出血源検索のために，CTスキャンが必要となることがある．この場合原則として**呼吸循環が安定するまでは，CTスキャンなどを撮影するために，患者を移動してはならない**．一方，初期には循環が安定しているが，出血性ショックがしの

びよるのは，多くの場合，非開放性骨盤骨折や脊椎骨折，多発長幹骨骨折のある患者であり，表に示した予測出血量の合計が1Lを上回るような場合である．よって脊椎や長幹骨骨折の疑われる部位のX線検査を，必要最低限加えておくとともに予測される出血量に見合った輸液をしておく．

III ポイントとコツ

2Lの初期輸液後も反応しない時，あるいは循環血液量の30％以上が失われていると予測された時は濃厚赤血球輸血を準備する．輸血量は想定出血量を目安とし，酸素運搬能を考慮して血中ヘモグロビン値7～10 g/dL，またはヘマトクリット値24～30％を目標とする．また外傷患者は，低体温で来院し，加えて大量輸液が低体温を助長することが多い．低体温は，心機能障害，凝固異常，高カリウム血症，血管収縮などを増悪させるため，体表からの保温はもちろんのこと，輸液のみならず輸血も加温する．臨床的出血傾向，凝固線溶検査の異常や血小板低下（5万/μL）を認めれば，新鮮凍結血漿と血小板輸血を開始する．ただし，輸血と並行してルーチンに投与すべきではない．従来多用されてきたアルブミンの投与意義も，近年見直され，その使用は制限すべきと考える．

IV その後，どうするか

止血手技がなされたあとも，血管の透過性亢進はしばらく持続する（浮腫期）ため，乳酸，酢酸もしくは重炭酸リンゲルの輸液は，ショック指数1以下，時間尿量0.5 mL/Kg，Hb 8 g/dLを目標に輸液・輸血を持続する．止血がなされ48時間から72時間経過すると，血管の透過性亢進が治まり，血管内に細胞外液が戻ってきて，多尿に陥る．これが利尿期で，利尿期に入ったら直ちに上記リンゲル液を中止し，3号液などの維持輸液に変更し，水分バランスが負になるよう輸液量を絞る．

V アドバイス・注意点

輸液を開始する前は，全血が失われるため，Hb値は低下していない．輸液後に低下してくるため，来院直後の検査でHbが正常であっても大出血がないと判断してはいけない．初期の急速輸液を行った後にもう一度Hbを測定して輸血の必要性や量を判断する．

自施設で対応が困難で，転院転送が必要な場合は，医師が輸液を持参し，救急車に同乗する．また患者の病状の説明は担当の医師から医師に確実に伝える．

小児，老人，妊婦，重度の頭部外傷を伴う患者では，通常の成人より早めに輸血を開始する必要がある．Hbも10 g/dLを維持するようにする．

運動選手の場合には，全身の組織灌流が低下していても，血圧は維持され脈はあまり速まらないことがあるのでショックの治療が遅れないように注意する．

Column

高齢者の骨盤骨折にしのびよるショック

　夜間にアルバイトの当直医が入院させた骨盤骨折の高齢患者が，翌朝の常勤医回診でショックに陥っており，あわてて救命救急センターに転送されてくる例を散見する．ほとんどの場合が，来院時はバイタルサインが落ち着いており，夜間にわずかしか輸液がなされていない．当直医から疼痛に対する投薬の指示は出ており，低容量に加えて鎮痛薬がさらなる血圧の低下を招いている可能性も高い．骨盤骨折による出血は，後腹膜下の粗な結合織の間にじわじわと血液が貯まるタイプのものであり，開放性でもなければ多くの場合は，受傷直後は血圧の大幅な低下はきたさない．しかし数時間後に出血量が 2L に達することも稀ではない．高齢者の骨盤骨折（たとえ安定型であっても）は，**しのびよる出血性**ショックを予想し対処しなければならない典型例である．また鎮痛薬は，十分に補液がなされた後に使用することを肝に銘じておく必要がある．

著者プロフィール

●木村昭夫（Akio Kimura）：国立国際医療センター 戸山病院 緊急部長．岐阜大学客員教授．外傷学，重症救急患者における感染管理，救急医学教育，救急医療におけるEBMなどを研究テーマとして，臨床ならびに研修医教育に従事している．

小外科歴史こぼれ話⑥

夏目漱石と消化管出血

　健康な成人に対して，瀉血を行った実験結果が英国の医学雑誌ランセットに掲載されている．人によっては，1,000mLから1,200mLが10分間程度で失われた．発行年は第二次世界大戦中である．最初，血圧は保たれたまま心拍数は次第に増加した．ところが，その後，血圧は突然低下し，被験者は意識を失った．意識消失に至ったのは29人中15人であった．驚かされる実験であるが，英国でさえ戦時下では，国家的な要請や社会の雰囲気も平時とは異なり，研究者の意識や感性も影響を受けていたことが想像できる．しかし，この研究のもたらした知見は，出血に対する生体反応に関する，その後の研究の出発点にもなっている．

　この結果を目の当たりにした時，救急医や麻酔科医は，日常遭遇する手術や外傷にともなう出血との相違にまず目をみはるであろう．血液が失われていく過程で，頻脈が起こることは納得できる．交感神経機能は亢進し，血管の緊張が維持される．その後の突然の徐脈は，一見，循環系の防衛機能の破たんを示しているかのようである．しかし研究者の見解としては，血管の緊張が失われ，徐脈になった反応は，ある種の神経反射によってもたらされた生体反応と位置づけられるというのである．興味深いことに外傷にともなう出血では，徐脈の反応は，このようにすみやかには起こらない．徐脈をもたらす神経反射は組織損傷や痛みで抑制されるのである．

　では，組織損傷や痛みを伴わない出血として，当直現場では，どんなケースがあるであろうか．

　明治43年8月，夏目漱石は消化性潰瘍の療養のため修善寺温泉に滞在していたが，吐血して危篤状態に陥った．これは「修善寺の大患」として，病状が伝えられている．何日か前から，吐血は見られていたが，その日は，多量の吐血に突然見舞われて，意識を失ったとのことである．しかし，9月には少しずつ快方に向い，10月には帰京できるまでに回復した．消化管出血では，急速な出血のため血圧が低下して意識を失うことはめずらしくない．しかし，そのまま死に至らず，自然に意識が回復することもしばしば経験する．この反応は内視鏡的止血法など存在しなかった自然界で，夏目漱石のケースのように自然回復を期待する合目的的反応であると説明する研究者もいる．外傷を合併しているときは，自然界ではたとえば猛獣にかまれて，逃避中であったりする状況であるから，こうした反応は抑制されるという仮説である．

　では，消化管出血など外傷や手術をともなわない急速な出血に対する臨床上の留意点として，どんなことがあるだろうか．一過性の原因不明の意識消失があったというエピソードで搬送されてきて，実は消化管出血が隠ぺいされていたという症例がある．また，あの意識消失はなんだったんだろうと首をひねっているうちに，致死的な2度目の消化管出血に見舞われることもある．救急診療に携わる者は，個別的なイベントを個別的な経験として蓄積するだけでなく，さまざまな知見と現実の症例の間で一貫した病態の理解をしようという努力をすることも重要である．

参考文献
1) Barcroft H. et al. : Posthaemorrhagic fainting : Study by cardiac output and forearm flow. Lancet, 1 : 489-490, 1944
2) 「偉人たちのお脈拝見」（若林利光 著），日本医療企画，東京，1998

（平出　敦）

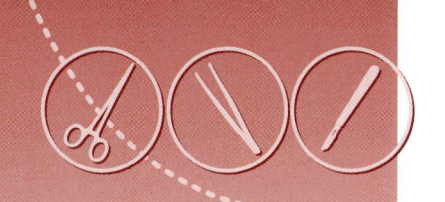

第3章 適切な評価！ 適切な転送！ 適切な紹介！

2 損傷の大きな創の扱い
－若い医師が誤りやすい汚染創

川上正人

まず考えるべきこと・すべきこと

- キャップ，フェイスシールド付きマスク，ガウン，手袋を装着する
- 吹き出るような出血があれば，清潔ガーゼで圧迫止血する
- **バイタルサイン**をチェックする．異常が認められた場合は，静脈路を確保しておく．呼吸補助が必要な場合もある
- **受傷機転・受傷時間**を把握する．見えている体表面の創以外に，重篤な損傷が隠れている場合がある

I 対応の手順

① 全身状態と受傷機転・受傷時間を把握する

⬇

② 創より末梢の**血流，知覚，運動機能**を観察し，骨，筋，腱，血管，神経損傷の有無を確認する

⬇

③ 骨傷の可能性があれば創を厚めの清潔ガーゼで閉鎖しX線撮影を行う

⬇

④ 合併損傷のない体表創であれば，まず創を広く露出し汚染，出血など創状態を観察する．例えば下肢であればズボンやストッキングなどを脱がす（図1）

⬇

⑤ 創周囲に異物や汚染された毛髪があればそれらを除去する．眉毛や毛髪の生え際は縫合の指標となるのでできるだけ温存する

⬇

⑥ 創周囲を消毒した後，創を局所麻酔する

⬇

⑦ 創内外を滅菌生理食塩水か水道水で洗浄する（図2）

⬇

⑧ 洗浄で除去できない汚染組織や壊死組織は，**デブリードマン**により除去する（図3）．た

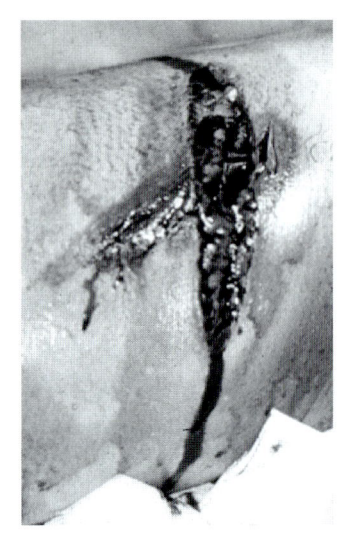

図1　大腿の挫滅創

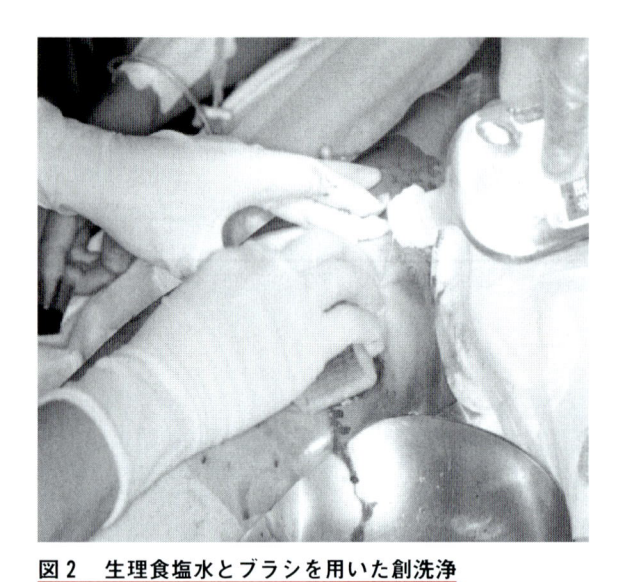

図2　生理食塩水とブラシを用いた創洗浄
創内に異物を残さないように洗浄する．ブラシを用いるときは，不要な損傷を加えないように愛護的に行う．創内だけでなく創周囲も洗浄する

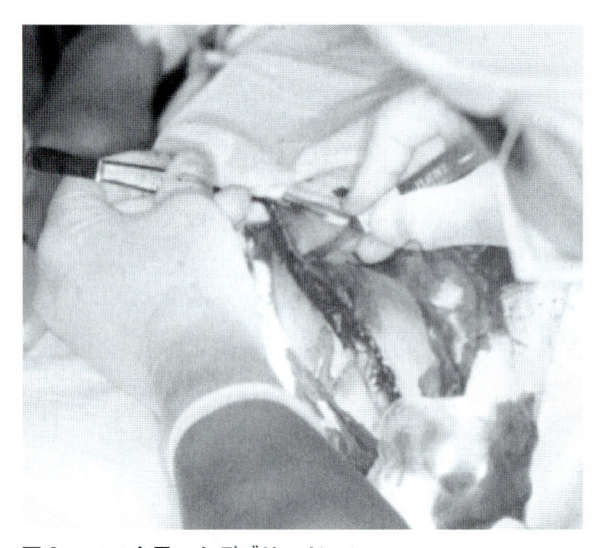

図3　メスを用いたデブリードマン
メスやハサミを用いて，挫滅された皮膚，皮下組織，筋肉などを健常な部分まで切除する

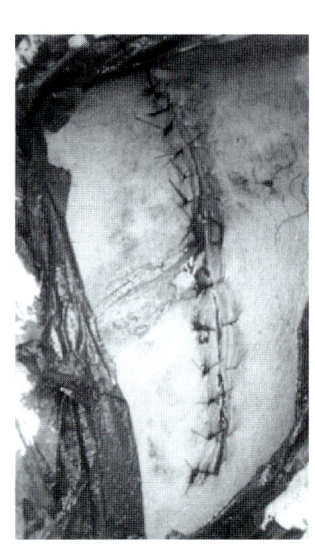

図4　縫合終了

　だしデブリードマンは後々の組織不足を招かぬよう必要最小限に止める．また，露出部，特に顔面のデブリードマンは避ける

⬇

⑨ 解剖学的構造を保ち，かつ死腔が残らないように創を縫合閉鎖する．死腔が残る場合や創感染の可能性が高い場合は，ペンローズなどのフィルムドレーンを留置する（図4）

⬇

⑩ 縫合した創表面を消毒し，清潔ガーゼで創を覆う

> ⚠ **専門医の指示を仰ぐか高次医療機関へ転送する要件**
> ① 循環動態が不安定である
> ② 全身状態が悪い
> ③ 深部臓器や血管，神経，骨，筋，腱の修復が必要である
> ④ 欠損組織量が多く，単なる皮膚縫合では創を閉鎖できない

II コツ・ポイント

① 適切な創処置を行えば，受傷後6～8時間（いわゆる"golden hour"）以上経過した創でも，一次創閉鎖が可能である
② 適切な創処置を行っても感染の可能性が高い創や明らかな感染創はあえて縫合せず，**開放療法を選択**する
③ 消毒には1％ポビドンヨード（イソジン®）を使用するのが一般的であるが，組織毒性があるため**創内には使用しない**
④ 創洗浄に水道水を使用した場合は，浸透圧格差による痛みと長時間使用時の細胞障害に注意する
⑤ a）局所麻酔には1％キシロカイン®を使用する．使用量の目安は大人で50 mL以下．それ以上必要な場合は倍希釈で使用するか，他の麻酔法を選択する
　　b）エピネフリン添加キシロカイン®を使用すると麻酔時間が長くなり止血効果も得られるが，指趾・耳鼻・陰茎では阻血になりやすいので使用しない
⑥ 皮膚の挫滅が強く，縫合が難しい場合や皮膚欠損がある場合は，**無理に縫合せず被覆材を使用**し，翌日専門科受診を指示する
⑦ a）感染の危険があるのなら抗生物質を処方する．必要なら鎮痛薬・胃薬を加える
　　b）破傷風の予防接種歴が不明あるいは最終接種後5年以上経過している場合は，沈降破傷風トキソイドを投与する
　　c）汚染が強い場合は，さらにヒト破傷風免疫グロブリンを投与する
⑧ **創の状態，処置方法，予後は十分に本人と家族に説明**する．可能ならば，創の処置前の写真を撮っておく

III その後，どうするか

全身状態に問題なければ帰宅させ，翌日必ず病院を再診させる．全身状態に問題がある場合や創の安静が必要な場合は入院させて，必要に応じて輸液療法や患肢安静挙上などを行いながら経過観察とする．

IV アドバイス・注意点

損傷の程度を見かけで判断しない．傷口が小さくても深い傷や，見かけはきれいな傷でも

創内に異物が混じっていることがある．また，初見時には止血されていても，洗浄時に大量出血することがある．自分の力量を過信せず，自力での処置が無理と思われたら専門医に相談するか，高次医療機関に転送する．

Column

ゴミの分別

"標準予防策"が普通となり，当院でもキャップ，フェイスシールド付きマスク，手袋，ガウンで外傷患者に応対している．医師・看護師が汚染されることは少なくなったが，出るゴミの量は増える一方である．当院救急外来はワンフロアにストレッチャーが3台あり，その間を針捨て用とその他の汚染ゴミ用の2つの大きなゴミ箱などで仕切っていた．開口部が大きいので，患者から離れることなく投げ捨てることができ便利であったが，汚染ゴミでないものまで捨てられることが多かった．何度も注意したが効果がないので，新たに汚染のないプラスチックゴミ用の大きな容器を用意した．汚染用ゴミ箱に捨てられる量は減ったが，分別は不十分であった．そこでゴミ箱をすべて取り払い汚物室に移動した．針捨て用に小さな容器を数個購入し，持ち運べるようにした．その他の汚染ゴミは一旦ビニール袋に集めてから，汚物室の専用ゴミ箱に捨てることとした．初めは不便さに不満も多く聞かれたが，慣れてくるとその声も小さくなっている．医療安全には手間と金がかかるが，それ以上に意識改革が大変である．

著者プロフィール

●川上正人（Masato Kawakami）：青梅市立総合病院 救命救急センター長．専門分野：救急医学，外傷外科学．初版で予想した画像診断の進歩－救急車で搬送された後まず画像診断装置へ入れられ，1分以内にスキャンされ，それに基づいてすぐに治療が開始する－は残念ながら達成されていないが，医学を取り巻く環境は大きく変わった．9年間の大学人として臨床だけでなく教育・研究を重視した生活から，今度は臨床を重点的にやりたいという思いから6年前に一般病院の救急最前線に移動した．ところがそこに待っていたのは新臨床研修制度で，また研修医教育に追われている．救急医学というのは医師教育に欠かせないものだとつくづく思う．

小外科歴史こぼれ話⑦

ナポレオン時代の戦傷

「医学は殺人者のための科学である」とナポレオンは，語ったそうである．医学の歴史を顧みるかぎり，ナポレオン時代の医学にそのすべての責任を押し付けることはできない．しかし，指揮官としてのナポレオンにとって，医学は決して頼りがいのある味方ではなかった．ナポレオン軍は，強力な武装集団と戦うだけでなく，過酷な自然環境や軍隊内に蔓延した感染症と戦うことを余儀なくされた．エジプトでは過酷な脱水症状と戦い，ロシアでは凍傷と，イスラエルではペストと戦った．チフスは，不潔な環境におちいる軍隊にはつきもので，ナポレオンの軍隊も例外ではなかった．

では，戦闘による将兵の死亡とは，ほとんどが大出血や頭部外傷によるものであったろうか．実はそうではない．ナポレオン軍で最も活躍した医師としてラレーが有名である．彼は，破傷風の病態を4タイプに分けて整理した．どのタイプが多いかにも言及しており，戦傷を受けた兵士にいかに破傷風が多かったかを物語っている．戦闘に伴う負傷で，開放骨折や広範な軟部組織の損傷を受けた兵士の唯一の治療法は，四肢切断であった．モスクワ近郊の戦いで1日に200もの四肢切断をしたという話が伝えられている（太平洋戦争に従軍したある内科教授も，15分で下肢切断ができると豪語されていたが）．四肢切断しても3割が死亡した．兵士の死亡の多くは，決して出血性ショックや頭部の致死的損傷によるものではなく，現在では，問題なく救命できるような四肢の損傷をきっかけとする感染症によるものがきわめて多かったのである．

現代の若い当直医にとっても，歴史上つい最近まで，開放性骨折はそれだけで，患肢予後を不良にするきわめて危険な骨折であったことは肝に銘じておくべきことである．例えば骨折部の皮膚に小さな穴があいているような骨折がある．骨折端が一旦，外部へ出て創内へ戻ったケースを考慮すべきである．小さな穴でも油断すべきではない．

ラレーが活躍してからおよそ，半世紀後，グラスゴー王立病院に11歳の少年が，馬車に下腿を轢かれて開放性骨折で運び込まれてきた．リスターはたまたま留守だったが，当直していた若い医師がリスターに教えられたとおりに，開放創を石炭酸溶液で洗浄し，石炭酸を浸したガーゼで覆って，副子で固定して治療した．切断せずに治癒した結果はランセット誌に報告された．微生物のコントロールを戦略とした外科学にとって画期的な治療の成功第一例は，実は，リスター自身によるのではなく，留守番の若い医師だったことは，この本を読んでいただいている読者には意味深いことのように思える．

参考文献
1)「外科の夜明け」(J. トールワルド 著), 小学館, 東京, 1995
2)「医学の歴史」(小川鼎三 著), 中央公論社, 東京, 1964

（平出　敦）

第3章　適切な評価！　適切な転送！　適切な紹介！

3 お腹がだんだん痛くなってきた
－放っておいても大丈夫？

西田俊朗

まず考えるべきこと・すべきこと（図1）

- バイタルサインの確認
- 腹痛の場所・性質，発症状況を確認，随伴症状（嘔吐，下痢，出血，発熱）の有無
- 腹膜刺激症状（筋性防御とブルンベルグ徴候）を確認
- イレウス症状所見
- 検査は検血・検尿，胸部・腹部単純X線写真，エコー，CTの順で必要に応じて
- 常に緊急手術の有無を考えながら診断を進める（表）
- 急性腹症かどうかを考えながら診断を進める

I はじめに

　　腹痛を起こす原因は腹腔内臓器の病変のみならず，胸部あるいは後腹膜疾患でも腹痛は起こる．ここには救急で比較的よく見かける急性疾患の鑑別診断を中心にレジデントであればどこまで自分で判断していくべきかを念頭に考えた．
　　表と図を参照しながら読んでいただきたい．

II 対応の手順（図2）

❶ 腹痛患者を診てもまずバイタルサインのチェック．全身を診よう！

　　患者が病院に入ってくる姿で，バイタルの大まかなところは確認できる．
　① 意識（話ができる？）
　② 呼吸（息は普通にしている？）
　③ 末梢温（手足を触れてみて）
　④ 血圧（意識レベルが低い，末梢が冷たい場合は総頸動脈，大腿動脈，橈骨動脈の順で触知．橈骨動脈で触れれば血圧測定，脈をとる）
　⑤ 脈拍（40以下90以上は注意）

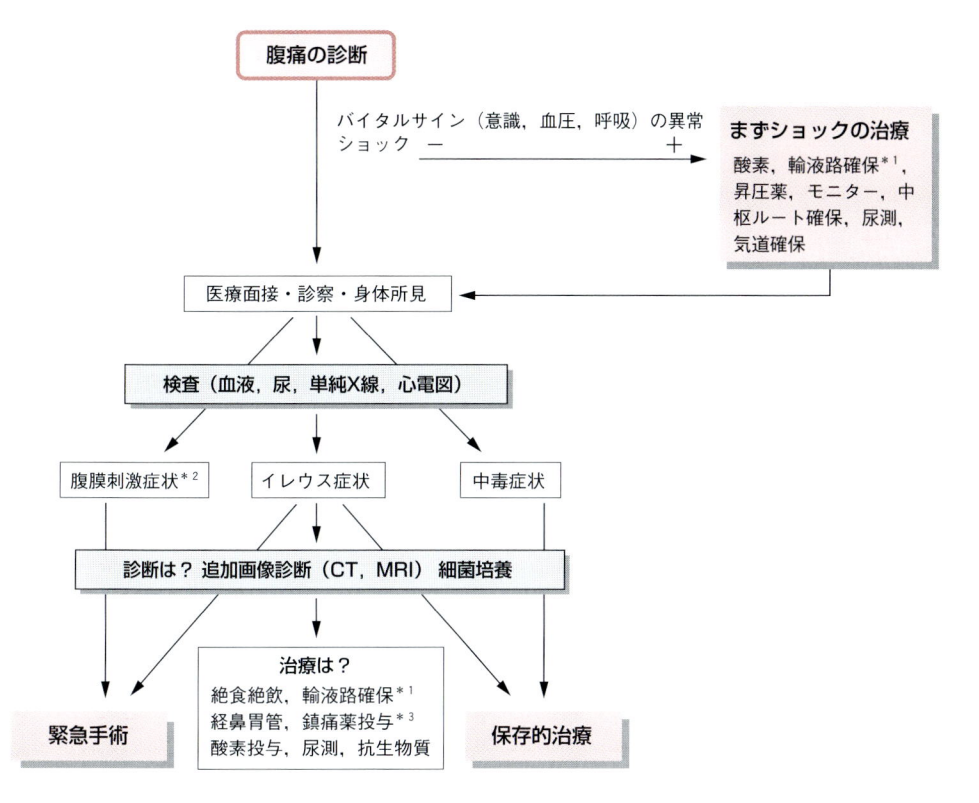

```
                    ┌─────────────┐
                    │ 腹痛の診断  │
                    └──────┬──────┘
                           │  バイタルサイン（意識，血圧，呼吸）の異常    ┌──────────────────┐
                           │  ショック  －          ＋                    │ まずショックの治療│
                           ├──────────────────────────────────────────→  │ 酸素，輸液路確保*1，│
                           ↓                                              │ 昇圧薬，モニター，中│
                    ┌──────────────────────┐  ←─────────────────────────  │ 枢ルート確保，尿測，│
                    │ 医療面接・診察・身体所見 │                           │ 気道確保           │
                    └──────┬───────────────┘                              └──────────────────┘
                           ↓
                    ┌──────────────────────────┐
                    │ 検査（血液，尿，単純Ｘ線，心電図）│
                    └──┬───────┬──────┬────────┘
                       ↓       ↓      ↓
               ┌──────────┐ ┌────────┐ ┌────────┐
               │腹膜刺激症状*2│ │イレウス症状│ │中毒症状│
               └────┬─────┘ └───┬────┘ └───┬────┘
                    │           ↓          │
                    │   ┌──────────────────────────────┐
                    │   │診断は？追加画像診断（CT，MRI）細菌培養│
                    │   └──┬───────────────────────┬───┘
                    │      ↓                        │
                    │   ┌─────────────────┐         │
                    │   │治療は？         │         │
                    │   │絶食絶飲，輸液路確保*1│     │
                    │   │経鼻胃管，鎮痛薬投与*3│     │
                    │   │酸素投与，尿測，抗生物質│   │
                    │   └─────────────────┘         │
                    ↓                                ↓
            ┌──────────┐                      ┌──────────┐
            │ 緊急手術 │                      │ 保存的治療│
            └──────────┘                      └──────────┘
```

図1　腹痛の診断チャート

＊1：20Gより太いもので，原則，細胞外液から
＊2：圧痛，反跳痛，筋性防御
＊3：内臓痛にはブスコパン®，体性痛にはNSAID，ペンタゾシン等

⑥ SIRS[注1]の所見はある？：例えば体温38℃以上
⑦ 痛みの種類と強さは？（限局性vsびまん性，移動性の有無，痛みの性質・部位）（ただし痛みは常に主観的）
⑧ 年齢，性別を確認[注2]

→ バイタルサインに異常があれば，呼吸と輸液路を確保，ベテランの先生を至急呼ぶ．
　 ベテランの先生がいなければ大きな病院への転院も考える（紹介状を書き，検査結果を

注1：SIRS：Systemic Inflammatory Response Syndrome（以下の2項目以上を満たす）
　　　体　温　　＜36℃　または　＞38℃
　　　脈　拍　　≧90回/分
　　　呼吸数　　≧20回/分　または　$PaCO_2$ ＜ 32 mmHg
　　　白血球数　≧12,000　または　≦ 4,000，または　＞10％未熟白血球（band以上に未熟な細胞）

注2：年齢・性別の注意点
　・**子供**（腸重積，自家中毒，腸間膜リンパ節炎）と**老人**（血管性病変，大腸の閉塞・穿孔）には特有の疾患がある．また，**症状も典型的でない**
　・**女性**には女性特有の病態・疾患がある（子宮外妊娠，卵巣嚢腫茎捻転，骨盤腹膜炎，子宮内膜症など）
　　最後の生理がいつかを確認．妙齢の女性には妊娠の可能性を必ず確認．でもそれをそのまま信じてもいけない．
　　（若い女性では）言いにくいことはいつも嘘になる（簡易に妊娠反応は検査できる）

表　緊急手術を要する腹痛疾患と手術を必要としない腹痛疾患

緊急手術を要することがある腹痛疾患

頻　度	疾患と腹痛の部位特徴
よく見られる	急性虫垂炎（心窩部痛で始まり回盲部痛へ） 消化性潰瘍穿孔（心窩部から始まり腹部全般に） 大腸小腸穿孔（穿孔部位から腹部全般，大腸はS状結腸，回盲部に多い） 絞扼性イレウス（腹部中央，激痛・疝痛を伴うことが多い） 急性胆嚢炎・胆石症（右季肋部痛から上腹部痛，右背部痛）
時々	子宮外妊娠（下腹部，貧血，妊娠可能世代） 卵巣嚢腫茎捻転（下腹部，限局性の圧痛と腫瘤） 急性膵炎（ショック，上腹痛，背部痛，アルコールなどの病歴） 腹部外傷 腸重積（イレウス症状，下血）
稀	腸間膜血栓症（腹部所見以上に痛みと状態の悪化を伴う，心疾患，Af） 動脈瘤破裂（ショックを伴う） 結腸軸捻転

手術に関係のない腹痛疾患

頻　度	疾患と腹痛の部位特徴
よく見られる	急性胃腸炎（疝痛で部位はさまざま，嘔吐・下痢を伴う） 胃十二指腸潰瘍（心窩部痛，吐血・下血） 尿路結石（左右背部側腹部から尿道にかけて，疝痛） 腸間膜リンパ節炎（臍周囲） 膀胱炎（下腹部痛，頻尿，排尿時痛）
時々	骨盤腹膜炎，子宮内膜症 排卵痛 食中毒（疝痛で部位はさまざま，嘔吐・下痢・発熱を伴う）
稀	帯状疱疹 胸膜炎 ポルフィリン血症，鉛中毒

　　　持ち，看護師か医師が同乗して救急車で行く）．
　　⑨ 随伴症状の確認（吐下血，血尿，嘔吐，便通排ガス異常，発熱，黄疸）

❷ バイタルが落ち着いてきたら，しっかり現病歴，既往歴，併存症，内服薬を確認しよう

1）**病歴をとろう**
　　① 腹痛はいつから
　　② 痛む**部位**は（表）
　　③ **どんな痛み**（疝痛？　鈍痛？　持続的あるいは間欠的？　激痛？）
　　④ その他随伴症状の確認（嘔気・嘔吐，下痢・血便，排便・排ガスあるいは血尿の有無）
　　⑤ 既往歴は？　開腹歴は？　今どこかに何かの病気で通院している？　内服薬は？

2）**腹部所見をとろう**
　　① **腹膜刺激症状**を見る（患者さんの緊張をとり，膝を曲げゆっくり呼吸してもらいながらあれば，場所は？）

	腹部全般の痛み	限局的な痛み	小児疾患	女性特有	高齢者に多い	腹部疾患以外
腹痛 バイタルサインの異常 ショック − → +	腹腔内出血 重症腹膜炎 重症膵炎 腹部動脈瘤破裂			子宮外妊娠	腸間膜血栓症 S状結腸捻転	心筋梗塞
腹膜刺激症状 − → +	胃十二指腸潰瘍 穿孔・小腸穿孔・ 大腸穿孔による 汎発性腹膜炎 絞扼性イレウス **急性壊死性膵炎**	**急性虫垂炎** **急性胆嚢炎** **大腸憩室穿通穿孔** **ヘルニア嵌頓** 急性膵炎 大腸破裂・穿孔	腸重積 腸間膜 リンパ節炎	卵巣嚢腫茎捻転 骨盤腹膜炎	突発性大腸穿孔	Schonlein- Henoch紫斑病
イレウス − → +	**癒着性イレウス** **閉塞性イレウス** （腫瘍）					
中毒症状 （嘔吐,下痢,発熱） − → +	急性胃腸炎 食中毒 潰瘍性大腸炎		自家中毒			
	胃腸炎	胃十二指腸潰瘍 尿路結石 急性胃炎（アニ サキス症を含む） 肝癌破裂	感染性嘔吐 下痢症	排卵痛 子宮内膜症 （男性では副睾 丸炎・精索炎）		帯状疱疹 糖尿病性腹痛 胸膜炎 肺梗塞 ポルフィリン症

図2　腹痛の鑑別診断
太字（色）：緊急手術を強く考慮
太字（黒）：まず内科的（保存的）治療．必要に応じて緊急手術
細字　　：内科的（保存的）治療

・圧痛の有無と場所（表），反跳痛（ブルンベルグ徴候），筋性防御
② **イレウスの有無**を判断しよう
・嘔気，嘔吐，血便，腹部膨満
・グル音は？（亢進していれば金属性かどうか？　聞こえないのも異常）
③ 腹膜炎・イレウス・腫瘍を疑えば直腸診を行う
④ **中毒症状**（嘔吐，下痢，発熱，皮疹）はあるか？

❸ できる検査をする（救急時には診断のスピードは重要，必要な検査を確実に）

1）血液検査
・検血（白血球数，貧血の有無，血小板数）
・もし生化学検査ができるなら血糖（膵炎，糖尿病），Na，K，Cl，UN，クレアチニン，LDH，CPK（腸管虚血），アミラーゼ（膵炎），ビリルビン（胆嚢炎，胆管炎），ALP，γ-GT，AST，ALT

2）検尿検査
・潜血（尿路結石と膀胱炎），尿糖（糖尿病），ケトン（ケトアシドーシス），ウロビリノーゲン（ポルフィリン血症）
・血液ガスが測定できるなら測定しよう：pH，PaO_2，$PaCO_2$，BE

❹ X線を撮ろう（図3）
胸部単純X線と腹部単純X線は一人でも撮れる（立位胸部，立位腹部，臥位腹部3セットが原則）．

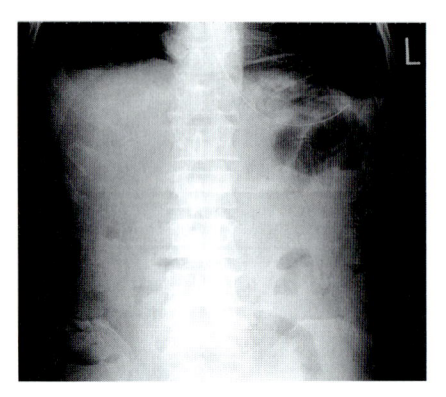

A）腹部単純X線写真
胃穿孔による両側横隔膜下のフリーエアー

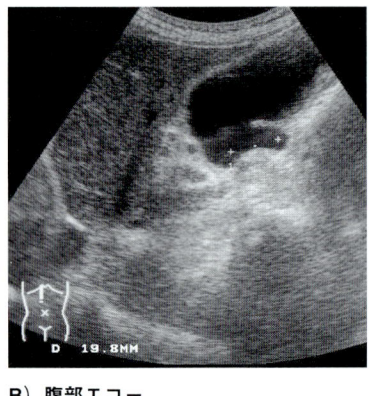

B）腹部エコー
胆石が頸部に嵌頓，胆石発作を起こした例

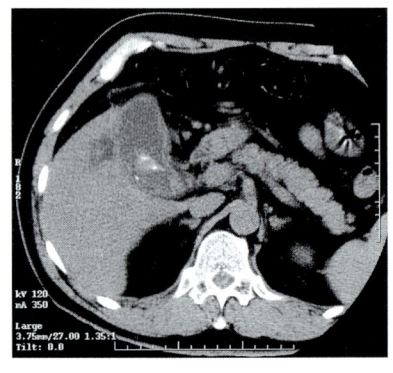

C）CT
胆石症に伴い急性胆嚢炎を併発，肝床部に膿瘍を形成

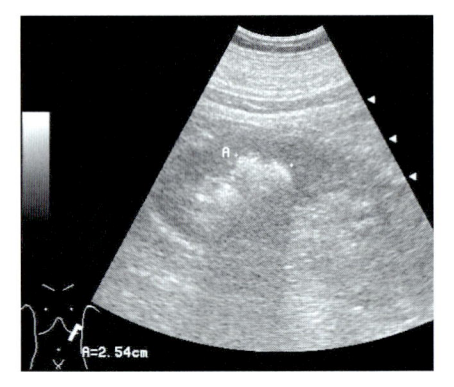

D）腹部エコー
腎盂に巨大な腎結石

図3　代表的な各種検査所見

原則立位．立位が無理なら，左下側臥位で背部にフィルムを置いて写真を撮る．

腹部単純X線は非特異的所見が多いが，被爆量が少なく手軽，尿路結石，消化管穿孔，腸閉塞の診断には有効．

女性では放射線を使うときは妊娠を否定しておくこと．

> **!** 読影のポイント
>
> ・フリーエアー（消化管それも上部消化管の穿孔，下部消化管穿孔では初期には少ない）
> 　（腹単の遊離ガス検出率は，上部消化管穿孔で70〜80％，下部消化管で30〜60％）
> ・腸管ガス像（ニボー・胃胞の拡張 → イレウス，ガス像の消失 → 絞扼性イレウス）
> ・石灰化像（胆嚢，膵臓，腎臓，大動脈），腰腸筋陰影

❺ エコーを汎用しよう（図3）

3.5 MHzのプローブを腹部に当てる．

> **観察のポイント**
> - 肝臓，胆嚢，膵臓，腎臓等の実質臓器の形態異常の有無
> - 消化管の壁厚，内容貯留異常の有無，消化管の運動状態
> - 腹水・胸水の有無（モリソン窩，ダグラス窩，左右横隔膜下），胸水の有無
>   自信があり必要なら腹水のある場合，腹水穿刺は診断上有用なことも
> - 胆石，胆嚢の拡張，圧痛，壁肥厚を確認
> - 拡張腸管の有無（キーボードサイン）と動き
>   （動かない圧痛のある腸管は絞扼されているかもしれない）
> - 骨盤内の腫瘤（卵巣腫瘍，S状結腸捻転）
> - 腎盂の拡張（尿路結石など）
> - 動脈瘤の有無

❻ CT（急ぐ時はMRIよりまずCT）（図3）

> **読影のポイント**
> - フリーエアー，腹水，腸管拡張，胆嚢胆管拡張，胆石，腎盂の拡張，膵臓の膨化，大動脈の拡大，骨盤内腫瘤

MRI：（撮影に時間がかかるので）時間があって，骨盤内あるいは後腹膜疾患を疑う時に

> **読影のポイント**
> - 胆道，膵管，後腹膜・骨盤内腫瘍

Ⅲ アドバイス・注意点

① 腹痛を起こす疾患は腹部だけでない，胸部から大腿まで
② 患者に苦痛を与える姿勢で診察してはいけない
③ イレウスや消化管穿孔に消化管造影は禁物
④ 診断がつかない間に無闇やたらに鎮痛薬は使わない．ただし，診断がつけば，必要に応じて使用
⑤ 腸管蠕動亢進薬の使用は慎重に
⑥ 専門医にコンサルトするポイント

- 腹膜刺激症状が存在する場合
- 虫垂炎，イレウス等外科疾患・急性腹症
- 婦人科疾患，泌尿器科疾患
- 胸部疾患（心筋梗塞，解離性大動脈瘤など）

Column

思いがけない腹痛の教訓

　それは，私の研修医生活の終わり頃．大学で研究生活を始め，生活の糧を得るために小さな救急病院で土日の当直をしていた時のことである．読書の秋とはいえ，連日の夜遅くまで続く実験と，1時間おきに起こされた昨夜（土曜当直）の疲れで，ぐっすり寝込んでいた午前1時頃，事務当直の「腹痛の患者さんが来てますよー」との電話で叩き起こされた．眠い目を擦りながら「こんな時間に！ 全く人の疲れも知らないでー」と心の中で叫びながら救急外来に下りて行く．そこには，70歳過ぎの夫婦が静かに座っており，よく聞くと昼食を食べてからみぞおち（心窩部）が痛むという．少し我慢していたら良くなった．が，また，夕食後より痛くなって，再び，一時的には良くなったものの，先程からは痛みも増し気分も悪くなり，とうとう我慢できずにやって来たという．

　全く，奇妙な話だが，よく知られていることには，昼間腹痛におそわれた患者の多くは，いよいよ医者に診てもらわざるを得ないと感じるようになる夜中まで我慢をしたあげく，丑三つ時を見計らったように救急病院を訪れる．このため，当直医は誰も周囲に相談する人がいない，それも精神的にも肉体的にもベストとはとても言えない時間帯に，重要な疾患にしばしば巡り会い，重大な診断や決断を下さざるを得なくなることがある．

　腹部に疝痛や激痛があるわけでなし，なんとも言えない鈍痛が心窩部にあるという．バイタルサインは落ち着いているし，既往歴は特にない．腹部は全般に柔らかく，およそ急性腹症の感じもない．この小さな病院では，検査といえば緊急でできるのは当直医自らがする検血・検尿，胸部・腹部単純X線写真，エコーと心電図だけである．

　「生来健康だった人が6時間以上も激烈な腹痛を感じているなら，そのほとんどは外科的な重大な病態に起因していると断言してもよい（Sir Zachary Cope）」と，昔から言うので検血，胸腹単純X線写真，腹部エコーと行った．が，これといって異常を見いだせない．しかたがないので，いったんお引き取りを願おうか，とも思ったが，夜中でもあり，病院の看護師（昔は看護婦と呼んでよかったのだが）さんの勧めもあり，「患者が痛がっている間は，よく観察することが重要だ（Howard M. Spiro）」という言葉に従って，本人と妻の承諾を得て（説明と同意も重要），経過観察入院していただくことにした．入院には心電図が要るというので，しかたない，これをとって入院させようとすると……　なっ，なんとⅡ，Ⅲ，aVFのST-Tがしっかり上昇しているではないか！ これはいけない！ すぐ酸素を与え，5％Tzで末梢をとると同時に近隣の総合病院で循環器の当直をしているという先輩に電話をかけ，患者受け入れの承諾を得て，救急隊を呼び，紹介状とX線，心電図を持って患者と同乗して総合病院まで駆けつけた．

　患者はその後，カテーテルインターベンションを受けて数日CCUに入室，腹痛は何も腹部だけからくるものではない，という教訓を改めて私に残して，合併症もなく元気に退院して行った．

著者プロフィール

●西田俊朗（Toshirou Nishida）：大阪大学大学院医学系研究科 消化器外科学 E2．身分は大阪大学大学院准教授．専門は消化器外科，特に上部消化管の外科．患者さんは近年色々な意味で非常に医療に敏感になっています．的確な対応と処置，そして十分な説明が常に求められています．

第3章 適切な評価！ 適切な転送！ 適切な紹介！

4 頭部外傷患者の診療
－撮影？ 入院？ 呼び出し？

中島　伸

まず考えるべきこと・すべきこと

・受傷の状況を確認（外力の程度，多発外傷の可能性）
・バイタルサインのチェック，頸損の有無
・意識レベル，左右差の有無を確認

I はじめに

　前回の執筆から早くも6年が経ちました．新臨床研修制度の開始とともに，ますますプライマリケアが重視されるようになり，自分の診療科にかかわらず軽症頭部外傷の診察能力が必要とされます．今回も，後期研修医を対象に状況を設定しましょう．初期研修医の方もぜひシミュレーションしてみて下さい．

【状　況】
　あなたは田舎の病院の内科後期研修医で，夜間の救急当直を1人でやっている．多くは時間外診療の延長みたいなもので，「ちょっと頭を打った」とか「転んで擦り傷をつくった」という程度の患者さんしかこないが，たまに一見軽症に見えた患者さんが急変することがある．もし，手術が必要であれば外科医や脳神経外科医が来てくれるが，彼らを呼ぶかどうかの判断はあなたがしなくてはならない．

　ついでですから，あなた自身についても状況を決めてしまいましょう．

【あなた自身の状況】
　某大学を卒業し，市中病院で初期研修を終了した．卒後3年目の現在は田舎の病院の内科で後期研修をしている．ちょっとトロいかもしれないが一生懸命頑張るぞ，と自分では思っている．

まあ，現実にありそうな状況と本当に存在しそうな後期研修医ですね．ポイントは，

「あなたが責任をもって初診患者を診なくてはならない」
「原則として軽症の患者さんしか来ないが，ときに急変して重症になることがある」
「あなた自身は特別優秀でもない，普通の後期研修医である」

ということだと思います．

II 何を診て，何を判断するのか？

さて，このような状況で頭部外傷患者をどのようにして診ていけばいいのでしょうか．典型的な教科書では，

・全身状態を観察する：血圧，脈拍，呼吸，体温，他の合併損傷の有無…
・局所の状態を観察する：受傷部の状態，出血の程度，創の汚染の程度，開放骨折の有無，鼻出血や耳出血の有無…
・意識レベルや神経学的症状を評価する：意識レベルの評価，瞳孔の異常，四肢の麻痺の有無，腱反射の異常，眼底，各脳神経の異常…
・各種検査：頭部単純X線，頭部CT，末血，生化，出血・凝固…

などとなっています．これはこれで正しく，文句のつけようがありません．ただ，私としてはいささか疑問を感じてしまいます．つまり，これらの項目を逐一チェックしていけば，「その次に何をするべきか」という答が自動的に出てくるのでしょうか？　残念ながら自動的に出てくることはありませんね．
　むしろ，
「当直医は何を診て，何を判断するのか？」
と考えた方が実践的ではないでしょうか．

❶ 判断するべきこと

夜中に初診の頭部外傷患者を診る当直医が判断するべきなのは，次の3つです．

①「頭部CTを撮るべきか否か」
②「入院させるべきか，帰宅させてもいいのか」
③「脳神経外科医を呼び出すか否か」

つまり，あなたの診察は，上の3つの質問のすべてに対して明確に「イエス」か「ノー」かの判断を下すためのものでなくてはなりません．逆に，当直医が1人で「この症例に広範囲減圧開頭をするのか否か，脳低温療法にもっていくべきか否か」などと悩む状況はありえません．

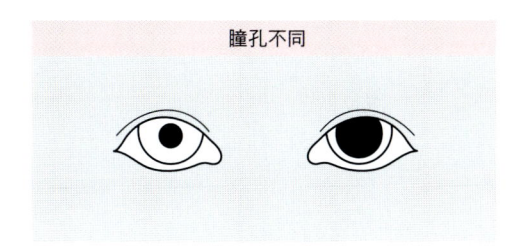

図　瞳孔不同の例

❷ 診るべきこと

以下に述べることは，すべて前述の3つの質問に答えることを最終目標にしたものです．
まず，大切なことは

> ①「バイタルはOKか？」
> ②「頸椎は大丈夫か？」
> ③「脳は大丈夫か？」

順に解説していきましょう．

①「バイタルはOKか？」

人間の臓器の中で「最も重要な臓器」が脳であることは言うまでもありません．しかし，「最も勝負の速い臓器」は脳ではなくて肺や心臓なのです．ここを勘違いしてはなりません．いかなる頭部外傷患者でも，多発外傷の可能性があるので，呼吸がしっかりしているか否か，血圧が安定しているか否かのチェックから診察を始めるべきです．

②「頸椎は大丈夫か？」

次に，頭を強打するような状況では，大なり小なり頸を捻っているのが普通です．本書の別項目にも述べられていますが，頸椎の保護，診察，画像診断，頸椎カラー除去について，「型」を身につけておくことが大切です．

③「脳は大丈夫か？」

上の①，②が済んだら，いよいよ「脳は大丈夫か？」という本題に進むことになります．ここで大切な診察のポイントも3つだと私は思っています．

> A.「左右差の有無」
> B.「意識レベル」
> C.「リスクファクターの有無」

A.「左右差の有無」

まず，「左右差の有無」ですが，これは「**瞳孔不同**」（図）と「**片麻痺**」の有無をみなくてはなりません．瞳孔のサイズに左右差があったり片方の上下肢の麻痺があれば，頭部CT撮影の準備をするとともに，躊躇なく脳外科医に助けを求めましょう．頭蓋内血腫で緊急手術を要する可能性が高いからです．すでにあなたの頭越しにベテランの看護師さんが脳外科医を呼び出してしまっているかもしれませんが，決して「ムッ」としてはなりません．

表1 Glasgow Coma Scale（GCS）

開眼	自発的に	E 4
	言葉により	3
	痛み刺激により	2
	開眼しない	1
言語反応	見当識あり	V 5
	錯乱状態	4
	不適当な言葉	3
	理解できない声	2
	発声がみられない	1
最良運動反応	命令に従う	M 6
	痛み刺激部位に手足をもってくる	5
	四肢を屈曲する 逃避	4
	異常屈曲	3
	四肢伸展	2
	まったく動かさない	1

各項目の総合点を全体的な重症度とする．例　4 + 5 + 6 = 15

表2　Japan Coma Scale（JCS）

Ⅰ．覚醒している
1．意識清明であるが今ひとつはっきりしない
2．日付，場所が言えない
3．名前，生年月日が言えない

Ⅱ．刺激をすると覚醒
10．呼びかけで容易に開眼．合目的な運動をするし，言葉もでるが間違いが多い
20．大きな声，体を揺さぶることで開眼（簡単な指示は入る）
30．痛み刺激を加えつつ呼びかけをくり返すとかろうじて開眼する

Ⅲ．刺激をしても覚醒しない
100．痛みに対しはらいのけをする
200．痛みに対し顔をしかめたり，少し手足を動かす
300．痛みに対し反応しない

B.「意識レベル」

　次に「意識レベル」です．これは「重症」か「意識清明」，それらの間にある「中間」の3つに分けて考えるのが妥当です．「重症」とはGlasgow Coma Scale（GCS）（表1）の総合点で8点以下，Japan Coma Scale（JCS）（表2）で100〜300のことを指します．当然，この場合にも「頭部CT＋脳外科医呼び出し」ということになります．意識の悪い患者さんに対しては挿管するのが定石ですが，「呼吸がしっかりしていて，あなたが挿管に自信がない」場合，無理に挑戦しない方がいいと思います．挿管しそこなって大変なことになったら元も子もありません．

　「重症」とはいえないが「意識清明」ともいえない「中間」の場合．これはGCSでは14点から9点，JCSでは1から30になるので，かなり幅広くなります．この場合は，「頭部CT＋入院」となります．もちろん「頭部CTを撮影したら薄い硬膜外血腫があった」という場合には速攻で脳外科医を呼び出し，手術をすべきか否かの判断をしてもらうべきです．念のために言っておきますが，薄い硬膜外血腫を手術すべきか否かの判断は決してあなたが1人でしてはなりません．

C.「リスクファクターの有無」

　逆に「意識清明」で見当識も良好，神経学的にも全く問題がなさそうに見える場合，そのまま帰していいのかどうか，迷うのは当然です．「大丈夫ですよ」と請け合って帰宅させたところ遅発性頭蓋内出血により家で死んでしまった（いわゆる"talk and die"），ということになるととり返しがつかないからです．このような場合に大切なのが「リスクファクターの有無」です．下にあげるリスクファクターが1つでもあれば，やはり「頭部CT＋入院させて経過観察」が無難です．何らかの事情で「すぐに頭部CTを撮れない」，あるいは「入院させることができない」という場合もあるかもしれません．そんなときもハイリスクであるということを念頭においた臨機応変の対応をしましょう．

> **リスクファクター**：60歳以上の高齢者，2歳以下の小児，外傷後に意識障害があった，痙攣があった，嘔吐があった，酔っ払っている，抗血小板薬や抗凝固薬を服用している，肝硬変や血友病などの出血性素因がある，健忘がある，頭部に強い衝撃が加わったことが推測される（転落/墜落，交通事故など），嗅覚障害，頭部単純X線で骨折がある，顔面外傷を合併している，耳出血や鼻出血がある

全く無症状でこれらのリスクファクターが1つもない場合でも，帰宅に際しては，どこの病院にもおいてある「**頭部外傷時の注意書き**」を渡すことを忘れてはなりません．

というわけで，頭部外傷患者の診察に関しては，
「**CTを撮るか否か**」「**入院させるか帰宅させてよいか**」「**脳外科医を呼び出すべきか**」
を判断するために，まず
「**バイタルはOKか？**」「**頸椎は大丈夫か？**」
ということをチェックした後に
「**左右差の有無**」「**意識レベルのチェック**」「**リスクファクターの有無**」
の3つを重点的に調べよう，ということになります．

III よくある質問

次に，よく聞かれる質問についてお答えしましょう．

1：昏睡患者の片麻痺をどう診るのですか？

「手を握ってください！」という言葉に応えてくれるぐらいなら昏睡患者とはいえません．ですから，これは当然の疑問かと思います．このような場合，左右それぞれに疼痛刺激を加え，それに対する手足の動きで麻痺の有無を判断します．

2：明らかな開放性頭蓋骨骨折がある場合，どうすればいいのですか？

患者の意識がよくても，すぐに脳外科医を呼びましょう．

3：1才の小児が暴れて頭部CTを撮影させてくれませんが，どうしたらいいのでしょうか？

暴れるぐらい元気であれば，成長期の脳への放射線の影響を考えて私は頭部CTを省略しています．また，御家族の状況によっては入院が難しいことがあります．そのようなときは，厳重に経過観察をしてもらうことを条件に自宅に帰し，「頭部外傷時の注意書きにあるような症状があればすぐに連れてきてもらいましょう．ただし，虐待の可能性のある小児の頭部外傷の場合，患児を保護するために入院させましょう．

4：なぜ，酔っ払いを入院させなくてはならないのですか？

酔っ払い→肝硬変→止血・凝固機能が悪い，と考えるのが医学的かもしれません．しかし「ワシが歩いとったら〜，空から何か固いものが降ってきてえ，頭に当たりよったんや．手で触ってみたら，コンクリートの地面，やったわけよ…」と言う酔っ払いがあまりにもたくさんいるのが世の中の現実というものです．要するに「ヨッパーはコケても頭をかばわない」という事実に即しての判断ですね．

5：左右差のない昏睡の頭部外傷患者の多くは「びまん性軸索損傷」で，手術適応ではないと思うのですが，それでも脳外科医を呼び出すのですか？

　　よく勉強していますね．確かに手術適応にならないことが多いと思いますが，やはり脳外科医に相談しておくべきでしょう．いくら保存的治療といっても，内科の後期研修医が1人で重症の「びまん性軸索損傷」の治療方針を判断するのは，いささか荷が重いと思います．

6：経過観察のために入院させた場合，輸液などの治療はどうすればいいのでしょうか？

　　いろいろ言っても混乱するだけだと思いますので，無難なところを書いておきます．

　　体重50キロの成人の場合，絶飲絶食のうえ，末梢ルートをとってトランサミンS®を2g静脈注射した後に細胞外液または1号輸液を60 mL/時間で翌朝まで持続点滴します．

　　トランサミンS®の止血効果を疑問視する先生が多いのですが，私自身は好んで使っています．

7：全く意識清明なのに片麻痺のある患者はどう考えればいいのでしょうか？

　　それは脳卒中や．はやいこと応援を呼びなはれ！

参考文献

1）「Advanced Trauma Life Support」，American College of Surgeons
　　1970年代，ネブラスカ州の外科医が妻子を乗せて飛行機を操縦中，誤って森の中に墜落してしまいました．この事故で妻を亡くした彼が，搬入先の病院での初期治療があまりにもお粗末であったことを悲しみ，このような事態を改善すべく提唱したのが Advanced Trauma Life Support（ATLS），すなわち外傷に対する標準的な診療手順なのです．彼のあげた声に対してネブラスカ州内の多くの内科医と外科医が賛同し，彼らのつくり上げたATLSは後年，American College of Surgeons（アメリカ外科学会）によって正式に採用されるに至ったという経緯があります．今回の私の原稿は，ATLSのテキストの中の「Head Trauma」を大いに参考にさせてもらいました．

2）「重症頭部外傷治療・管理のガイドライン 第2版」，日本神経外傷学会，医学書院，東京，2007
　　タイトルは「重症頭部外傷…」となっていますが，軽症頭部外傷についての記載もあり．第1版よりも進化しています．

Column

医療安全からの視点

① "talk and die" の恐ろしさは，いくら強調しても，し足りません．特に高齢者と酔っぱらいは，存在自体がハイリスクと考えましょう．

② 経過観察入院の場合，翌朝にフォローの頭部CTを撮影することも多いと思います．そんなときは，異常がなくてもすぐに結果を電話で御家族に知らせてあげましょう．「まあ，なんて親切な先生なの！」と感謝されその後の人間関係も良好になります．実は，電話をかける側の方が時間をコントロールしやすいので，結果的に省エネになるのです．

著者プロフィール

●中島　伸（Shin Nakajima）：国立病院機構大阪医療センター 脳神経外科．当直や時間外診療では「何を診て，何を判断するのか」ということに尽きます．このことは，頭部外傷にかぎらず，あらゆる状況に共通することですね．

小外科歴史こぼれ話⑧

源頼朝の死

　源頼朝は，建久9年の暮れに落馬して，建久10年1月13日に死亡した．相模川にかかる橋が新造された際に橋供養に参列し，その帰路に落馬して，年があけてから死亡したのである．死因を脳出血と診断する説がある．また，くも膜下出血と考えるむきもある．しかし，経過からみると，慢性硬膜下血腫を考えることはより自然である．すなわち，落馬した際に，頭部を強打し，その後，じわじわと頭蓋内で血腫が増大して死に至ったと考える．時に頼朝53歳．当時，決して短命という年齢にはあたらないが，まことしやかに，これは怨霊のたたりと伝える書物もある．橋供養の帰りに，滅ぼされた義経や行家の亡霊があらわれて，頼朝と目を合わせた．それを過ぎてしばらく行くと，今度は10歳あまりの童子が，われは安徳天皇なりと出てきた．「ひとえに平家そのほか多くの人を失い，あるいは親族を滅ぼし，怨霊因果歴然のせめなり」すなわち，このような死に方は当時の人にとっては変死であり，何らかのたたりであると考えられたのである．平家の人々と一緒に入水した幼い安徳天皇，無念の死をとげた義経に対する同情といったものが，当時の人々にとって頼朝の死と結びつくことは，不思議にあたらない．

　さて，慢性硬膜下血腫は，乳幼児でもみられる病態であるが，高齢化社会を迎えて，当直業務の際に，慢性硬膜下血腫の患者の存在を念頭においておくことが特に重要となった．痴呆が進行したのではないか，と連れてこられた患者が，実は慢性硬膜下血腫であることも，必ずしもまれではない．実は，そういえば少し前，夜間にトイレに起きて本人がテーブルで頭部を打撲した．その時は元気で意識もしっかりしていたので，家族は誰も心配していなかった，などといった隠れたエピソードを当直医が掘り起こす必要がある．抗血小板薬等の服用や，慢性アルコール中毒の患者にも注意が必要である．

参考文献
1)「偉人たちのお脈拝見」(若林利光 著)，日本医療企画，東京，1998

（平出　敦）

第4章

困ったときに開くページ

知っているといないでは大違い

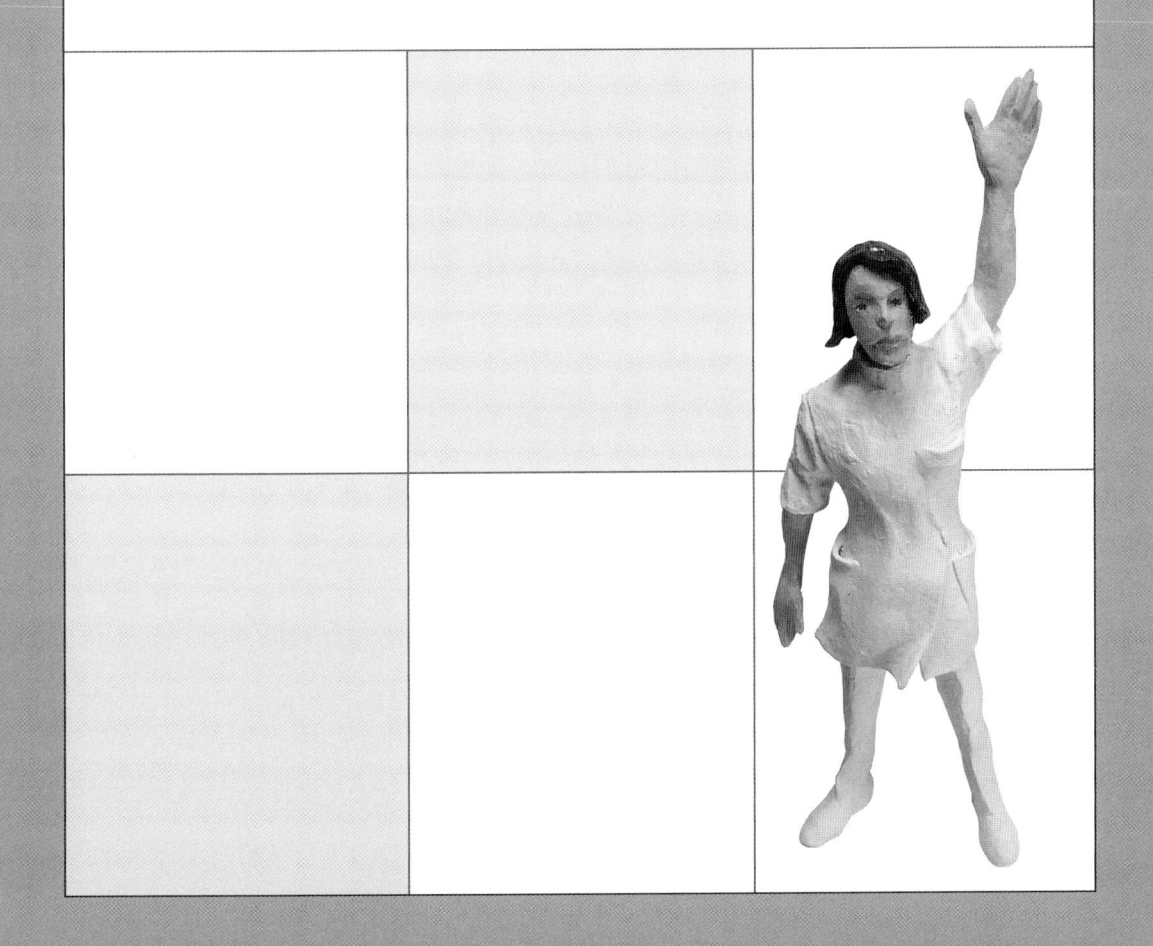

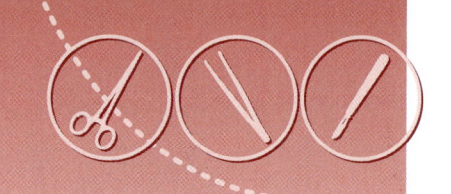

第4章 困ったときに開くページ

1 どうしても創からの出血が止まらない！

中田康城

まず考えるべきこと・すべきこと

- 出血が，全身状態に影響のない小出血なのか，それとも生命危機につながる大出血であるかを判断する
- 大出血が疑われる場合には，バイタルサインをチェックし，18G以上の太さの静脈内留置針によって**輸液・輸血路**を確保する
- **出血性ショック**が疑われれば，直ちに大量輸液を開始する
- 交通外傷や墜落など受傷機転から重大な損傷が疑われる症例では，頭部，頸部，胸腹部，骨盤，四肢など背面も含め全身を検索する（**出血部位以外の他臓器損傷も疑う**）

I 対応の手順

① まずは局所の**圧迫止血**を行う．切創・挫創からの静脈性・毛細血管性出血に対しては，創縁を縫合接着させることによって止血する

⬇

② 圧迫により止血が得られない場合には，**結紮**もしくは**縫合結紮**により止血する．電気メスによる**電気焼灼**も非常に有効である

⬇

③ 10分以上の圧迫でも出血の勢いをコントロールできないような広範囲の筋断裂，血管損傷を伴う四肢の開放骨折などでは，創部より中枢側での**緊縛**またはターニケットを使用して止血を行う．そして，再建に必要となる大きな血管は解剖学的位置関係を確認し血管クリップをかけ，その他の出血点は結紮止血する

II コツ・ポイント

・圧　迫

　直接またはガーゼを介して手指によって出血部もしくは中枢側の血管を圧迫する．指先を用いて可能な限り"点"で圧迫する．出血源が深い創では，さばいたガーゼを何枚か詰め込

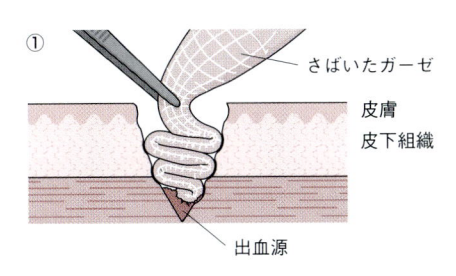

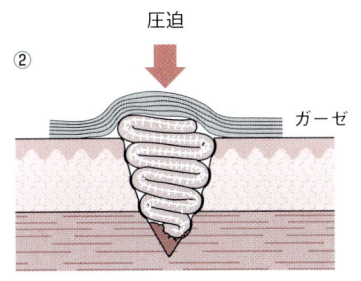

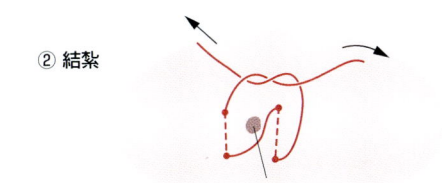

図1　出血源が深い場合の圧迫止血（タンポン法）
①創内にさばいたガーゼを何枚か詰め込み，②その上からガーゼを当てて圧迫するのが有効である．さばいたガーゼは創の奥の方から少しずつ詰め込み，死腔をつくらないようにする．また，出血源に血小板凝集薬（アビテン®），酸化セルロース（オキシセル®）やゼラチン（ゼルフォーム®）などの局所止血薬を充填すると有効な場合もある

図2　括約縫合
出血源を確認，①糸針を用いて出血点をはさむようにZ字型に糸をかけ，②結紮する（結紮時は「8の字」となる）．神経・血管損傷を防ぐため，あまり針を深く刺入しないようにする

み，その上から圧迫するのが有効である（**タンポン法・図1**）．

・結　紮

　用手的圧迫を調節して，必ず出血源の血管を確認する．止血鉗子を用いてその血管をつまむ，そして鉗子を助手にもたせ，糸で縛る（曲鉗子の方がやりやすい）．神経・血管損傷を防ぐため，盲目的に鉗子で組織をつままない．出血源が確認できないとき，もしくは確実に鉗子でつまめないときは，次に述べる**括約縫合**を行う．

・括約縫合

　用手的圧迫を調節して出血源を確認，糸針を用いて出血点をはさむようにZ字型に糸をかけ，結紮する（図2）．神経・血管損傷を防ぐため，あまり針を深く刺入しない．

・電気焼灼

　創縁が広く1つ1つ結紮するのが困難なときに特に有用である．盲目的な焼灼は避け，出血点をピンポイントで止血する（先の細い鑷子や鉗子を使って出血点を把持し，通電するのがよい）．血液が付着していると焼灼力が低下するので，できるだけ血液・凝血塊をとり除いてから焼灼する．

・緊　縛

　動脈圧以上（少なくとも250〜300 mmHg）で絞める．さもないと静脈うっ血を招き，かえって出血量が増加する．緊縛開始時間を記録し，圧迫および虚血によるダメージを防ぐため30分に1回は圧をゆるめ灌流する．ターニケット・（血圧計の）マンシェットなど医療用緊縛帯がない場合，タオルなどでもよいが，緊縛部のダメージを減らすため，できるだけ幅の広いものを使用する．

第4章　1　どうしても創からの出血が止まらない！

表　上級医・専門医の協力を仰ぐべき病態

① 受傷部位・中枢側での圧迫でコントロールできない大量動脈出血例
② 創部の汚染が著しい症例
③ 骨折合併例（特に開放骨折）
④ 神経損傷合併例
⑤ 頸部創からの大量出血例，特に広頸筋よりも深い創の場合
⑥ 胸腹腔内臓器損復を疑う鋭的外傷例（刺創・銃創・杙創など）
⑦ 止血できたと判断したが，循環動態が安定しない症例
⑧ 止血後，創部の末梢の循環が悪くなった症例
⑨ 基礎疾患・常用薬などによって出血傾向を認める症例

注：当然，絶対的なものではない，コンサルトした方がより安全な場合である

III その後，どうするか

　とにかく出血がコントロールできなければ，患者はいずれ出血性ショックに陥る．自分の力を過信せず，できうるところまで迅速に処置し，上級医・専門医の協力を仰ぐ（表）．特に大量動脈出血を認める場合には，動脈そのものを露出し血流をコントロールしたうえで，損傷部位を再建できれば最良であるが，この処置は専門医に依頼すべきであろう．自院での対応が困難なら，救命救急センターなど専門他院へ早急に転送することも考える．この場合，出血性ショック例，もしくはショックに陥る可能性が高い重症例では，当然医師が同乗し，移送中の管理にあたる（第3章-1「しのびよる出血性ショック」の稿も参照）．

IV アドバイス・注意点

　当直時に限らず，いわゆる「血まみれ」「血の海」の大出血症例に遭遇したとき，担当医の心は少なからず動揺する．こんなときには，まずは圧迫止血を行う．出血が著しい場合には時計を見ながら少なくとも5分間は圧迫を続ける．この間に心を落ち着ける，そして損傷の程度・解剖，全身状態に与える影響，他部位の損傷などを考えながら，その後の対策を練る．慌てふためいたままの行動は，不適切な止血操作（神経損傷，温存すべき血管の破綻，出血量増加など）と他の重大損傷の見落としにつながり，事態がさらに重篤となることも珍しくない．また，若い医師にありがちな失敗として，一旦パッキングにより圧迫止血後，安心して創のチェックを怠るケースがある．持続する出血でガーゼ汚染が進行するかどうかのチェックは重要である．

　また，患者背景や既往歴・基礎疾患のチェックも忘れてはいけない．ワーファリン®など抗凝固薬・抗血小板薬常用例，肝硬変などによる血小板低下例，血友病例など元来出血傾向を認める患者でも外科的止血の基本はかわらないが，基礎疾患を担当している医師へのコンサルテーションなどを通じて善後策を検討する．

Column

ターニケットの功罪

　バイク事故による開放性下腿骨折・出血性ショックの24歳男性に対して，出血をコントロールするために初診医が患肢大腿部にターニケットを使用した．その後すみやかに適切な処置・手術を受けるか，専門医に転送されていれば……．経緯は不明であるが，当院に紹介入院時には，すでに緊縛時間が3時間を越えていた．当院では，直ちに大量輸液・輸血とともに創洗浄・デブリードマンおよび創外固定術を施行した．術中，筋肉の色が少し悪いと感じたが特に血流に問題があるとは思えなかった．しかし術後，その筋肉が壊死し，さらに嫌気性感染を合併（ガス壊疽と診断），患者および家族に十分に説明し，第4病日に下肢切断術を施行することとなった．

　この症例は，転送にいたるまでの経緯やターニケットの管理などに問題があったと推測され，医療訴訟に進展してもおかしくなかった．四肢の動脈損傷など，末梢への血流確保が不可欠な症例では，いかに短時間に処置するかが問題であり，直ちに専門家に相談するべきであろう．

著者プロフィール

●中田康城（Yasuki Nakata）：市立堺病院 高度救急災害医療担当部長．専門：救急医学，外傷外科学，災害医学．好きな言葉：「敬天愛人」「医師が処置し神が治し給うた」．大阪大学特殊救急部（現：高度救命救急センター）で臨床研修をはじめ，その後，水戸医療センター外科，松戸市立病院救急部，セントルイス大学麻酔科，大阪医療センター総合救急部，鳥取大学救命救急センターを経て現職，とほぼ救急医療一直線で過ごしてきました．医学生や研修医・レジデントの皆さんには「人間到るところ青山あり」の言葉を贈りましょう．あなたの心がけ次第でどんな病院でも十分な経験を積むことが可能です．頭が柔らかくて体が動く時に，しっかりとしたトレーニングを受けてください．

小外科歴史こぼれ話⑨

ロシア帝国の興亡と凝固異常

1904年8月12日，ロシアのペテルスブルグでは，大砲が鳴り響いた．ニコライ2世とビクトリア女王の孫娘としてロシアに嫁いだ，アリックスとの間に，ついに男の子が生まれたのである．しかし，この子の運命は，その後のロシア皇帝一家の運命を暗示するように暗雲に覆われていた．

この子，アレクシスが生後6ヵ月のとき，血友病の最初の兆候である臍からの出血が起こった．まもなく，ごく軽い打撲による痣が出現するようになり，血友病の診断が確認された．当時のヨーロッパの王室は，国を越えて王室同士の婚姻関係を結んでいたので，遺伝性疾患の血友病の形質が，各国の王侯貴族に伝わったのである．王室は，系図を歴史的記録からたどることができるだけに，この凝固系の遺伝的欠陥は，誰に発したものかも同定することが可能である．これはビクトリア女王または，女王の母親に発するものであるといわれる．

さて，フレデリック・カートライトの「歴史を変えた病」では，ロシア君主制の崩壊には，この君主制の後継者たるアレクシスの血友病がひとつの要因になっていると指摘している．いかがわしい霊的指導者のラスプーチンの登場も招き混乱に混乱を重ね，結果として大きな要因になったと興味深く論じている．

さて，先天的に凝固異常を有する患者とは別に，外傷でも大量出血に伴う凝固因子の消費により，後天的に凝固異常が生ずることがある．出血死は，この凝固異常と低体温，代謝性アシドーシスによる悪循環の結末といえる．このような悪循環を回避するために，1980年代よりdamage control surgeryという概念が外傷では提唱されてきた．これは，いたずらに完結手術を一期的に行うのではなく，当初は，パッキングなどでとりあえず止血し，集中治療室で条件の改善をはかり，その後，損傷臓器の根治的修復を行うという戦略である．

この項では，外表からの出血の制御について，特に圧迫止血も駆使した止血のコツを概説しているが，病院施設や治療者の人数や力量不足などの面から，damage controlの戦略が必要なこともある．血の海の中で，ロマノフ王朝のように混乱に混乱を重ね悪循環に陥ることはさけるべきである．その前に，できる範囲を見定めてしかるべき暫定的処置をきちんと行い，その後，転送を考慮したり，翌日以降の処置にまかせる判断も状況によっては重要である．

参考文献
1)「歴史を変えた病」（フレデリック・F・カートライト 著）法政大学出版局，東京，1996

（平出　敦）

第4章　困ったときに開くページ

2 異物摘出のいろいろ
－刺さった針，抜けなくなった指輪，など

大西光雄

はじめに

異物は存在する部位や異物の種類によって対応のしかたも異なる．この稿では，当直時にみなさんが知っておいた方がよいと思われる異物に関して述べる．

A. 皮下の異物

まず考えるべきこと・すべきこと

- **受傷機転および受傷から来院までの時間を知る**
  - 感染創や汚染創でないか？
  - golden time（受傷後 6 時間以内）であるか？（6 時間以上経過している創は感染創として扱う）
- **残されている異物の材質・形・大きさ**
  - X線写真に写るか？
- **異物の存在部位の予測**
  - 周囲に重要な血管・神経が存在するか？

I 対応の手順

❶ 診察
- 創を**よく観察する**（周囲の発赤・握雪感の有無など）
  握雪感がある場合はガス壊疽の可能性がある

❷ 検査・処置
① 皮下のどの部位にあるか**オリエンテーションをつける**ことが先決である．そのためには**X線2方向撮影**を行う．X線写真に写る物質であれば通常の 2 方向撮影でよいが，写らない物質の場合には**軟線撮影**を行い異物の存在場所を推定する

⬇

② 局所麻酔下に皮膚切開をおき，鈍的に剥離しながら異物を確認，鉗子でつかみ除去する．この場合異物を強くつかむと破損し異物が残存する場合があるので注意を要する

⬇

③ 止血を行った後で再度X線撮影を行い**残存のないことを確認**する

⬇

④ 創を十分に**洗浄**し縫合閉鎖する．感染の可能性のある場合にはペンローズドレーンを留置するか**開放創**としておく

❸ 薬の処方など

- 抗生物質の投与を行う
- 破傷風の免疫がないと考えられる場合には感染・汚染の有無にかかわらず**破傷風トキソイドの投与**を行っておくこと．汚染が高度である場合には破傷風ヒト免疫グロブリン250 IUも投与する

II コツ・ポイント

- 異物の位置を確認するためには**透視下**で行う方がわかりやすく，注射針などを異物の近くに刺して撮影するとオリエンテーションをつけやすい
- 通常の異物の場合，皮膚切開はLangerの皮膚割線を考慮したうえで大きめにおく
- 伏針の場合は伏針に**直角方向**に皮切をおき，鈍的に剥離しながら伏針を確認，把持する．さらに伏針の断端あるいは先端を確認し，把持し直したうえで無理な力がかからないように引き抜く（図1）
- 返しのついた針，つまり釣り針の場合には針をさらに押し進め返しの部分を皮膚から出し，返しをワイヤーカッターか工具のペンチなどで切断したうえで引き抜く（図2）

III その後，どうするか

以下のような場合には，対応のできる施設に連絡をとり指示を仰ぐべきである
- ガス壊疽を疑う場合（握雪感がある場合，軟線撮影にてエア像を認める場合）
- 重要な臓器・血管・神経の近傍にある異物

長期にわたる皮下異物で，感染の可能性がない場合にはその場で除去する必要はなく，日を改めて除去してよい．

IV アドバイス・注意点

- 皮下異物は簡単に除去できることも多いが，決して侮らず，十分な準備をし，オリエンテーションをつけたうえで行う．無理・深追いは禁物である
- **取り残しの可能性がある場合はそのことをきちんと患者に説明**しておく．また，**創感染の可能性**が高いことを十分に説明する

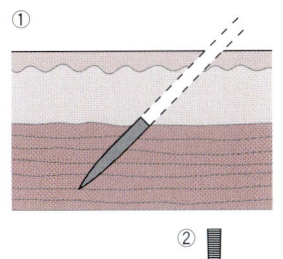

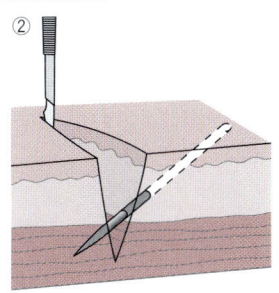

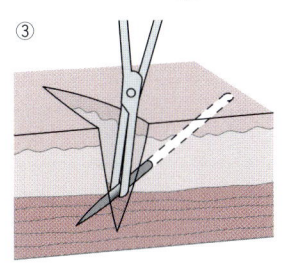

図1 伏針の摘出法
①伏針の位置を透視下，あるいはX線2方向撮影で確認．②伏針に対して直角に皮切をおく．③鈍的に剥離していきながら鉗子で把持する．この後断端か先端どちらかを確認し把持し直して引き抜く

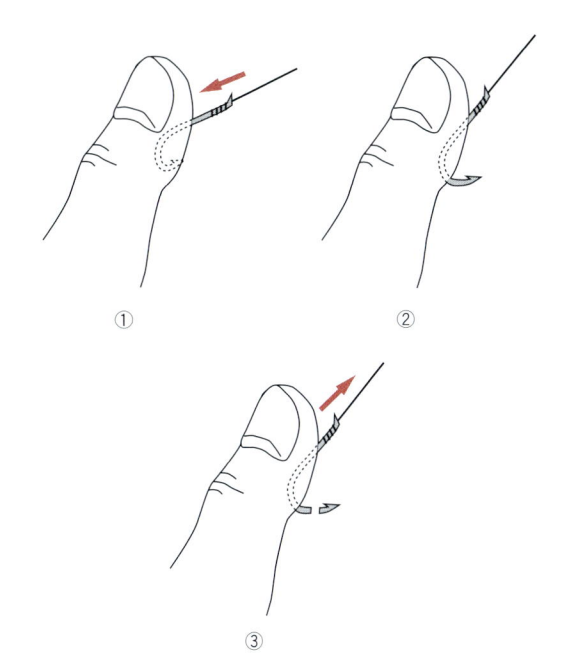

図2 返しのある針（つり針）の除去法
釣り針が刺さっている場合，皮膚から返しの部分が外に出るように順方向に押し進める（①→②）．③返しの部分をペンチなどで切り取り今度は逆方向へ針を進めて除去する

B. 指輪の除去

まず考えるべきこと・すべきこと

■ 指輪の除去を行うべき状態であるか？

以下の場合は，早急に除去をする

・その手に浮腫が生じるような場合（外傷，熱傷，刺咬症など）
・全身に浮腫が生じることが予想される場合

I 対応の手順

❶ 診察

・指に血流障害があるか？ をまず確認する

❷ 検査・処置

① まずオリーブオイルや石鹸液などを指輪と皮膚の間に塗り，**滑りをよくする**．指輪を左右に回しながら少しずつ指先へ指輪を移動させ除去する

⬇

② 上の方法が奏功しない場合は，**長い糸**（血管テープでもよい）を用意して指輪と指の間に通す．残りの糸を近位指節間（PIP）関節を超える部分まで指が細くなるような強さで巻く．そしてオリーブオイルや石鹸液などを塗り，滑りをよくして糸をほどいていく．このとき指輪が先ほど巻いた糸の上を滑るように動くはずである（図3）

⬇

③ あるいは指輪カッターを使用して指輪を切断する（図4）．その場合，後で指輪を修復することが可能な部分で切断するように心がける．1ヵ所を切断し，切断箇所を広げることにより除去する

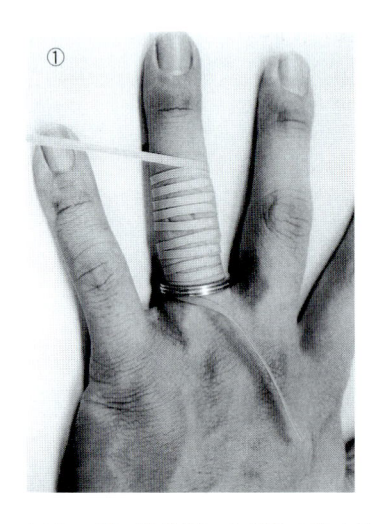

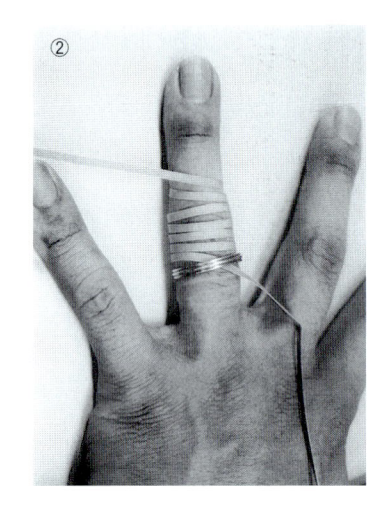

図3　長い糸を用いた指輪の除去法
①血管テープなどを指輪と指の間に通し，PIP関節を越えるまで強く巻いていく．
②石鹸液やオリーブオイルなどを塗った後で血管テープをほどきながら指輪を進めていき除去する

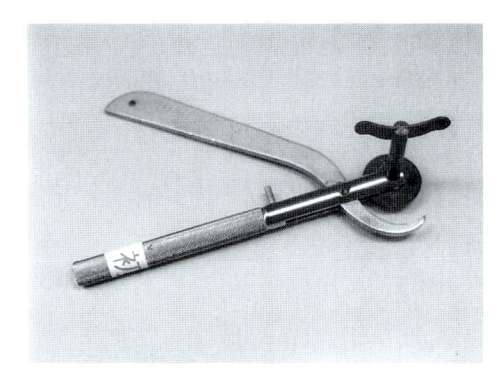

図4　指輪カッター
指輪カッター．指輪を把持し，回転ノコギリのようにつまみを回しながら切断する

II コツ・ポイント

・浮腫が強くなる前，なるべく**早期**に除去すること
・滑りをよくすることがコツであり，指をよくマッサージして指輪を回転させながら徐々に移動させていくことでとれることが多い
・大きな外力により指輪が変形しているときや，装着している指の損傷が大きい場合，血流障害が生じている場合には指輪カッターを用いる

III その後，どうするか

・指に血流障害が生じていないか重ねて確認すること

IV アドバイス・注意点

・指輪には人それぞれ思い入れがあり，切断されるのを望まない人が多いので，可能な限り切断せずに除去すること
・指輪カッターが必要な場合は，常備している場合があるので，消防署に問い合わせてみること

C. 眼科領域の異物

I はじめに

結膜，角膜や眼球内の異物は，例えば鍵の複製といった金属加工や石材加工中の小さな破片，ガラス破片，飛んできたゴミ，砂，昆虫など様々な小物体が目に飛び込むことによって生じる．

II 対応の手順

結膜異物：**生理食塩水，流水**などで異物を洗い流す．まぶたの裏に入っている場合にはまぶたを反転させて除去する．

角膜異物：角膜は痛覚が非常に発達しており，強い異物感や眼痛が生じるため，**点眼麻酔（オキシプロカイン点眼）**を行い，生理食塩水などで洗い流す．

眼球内異物を疑う場合には，薄いスライスでのCTを撮影し眼球内の異物の存在を同定する．金属片の可能性が疑われる場合にはMRIは絶対に撮影しない．

III コツ・ポイント

洗浄により除去できる異物は可能な限り除去し，抗菌剤入りの眼軟膏などを使用し感染を防ぐことが大切である．

IV その後，どうするか

眼科専門医にコンサルトする．

V アドバイス・注意点

時間帯によってはすぐに眼科専門医を受診できる訳ではなく，十分なICを行い，感染予防のための可及的な異物除去，洗浄を行う．

眼球破裂が疑われる場合には，眼球に圧力を加えないように診察には細心の注意を払う．

D. 耳鼻科領域の異物

I はじめに

外耳道や鼻孔の異物は主に**1歳から就学までの子供に生じることが多い**．おもちゃの部品や紙，パチンコ玉，ガーゼ，豆などの食べ物など様々な異物があるが，耳の場合には昆虫などの生物，鼻の場合にはボタン電池に注意を要する．また，顔面外傷後に義歯が後鼻腔に迷入していることもある．

II 対応の手順

外耳道異物：昆虫やクモを殺してから除去する．鉱物油やアルコールでの殺虫が推奨されているが，筆者は乳児用の低刺激性の液体石鹸を薄めたものを耳孔に注入して殺虫する．これらの生物は「気門」を使って呼吸しており，界面活性剤により容易に気門が閉塞し即死する．

リドカインで殺虫を試みることは，鼓膜損傷が存在した場合，めまいなどの合併症を引き起こす恐れがあるため注意を要する（第4章-8「止まらない鼻血，耳に入った虫」も参照）．

生物以外の場合，形が崩れるものであれば細かくして摘出，洗浄を行う．丸い形状のものは摘出が難しい．瞬間接着剤を綿棒の軸などに塗り異物に接着させた上で除去する方法もある．

鼻腔内異物：異物の無い方の鼻腔を閉塞させ，鼻かみをさせる．親の協力を仰ぎ，口移しの要領で患児の口に息を吹き込み押し出す方法もある．
　これらの方法で摘出できない場合，耳垢鉗子（紙や布など），5 Fr程度のFoleyカテーテル（鈍的で固いプラスチック玉のような異物に対しバルーンを膨らまし引きずり出す），吸引管（異物に吸引圧で密着させ摘出），接着剤（プラスチックの嘴管などの先に瞬間接着剤を塗布し異物に接着させ摘出）を考慮する．

III コツ・ポイント

　外耳道異物となる生物（ゴキブリなど）には暗いところを好む性質（負の走光性）があるために，ライトを用いて外耳道の観察を行う場合には，**さらに奥へ進もうとするため鼓膜の損傷の危険性がある**ために注意を要する．「非常に大きな音が聞こえる」という訴えをもって生物と判断する．
　生物以外の異物は就学までの子供に多く，摘出時に動く可能性が高く，鼓膜の損傷を予防するために，鎮静も考慮した上でバスタオルやシーツなどを利用し体を動かないように固定する．
　外耳道を洗浄や殺虫する際には，**翼状針の針と翼の部分を切り落としたチューブが細く柔らかいので役に立つ**．洗浄水の温度は体温と同じにしておくこと（めまいが生じるため）．
　鼻腔内異物：**子供が片方の鼻からの膿性鼻漏を認める場合には鼻腔内異物を考慮**する．摘出に際して気道内に誤嚥することのないように留意する．特に後鼻腔での異物に注意する．
　接着剤使用の際には，周囲の皮膚に接着剤がつかないように留意すること．

IV その後，どうするか

　紙や食物などの異物においては，完全に摘出できていない可能性があるため専門家の受診を指示する．ボタン電池の場合には，鼻中隔の潰瘍・穿孔などの合併症が生じないか，必ず耳鼻科コンサルトを行う．

V アドバイス・注意点

　鼻腔内のボタン電池に関しては，緊急性があり早急に除去する．
　簡単に摘出できず緊急性が低い場合には，外耳道異物も鼻腔内異物も無理せずに耳鼻科のコンサルトを仰ぐこと．

E. 気管・気管支異物

I はじめに

　気管異物には急速に呼吸困難を生じるものから，症状の乏しいものまでいろいろとある．3歳くらいまでの子供に多く認められ，急に咳き込むのを目撃されるなど誤嚥が疑われる病歴を聴取できることが多い．もちろん例外もあり，この年齢の子供の長期にわたって治癒しない肺炎や喘息に対しては異物も考慮に入れるべきである（第4章-3「子供がピーナッツを誤嚥した？ 高齢者が団子を詰まらせた？」も参照）．

II 対応の手順

　診断が大切であるが必ずしも容易ではない．多くは豆類といった食物の誤嚥が多く，レントゲン撮影を行っても写らない．詳しい病歴の聴取を行い，**呼吸音や胸郭の動き，呼気と吸気における胸部X線撮影**を行う．
　異物が一方弁（check valve）となっている場合には異物より末梢側が過膨張になり，完全閉塞となっている場合には無気肺となる．**吸気は呼気に比べ縦隔が異物側へ移動**する．
　気管・気管支異物を疑う場合には，帰宅させず経過観察を行いその後の対応を上級医に相談する．

III コツ・ポイント

　経過観察では経時的に**胸部X線撮影**する．縦隔の偏位が増大してくる場合には呼吸・循環不全を来す場合があり緊急に対処しなければならない．最初のX線が正常であっても異物は否定できない．
　顔面外傷にて歯牙欠損している場合，**歯牙誤嚥の可能性**があるため胸部X線撮影を撮影しておく．

IV その後，どうするか

　気管・気管支異物はひとりで対応できる処置ではなく，**気管支鏡**を扱う専門医に依頼すること．

V アドバイス・注意点

　子供に多く，呼吸・循環不全を来す恐れもあるため，経過観察の必要性を説明しなければならない．

F. 食道・胃内異物

I はじめに

　食道・胃内異物は3歳くらいまでの子供に多いが，認知症を伴った成人にも認められる．食道ではおもちゃや硬貨，ボタン電池，義歯，PTP（press through pack），食塊など多種多様であり，3ヵ所の解剖学的狭窄部位でとどまることが多い．胃内では長尺なもの（5cmを超えるもの）や停滞するボタン電池が問題になることがある（第4章-3も参照）．

II 対応の手順

　異物が何であるか情報を得た上で，**胸部・腹部のX線撮影**により位置を確認する．**CT撮影**が役に立つ場合もある．

　コインなど鈍的な異物で食道入口部に存在する場合には，内視鏡を用いる方法以外に喉頭展開しマギール鉗子で除去する方法や，Foleyカテーテルを用いて膨らませたバルーンで引っ張り出す方法でも除去できることがある．下部食道に存在する場合には，内視鏡を用いることになるが，操作が難しい場合には一度胃内へ落としてからとる方法もある．バスケット鉗子なども役に立つ場合がある．

　胃内異物の場合は**多くの場合経過観察**を行い，異物が体外に排出されることをX線などで確認するのでよい．**胃から移動しない場合に除去を考慮**する．

　押しピンやボタン電池など磁石にくっつく異物の場合には，先端に磁石を装着したマグネットカテーテルを用いて除去する方法もある．

　鋭的な異物の場合には内視鏡医の協力を仰ぎ，over tubeを用いて内視鏡下に除去を試みる．

III コツ・ポイント

　異物が幽門を超えている場合には経過観察でよいが，複数の磁石を飲み込んでいる場合には磁石同士の作用により消化管穿孔の可能性がある．ボタン電池は酸性環境下で腐食が進みやすいため，胃内に48時間以上停滞している場合には内視鏡などでの摘出が推奨されている．

　5cmを超える異物の場合にはたとえ幽門を超えたとしても回盲部で停滞することがあるため原則的に除去する．

IV その後，どうするか

　食道粘膜が損傷している可能性がある場合には，経腸栄養を行い経過観察が必要となる．

V アドバイス・注意点

食道に停滞しているボタン電池は，消化管穿刺や潰瘍など様々重篤な合併症が報告されており緊急性を要する．

G. 直腸異物

I はじめに

直腸異物は，性的遊戯や犯罪と関連する場合があるため**医療面接には注意を要する**．また，医療機関を受診するまでにある程度の時間経過があることが多い．

II 対応の手順

異物の情報を話しやすい状況を作るよう心がける．異物の入った経緯に関して触れられたくない可能性があるため，**具体的な異物内容，入った時期に焦点を当てた医療面接を行う**のも方法である．

腹部単純撮影により，異物の形状・フリーエアーの有無を確認しておく．単純撮影にて描出できない異物に関しては**CTが有用**である．

直腸異物は鈍的な物体であることが多く，**ほぼ全て経肛門的に摘出可能**である．肛門周囲の手術に用いられるサドルブロック（saddle block）で麻酔を行い，十分に肛門を拡張させたうえで除去する．

この際に，筆者は粘膜に対して**無傷的，かつ異物を把持しやすいバブコック鉗子**（Babcock forceps）を用いている．

異物が鋭的な場合には開腹手術も考慮するが，除去時の粘膜損傷が肛門付近だけと予想される場合には，そのまま摘出して経過観察を行う．

異物がコンドームやラップにくるまれた物体である場合，その中に麻薬や覚せい剤，大麻樹脂といった違法な薬品が入っている（Body Packing）と考え**「絶対に」薬品を流出させないように注意**する．そのまま排出されるまで待つ方法もあるが，すでに患者に中毒症状が出ている場合には袋が損傷している可能性があり，中毒に対する治療（場合によっては救命センターへの搬送）を考慮したうえでの摘出を行う．

III コツ・ポイント

腹部理学的所見に特に問題を認めないことが多い．もし，**腹膜炎や穿孔を疑う場合には，上級医とともに開腹手術を前提とした対応を考慮**する．

鉗子で把持しても動かない鈍的物体は，物体より口側で陰圧がかかってしまっている場合

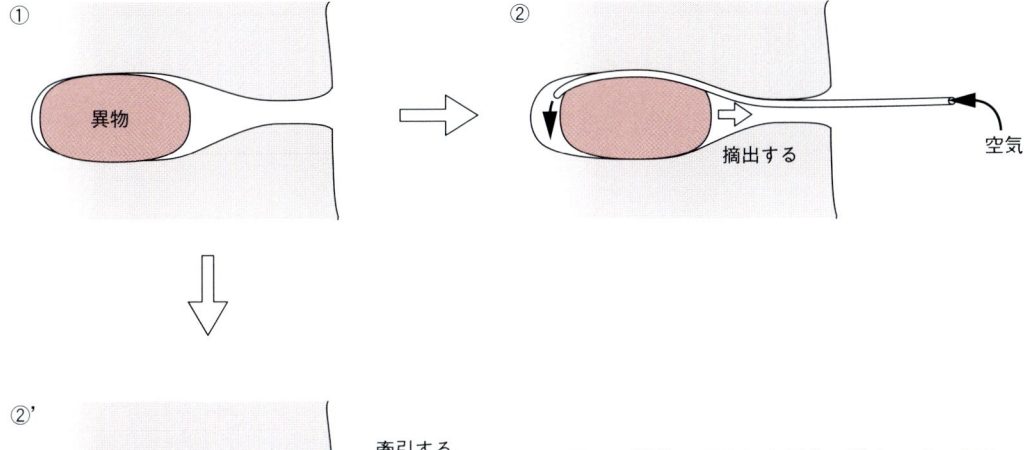

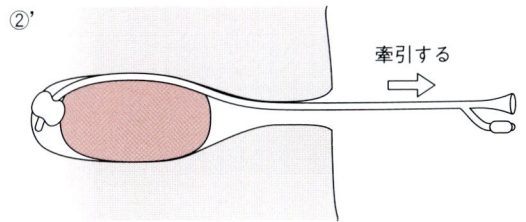

図5　粘膜に囲まれた異物が動きにくい場合の摘出方法の例（直腸や膣で考慮可能）
②やや固めのカテーテルを異物に沿って挿入し異物より口側（奥）へ空気を送り込み異物が動きやすいようにする．②' Foleyカテーテルを異物より奥へ進めバルーンを膨らませ牽引する

があるので，トロッカーカテーテルのようなやや固めのカテーテルで異物より口側（異物の向こう側）に空気を送り込み牽引するか，Foleyカテーテルのバルーンを用い異物より口側にバルーンを膨らませて牽引するのもよい（図5）．

Ⅳ　その後，どうするか

粘膜損傷などで後に合併症を生じることがあるため，除去後に**内視鏡**などで**直腸粘膜の観察を行うことが望ましい**．損傷が認められる場合には経過観察を必要とする場合がある．

Ⅳ　アドバイス・注意点

摘出時に直腸粘膜の**損傷や穿孔が生じる可能性があることを説明**しておく．子供の場合には**何らかの虐待や暴力に巻き込まれていないか留意**する．性的遊戯と関係ない場合には**精神疾患が存在する場合もある**．

H. 尿道異物

I はじめに

　　尿道異物も前述の直腸異物と同様，性的遊戯に関係する場合が多いため**医療面接では注意を要する**．異物としては，**針・体温計・筆記用具・ヘアピン**など多種多様の細長い形状のものが多く，**男性に多い**とされる．

II 対応の手順

　　単純X線，場合によっては**CT**にて異物の位置・形状を把握する．**膀胱内**に異物がある場合には，その場で摘出する必要は無く，**泌尿器科にコンサルト**する．
　　前部尿道に存在する場合には，形状によっては**揉み出す要領**で外尿道口へ向かって**移動**させ摘出する．奏功しない場合には尿道異物鉗子にて除去する．

III コツ・ポイント

　　マチ針の場合，丸い頭側が膀胱側，針側が外尿道口へ向いているため揉み出す方法では移動させにくい．この場合，**局所麻酔の上，針側を尿道を突き破り体外へ出し，丸い頭側を外尿道口へ向け直して摘出する**方法もある（図6）．

IV その後，どうするか

　　尿道内に異物残存の可能性がある場合，尿道損傷を来している可能性がある場合には泌尿器科にコンサルトする．

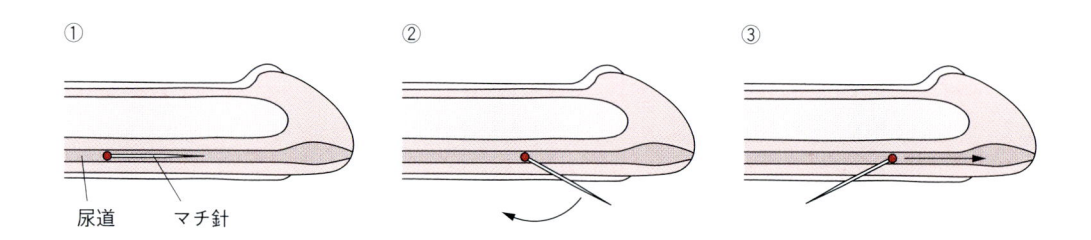

図6　尿道異物（マチ針）の場合の摘出方法の一例
②局所麻酔下に針を体外へ出しマチ針の向きを変更する．③マチ針の丸い頭側を外尿道口へ向け摘出する

IV アドバイス・注意点

後部尿道に異物がある場合には，泌尿器科にコンサルトする．膀胱内に一旦移動させてから，摘出することとなる．

I. 膣内異物

I はじめに

出血や悪露により発見されることもあり，**長時間経過している場合がある**．

II 対応の手順

簡単に摘出できる場合には除去する．**感染を合併している場合には培養を考慮**する．
出血，粘膜損傷を伴う場合や，簡単に摘出できない場合には婦人科にコンサルトする．

III コツ・ポイント

クスコを用いる場合，ブレードによって異物が隠される場合がある．**クスコを回転させ粘膜をくまなく観察**すること．

IV その後，どうするか

穿孔・腹膜炎を生じていないか，また**膀胱子宮窩やダグラス窩に異物が残存していないか**，理学的所見・画像診断を行う．
疑われる場合には婦人科のコンサルトを仰ぐ．

V アドバイス・注意点

女性が突然敗血症を疑うような状態に陥っている場合には，**タンポンなど異物の長期留置による敗血症の可能性**も考える．細菌の検鏡および血液培養を含む培養検査を行い黄色ブドウ球菌の可能性がある場合には**TSST-1産生能を有するかの検査**も考慮する．
性的遊戯や認知症以外に，**家庭内暴力（DV）による膣内異物**があることに注意する．
患者さんに不安を与えるため**男性単独での診察は行わないこと**．

J. 血管内異物

I 対応の手順

医原性に生じることがほとんどである．ガイドワイヤー破損やカテーテルフラクチャー（catheter fracture）などにより生じる．また，留置カテーテルの自己抜去に伴い生じることもある．

II コツ・ポイント

まず，**上級医に相談**し，血管内異物除去用カテーテル，バスケットカテーテルなどを用いて透視下に除去することを検討する．

III その後，どうするか

インシデント・アクシデントとしての対応を考慮する．

IV アドバイス・注意点

血管内異物を診断したときからすぐに**上級医に連絡**し，チームとしての対応を始める．
ガイドワイヤーを使用しルート作成した場合には，**必ず廃棄物の中に全長が保たれたガイドワイヤーが存在するか確認**する．穿刺針に挿入したガイドワイヤーを抜く際に抵抗を感じたら，ガイドワイヤー切断など破損の恐れがあるため無理に抜かず穿刺針ごとガイドワイヤーを抜去し改めて作成する．
中心静脈ルートの事故抜去の場合には，**ルートの先端まで抜去されているか必ず確認**する．
鎖骨下静脈穿刺による中心静脈ルートでは，pinch-off syndromeの可能性があるため第一肋骨と鎖骨の間隙が狭小となる胸骨近傍を通過しないようにする．また，体位によって点滴の流れが悪くなるような場合には，カテーテルフラクチャーの可能性があることに留意する．

参考文献
1）田伏久之：皮下異物の除去，外科治療．74（5）：823-825，永井書店，東京，1996
2）葛西猛：指輪の除去，小外科マニュアル（出月康夫ら 監，日本医師会 編），pp84，日本醫事新報社，東京，1994

Column

破傷風

　工事現場で作業中に右手を機械にはさまれ受傷した患者さんの話．指および手掌の挫滅を伴った創で砂などが付着し汚染が高度であった．近医で創の洗浄，縫合処置を受け通院加療をしていた．受傷7日目頃から，食事がとりにくいと自覚し，翌日にはろれつが回らなくなり，食事をとることができなくなった．症状は改善をみせず，2日後全身の痙攣，後弓反張が現れたため「破傷風」を疑われて救命センターに搬送された．来院時，右手の創そのものは治癒傾向にあるかにみえたが右手全体にわたる腫脹を認めた．レントゲンを撮影したところ手掌内に小さな砂粒が残っていた．創を開放し，異物・壊死組織をとり除き洗浄した．人工呼吸・抗痙攣薬を用いた全身管理を2週間ほど要したが一命をとり留めることができた．破傷風は，現在では稀であるため診断が遅れることがあり，注意しなければならない．初期治療にて①汚染創や感染創でないか（受傷機転や創の状態をよく知る），②golden time（受傷から6時間以内）に創処置ができるか，③破傷風予防注射歴，を考慮すべきであろう．英国では，創のある患者に対しては初診時に「最近10年間に破傷風の予防接種を行っているか？」を必ず医療面接で聞き，行っていない者に対しては破傷風トキソイドによる能動免疫を行っている．

著者プロフィール

●大西光雄（Mitsuo Ohnishi）：国立病院機構大阪医療センター 救命救急センター．専門：救急医学，外傷外科学．エビデンスやガイドラインを理解することはとても大切である．しかし決してこれらを当てはめることに時間を労してはならない．患者さんそれぞれの病態をよく考え，さらにエビデンスやガイドラインが導き出された背景にまで思いをはせながら，"当てはめ"ではなく理論的に治療を行うことが望ましい．指導してもらえる期間はそれほど長くない．苦言を呈してくれる同僚・先輩には感謝を！

第4章 困ったときに開くページ

3 子供がピーナッツを誤嚥した？高齢者が団子を詰まらせた？
－誤嚥が疑われる症例は要注意

平出　敦

まず考えるべきこと・すべきこと

- 何を口にしたのか，手がかりになりそうな状況証拠を徹底して聴取する
- 誤嚥が疑われるケースでは，呼吸器系の症状の観察がきわめて重要である
- 胸部，腹部のレントゲン撮影は大きな手がかりになる
- CTをはじめとする画像診断も重要な情報を与えてくれる可能性がある

I はじめに

　子供がおもちゃを飲んだ．おじいさんが団子を食べている時に，苦しみだした．
　誤嚥は，人間の営みの中では日常的な出来事である．しかし，だからこそ医療従事者の側からみて要注意なのである．中でも特に要注意のケースとは，特に子供が何を飲んだかわからない．ひょっとしたら，**誤嚥しているかもしれない**という場合である．
　どうすればいいか！　多くの場合，誰も見ていないときに，エピソードは起こっている．どんな場合にも適応できる確定的な診断法があるわけではない．しかも，症状が明確でないからたいしたことはないだろうという安易な判断が，きわめて深刻な結果をもたらすことがある（第4章-2「異物摘出のいろいろ」の稿もあわせて参照のこと）．

II 対応の手順

① 医療面接

　口の周りに異物がついていたとか，その場にあったはずのものがなくなっているとか，そういった情報でも手がかりになる．また，どんなタイミングで症状が生ずるようになったのか，も重要な情報である．子供が「**ピーナッツを食べていたときに，兄に後ろから背中をたたかれて咳き込みだした**」などといった情報はかなり決定的である．高齢者を除けば，**2歳ぐらいまでの年齢で特に要注意**である．

② **身体診察**

身体診察においては観察が重要である．**咳，喘鳴**などの所見があれば，きわめて怪しい．エピソード前から所見がなかったかどうかを確認する．呼吸困難がないかどうかの視診も手がかりになる．明らかな喘鳴や，苦痛を伴うような呼吸困難だけでなく，わずかに**鼻翼呼吸**をしているとか，よく観察すると**呼吸補助筋**を使っているとかいった微細な異常をとらえるように努力する．呼吸数や吸気時間の延長も重要なサインである．口の中を観察することも忘れない．

③ 聴診は注意深く胸部全体にわたって行うが，まず呼吸音に**左右差**がないか，**異常音**が聴取されるかを検討する

④ 胸部単純X線撮影，腹部単純X線撮影を行う．咽頭や喉頭の異物が考慮される場合は，頸部のX線撮影も必要である

⑤ **X線撮影**で描出できないものを誤嚥した可能性がある場合は，**胸部CT**も手がかりになる

⑥ 肺野の読影においては，異物を直接検証する以外に，over-inflationや，無気肺，浸潤影などの異常も重要な所見となる

⑦ 胃に入った異物については，X線撮影で直接，金属などが判別できるだけでなく，多量に服用した錠剤やペンキなどもしばしば判読できる．この場合は，第4章-4「中毒患者の初療」の稿の急性中毒の処置に沿って，胃洗浄を考慮する．ただし，金属片や，たとえ食物でなくても毒性が問題にならない物質では，自然に体外に排出されるのを待つ

⑧ 常識では誤飲が考えにくいケースでも，**患者の精神的な問題が大きく関与しており，撮影をしてあげることにより患者が安心して帰宅できる**ということもある．お腹の中で時計が動いていると精神疾患の患者が訴えるため，腹部単純撮影をしたところ，本当に胃の中に時計が入っていたケースもあった

III コツ・ポイント

胃におさまっているケースと，気道に入っているケースでは，全く緊急度が異なる．豆類を子供が誤嚥した場合は，放置して窒息したり，散って重症肺炎になったりする可能性が高い．気道に入った場合の摘出は，全身麻酔下に高度な耳鼻科的処置を要する．胃に入っているケースでは，翌日，受診していただくなどフォローの段どりをしっかりする．

摂取した物質に毒性があるかどうかは，製造者や**日本中毒情報センター**（第4章-4「中毒患者の初療」p.162，参照）に問い合わせて，確認する．

IV その後，どうするか

誤飲や誤嚥が否定的で，帰宅させる場合は，時間的に1ポイントで確定せずに，**翌朝**も必ず受診していただく．変化を感じたら夜中でも再来院するように言っておくことも重要である．

メモ1：児童虐待の発見

「**児童虐待の防止等に関する法律**」では児童虐待を受けた児童を発見した者は，すみやかに通告しなければならない，とされており，子供の虐待を発見しやすい立場にあるものとして，学校の教職員などとともに医師が取り上げられている．当直帯に，親がこのような児童を連れてくることはありがちなことである．虐待を受けた児童を発見する手がかりは，

1. 打撲部の**皮下出血**が時間が経過したものであるなど，来院までの時間関係が不自然
2. 受傷原因と受傷のメカニズムや程度が合わない
3. **複数**の受傷部位がある．時間的にも**古い傷**や新しい傷が混在している
4. **親の態度**がおかしい．医療側にも非協力的な態度のことが多い．親中心で子供の異常に対する心配が希薄
5. 子供が無口で，しばしば**おびえている**

児童相談所が各都道府県に設置されている．児童虐待を受けたと思われる児童を発見した者は，すみやかに福祉事務所もしくは児童相談所に通告することが求められている．なお，守秘義務に関する法律の規定は，通告者には適応しない．また，通告を受けた児童相談所では，通告者が誰であるかを漏らしてはいけないことになっている．

メモ2：判例にみる誤嚥

誤嚥に伴う判例には，枚挙にいとまがない．しばしば問われている要件として，予見可能性と注意義務があげられる．誤嚥しやすいとわかっていたのに安易に食べさせた（予見可能性）．そして見守りが不十分だったといったことである（注意義務）．高齢者，子供（2歳以下は特に）は，その点，要注意である．判例で目立つのが，介護施設などにおける，あるいは医療機関での術後の，高齢者の誤嚥である．高齢者の誤嚥は誤嚥防止の生理的機能の低下も背景にあったり，痴呆が背景にあったりするので，頭の痛い問題である．しかし，誤嚥は，しばしば"繰り返す"イベントであることも，念頭に入れておくべきである．高齢者が誤嚥を3回繰り返したが，いずれも"もち"が原因で，いずれも意識消失に至って，いずれも同じ救急隊が駆けつけてケアしたという体験を，救急隊員から聞いたことがある．最終的にどうなったかは，聞くのを忘れた．

子供のケースでは，いったん帰宅させたところ，その後，呼吸困難が増強して，再び来院した時は心停止であったなど深刻なエピソードもある．

なお，誤嚥した患者に対して適切な救急処置を行う能力も医療従事者にとって欠くことができない．完全に異物により気道が閉塞した時は，腹腔や胸腔の内圧を一度に押し上げることが効果的である．子供が飴玉を詰まらせたが，おなかを抱きかかえて医療機関に向かう途中で，あわてて大きな力が加わり飴玉が飛び出したといった話もある．しかし，医師のもとにきたケースでは，盲目的な処置の段階ではなくて，喉頭鏡などをもちいた直視下での処置が適応する場合がほとんどである．

Column

思いがけない"異物"

　世の中には，さまざまなものを体に入れる趣味の方がいるらしい．膣や肛門などから入れるのは，まだありふれた方で，尿道口から膀胱内に異物を挿入して取り出せなくなったケースなども聞いたことがある．気まずい誤診を防ぐためには，医療面接を大事にすることと，労をいとわず，画像診断による確認をすることであろう．精神疾患のある患者が，左の顔に虫がわいてくる，これが動き回る，と主張する．納得して帰宅してもらうため，顔面のCTをとったところ，左上顎洞の炎症が明らかであったケースもあった．

著者プロフィール

●平出　敦（Atsushi Hiraide）：京都大学大学院 医学研究科 医学教育推進センター 教授．
　詳細はp.56を参照．

第4章 困ったときに開くページ

4 中毒患者の初療

岡田邦彦

まず考えるべきこと・すべきこと

- **バイタルサイン**が安定しているかどうかをチェックする．意識，呼吸，血圧，脈拍，体温などをすばやくチェックする．これがすべての始まりです
- 何を飲んだか，吸ったかの**情報**をできるだけ収集する．家族などの同行者がいれば，既往歴，何か飲んだ形跡（薬のシート，薬品のびん）がないかどうかを詳細に聞く．口もとについた色や口臭，瞳孔所見なども大事な情報です．記載を忘れずに

I 対応の手順

① バイタルサインのチェック
⬇
② 全身の観察
⬇
③ 服用後1時間程度なら必要に応じて胃洗浄を考慮（図1，2）
⬇
④ 必要なら吸着剤，下剤・拮抗薬の投与
⬇
⑤ 入院・転院の適応を考える

❗ 観察時のチェックポイント

1．意識は大丈夫か
2．呼吸は安定しているか
3．不整脈や異常な心電図波形はないか
4．付着した物質や吐物の色やにおいはどうか
5．瞳孔が縮瞳か散瞳か
6．低体温・高体温はないか

図1　胃洗浄
左側臥位にして行う．太いチューブで200〜300 mLの洗浄液を入れて，自然流出で回収する．内容物を見てから，廃棄する

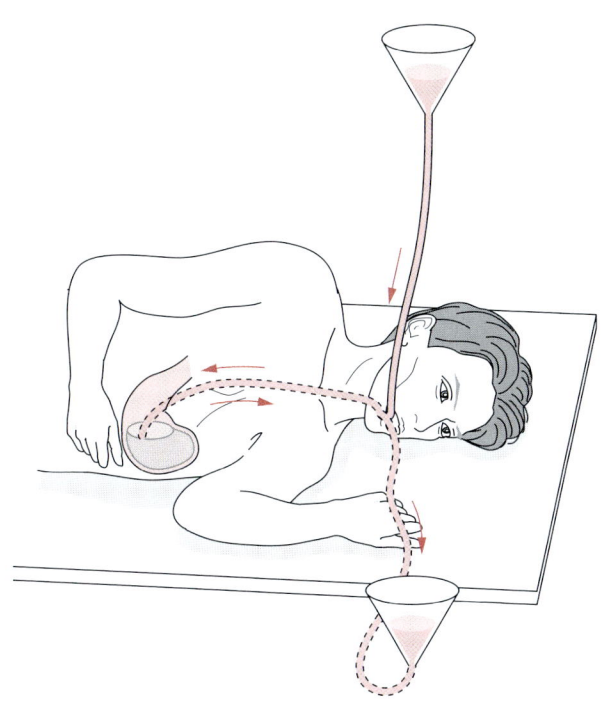

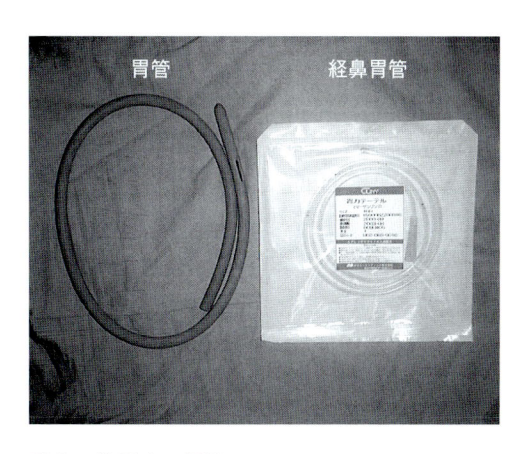

図2　使用する胃管
左の胃管のようにできるだけ太いチューブで経口的にやればよいが，右のような通常の経鼻胃管でもできるかぎり洗浄し，活性炭を入れればかなり有効である
太さの目安：成　人　34〜36 Fr
　　　　　　乳幼児　16〜28 Fr

II コツ・ポイント

A. 胃洗浄をする場合には慎重に行う
- 内服後の時間や誤嚥の危険性を考えれば**意外に胃洗浄の適応は多くない**
- 胃洗浄後の**活性炭投与**は毒物の吸収阻止にはかなり有効
- くれぐれも**気道確保**は十分に行うこと
- 点滴ルートも確保しておいた方が望ましい

B. 胃洗浄の1回量は200〜300 mLの微温湯か生理食塩水で行う．体位は左側臥位にする
活性炭は1 g/kgといわれているが，実際には20〜30 gを200 mLの水で溶かして投与するのが現実的（活性炭はとても溶けにくい！）

C. 中毒物質の特定につながる所見は見逃さない
縮瞳・散瞳，体に付着した吐物の色など

D. 何を飲んだかの情報収集は十分に行う
家に薬や農薬を飲んだ形跡はないか．あれば薬のシートや農薬のびんなどを持参してもらう

E. 二次被害防止
刺激臭・揮発性のある農薬が胃の中で有毒ガスを発生する物質（アジ化ナトリウム，硫化物など）はマスクやゴーグルをするとともに，検体をすぐ密封して，部屋の換気を十分に行なうこと

III その後，どうするか

　少なくとも，意識が無いなどの**バイタルサインに異常がある場合には入院を考える**．子供のタバコの誤飲などを除き，胃洗浄以上の処置をした場合も入院が必要であろう．抗鬱薬をはじめ不整脈をきたす薬物も多く，**心電図モニターを装着しておくことが望ましい**．農薬による中毒や経験のない中毒の場合など（特にパラコート中毒は20 mLでも致死量となる！）は**救命救急センターでの早期の治療**が必要なことが多く（翌日では間に合わない！），**上級医や救命センターの医師にアドバイスを求めることは重要である**．回復後は精神科コンサルトも含め，十分なケアを忘れずに．

IV アドバイス・注意点

　基本的に中毒の重症度の評価は意識，循環，呼吸などの**バイタルサイン**で判断すればよい．治療も胃洗浄など行わなくても，循環，呼吸を注意深く保っていけば多くの場合は改善していく．しかし，パラコート中毒，有機リン中毒，多量の抗鬱薬などは落ちついているように見えても**救命センターへの転送**も含めた，迅速で慎重な対応が必要である．対応に苦慮した時には**日本中毒情報センター**で情報を得るのも一手段である．24時間体制で情報提供を行っている．

●日本中毒情報センターの問合せ先

> **（財）日本中毒情報センター**
>
> 　一般市民専用電話（情報提供料は無料：通常の通話料は必要）
> 　　　　（大　阪）　　TEL：072 – 727 – 2499（365日 24時間対応）
> 　　　　（つくば）　　TEL：029 – 852 – 9999（365日 9 ～21時対応）
>
> 　医療機関専用有料電話（一件につき2,000円）
> 　　　　（大　阪）　　TEL：072 – 726 – 9923（365日 24時間対応）
> 　　　　（つくば）　　TEL：029 – 851 – 9999（365日 9 ～21時対応）
>
> 　タバコ専用電話（情報提供料は無料：通常の通話料は必要）
> 　　　　　　　　　　TEL：0727 – 26 – 9922（365日 24時間対応）
> 　　　　　　　　　（テープによる情報提供）
>
> 　化学物質（タバコ，家庭用品，etc），医薬品，動植物の毒などによって起こる急性の中毒について情報提供している．異物誤飲（石ころ，ビー玉など）や食中毒，慢性の中毒（アルコール中毒，シンナー中毒など）や常用量での医薬品の副作用は受け付けていない．

　硫化水素などの，予期せぬ中毒の事例が増えている．医療関係者の二次被害防止のために，十分な情報とともに，吐物や胃洗浄液の取り扱いに注意し，ER室の換気などに十分な注意をする事が大切である．

参考文献
1) 奥村 徹，鈴木 幸太郎：講座 消化管除染-3-胃洗浄．中毒研究，14：133-139, 2001
2) Olson KR : "Poisoning & Drug Overdose. 3rd ed." (Comprehensive Evaluation & Treatment : Olson KR, eds.), pp1-61, Appleton & Lange, Stamford, 1999
3) 日本中毒学会ホームページ：http://jsct.umin.jp/page037.html「急性中毒の標準治療」

Column

中毒治療は安全が第一です

　60代の女性が救急車で当院へ運ばれて来た．息子さんが，自宅の小屋で農薬を飲んで吐いているところを発見して救急車を呼んだとのこと．この方は抑うつ状態で当院にかかりつけ，来院してから農薬臭のする嘔吐あり，意識はややボーッとする程度で当直医は胃洗浄を選択した．500 mL程の微温湯を注入し，白色～黄色の液体を回収したが，その液体からの刺激臭がすごかった．ER中の窓を開けて換気を行ったが，当院のERは換気状態が極めて悪く，ほとぼりがさめるまでずいぶん時間を要した．ちなみに農薬は2種類の有機リン系の農薬であった．原液をずいぶん飲んだらしく，この3日後には人工呼吸管理となった．

　この話を当直医から聞いて，今年5月に熊本であったクロロピクリンを含んだ吐物からの塩素系有毒ガスによる，医療関係者の二次的被害のことを思い出した．当院ではこの熊本の事例を参考に，閉鎖式胃洗浄装置や活性炭入りのマスク，ゴーグルなどを用意していたが，より効率の良い換気設備や吐物・洗浄液の密封を日頃心がけておくことが大切だと感じた．自分の身を守ることはとても大事なことである．

著者プロフィール

●岡田邦彦（Kunihiko Okada）：佐久総合病院 救命救急センター長．専門：救急医学．趣味：走る事．ここ数年は大きな災害が起こっており，DMATとしての資格ももっているが，現在，最大の関心事は新型インフルエンザ対策．当院は感染症指定医療機関でもあり，発生時にはどう対応するか頭が痛い．新型インフルエンザは最悪の災害だろう！

小外科歴史こぼれ話⑩

麻酔薬開発物語

　麻酔薬の開発物語は，19世紀中期に米国のニューイングランドを中心に繰り広げられた興奮と惨劇と偉業の織りなす絵巻物である．それまでの悲惨な外科手術の状況からすると，麻酔薬の臨床応用の成功は，外科学の歩みにきわめて大きなエポックとなったことは明らかである．しかし，麻酔の技術は，決して麻酔作用を有する物質の開発だけではない．単に，麻酔作用を有する物質が与えられただけでは，安全に麻酔をかけることにはならない．むしろ，歴史上，気道確保や呼吸や循環のサポートの技術に支えられて，麻酔というものが集大成され，はじめて安全な技術として確立されてきたことは，忘れてはならないことである．

　急性中毒患者の診療でも，このことは実はきわめて重要である．一般に，急性中毒を引き起こす物質の多くは，実際には，麻酔作用を主体とするものである．確かに，有機リンのように特異的な病態を引き起こす物質や，青酸化合物のように細胞呼吸に致死的な阻害作用を有する物質，アセトアミノフェンのように広範な肝壊死という特異的臓器障害を引き起こす物質も存在することは存在する．しかし，そのような物質が一般の人々の日常的な活動から排除されつつあるのが，現代でもある．薬剤でも，致死的な副作用を有する薬剤というものは，次第に排除されつつある状況である．

　急性中毒患者の診療としては，多くの場合，いたずらに解毒剤にこだわるより，麻酔作用によってもたらされた意識障害や，筋弛緩作用に対し，きちんとした一般維持治療を行うことにより救命がなされるケースが圧倒的に多い．大阪で重症救急治療が始まったある日，ふぐ中毒の患者が搬入されてきた．呼吸は停止し，人工呼吸によるサポートを必要としたが，1週間もすると，患者は回復して何の後遺症も残さず，帰って行った．このとき，ふぐ毒というのは猛毒だと考えていた医師たちは，驚いたという．完全に呼吸停止になる前から呼吸循環のサポートさえきちんとできれば，実際は特異的な治療というものはいらなかったのである．

参考文献
1) "From humors to medical science: a history of American medicine", (Duffy J), University of Illinois Press, champaign, 1993

（平出　敦）

第4章　困ったときに開くページ

5 急性腰痛で動けない
― 「一生歩けませんか？」 とりあえずどうする？

竹上謙次

まず考えるべきこと・すべきこと

- すべての救急症例についていえることであるが，「木を見て森を見ず」とならないように余裕を持って**全身状態のチェックを怠らないように**．腰痛だけでは死ぬことはない
- **腰痛の原因が整形外科領域のものなのか，その他の領域の疾患なのかを判断することから始めること**が重要である．体動に関係しない疼痛や，安静にて軽快しない疼痛，腹部症状を伴う疼痛などは内臓疾患が原因のことがあるので注意する
- **高齢者は脊椎圧迫骨折，30歳から50歳は椎間板ヘルニア**を念頭において診察すること
- 整形外科的疾患であれば進行性下肢麻痺や膀胱直腸障害がない限り緊急手術になることはなく，**治療は安静および疼痛のコントロールで十分である**ことが多い

I 対応の手順

❶ 医療面接

腰痛出現の**トリガーの有無**，出現よりの経過，**下肢痛の有無**，その他の全身症状の有無を確認する．トリガーのあるケースのほとんどは整形外科領域の腰痛と考えてよい．下肢痛のある症例では下肢の神経学的検査を行うことを忘れずに．また腰痛の既往や過去の治療歴は診断・治療に大いに参考になる．

❷ 診　察

① 診察にあたって，ベッドに**仰臥位**で休んでもらう．これができないくらい痛ければ内臓疾患なども考慮にいれる．なお高齢者で後弯変形の強い症例はこの限りではない
② まず**下肢の知覚異常の有無**を確認し，足関節と第1趾の底背屈の徒手筋力テストを行う．筋力テストは左右差で評価すればよい．しびれや知覚異常，軽度の筋力低下は経過観察でもよいが**自動運動ができなければ，専門医に相談すること**
③ 次に**下肢伸展挙上テスト**（膝関節を伸展させたまま足関節を把持して下肢をゆっくり挙上させ，腰痛の増悪，下肢への放散痛の有無をみる）を行う．**陽性であればほぼ椎間板ヘルニアと考えてよい**

④ ここで**仰臥位から腹臥位に体位変換**してもらう．これが自力で数秒以内に可能であれば腰痛の程度が高度でないと判定できる．もし痛くて腹臥位がとれないようであれば側臥位をとってもらう
⑤ 最後に**局所の圧痛，叩打痛の有無**を調べる．棘突起上に叩打痛があれば脊椎の罹患高位が推測でき，特に高齢者では脊椎圧迫骨折が疑われる．また腰といっても人によってかなり高位の部分（たとえば背部）のことや，股関節部のことを指していることがあるので，**疼痛の部位の確認は次のX線検査のオーダーに重要**である

他にも深部腱反射，腰椎の可動性，疼痛誘発テストなどいろいろ重要なものもあるが必要に応じてすればよい．

❸ 検　査

診察の結果必要なX線検査を行う．**当直であれば腰椎は2方向で，骨盤部は正面像で十分であるが，疼痛の部位が必ず入るようにとること**．X線検査を確認するまでベッド上安静が無難なのでストレッチャーで検査室に行くのがベターである．

圧迫骨折が否定的で寝返り動作がスムーズであれば坐位がとれるか，立位がとれるかをトライしてみる．

❹ 診　断

初診での正確な診断にこだわる必要はない．**よくある疾患はいわゆる急性腰痛症，高齢者の脊椎圧迫骨折，椎間板ヘルニアである**．圧迫骨折，椎間板ヘルニアでは重症度の判断が重要で，下肢の神経症状が重篤で進行している症例は専門医に相談すること．圧痛，叩打痛がある症例ではX線で同部位をチェックするが，あまりX線所見にとらわれないように．圧迫骨折などは最初のX線ではわからないこともよくある．

❺ 治　療

① **安静**：坐位，立位がとれて本人の希望があれば自宅での安静でもよいが，疼痛が強い症例では原則的に安静目的で入院させるのが無難である．牽引は行わない
② **投薬**：❶，❷，❸をワンセットで処方する
　❶ 消炎鎮痛薬（ロキソニン®など）3錠，筋弛緩薬（リンラキサー®など）3錠，胃薬の内服
　❷ 坐薬（ボルタレン® 25 mg，50 mg）を頓用として使用
　❸ 外用薬（セルタッチ®など）
③ **注射**：投薬でも効果ないようであれば❶または❷をトライする
　❶ ペンタジン®筋注（必ず入院させてから）
　❷ 局所注射：1％キシロカイン®にステロイド（リンデロン® 2 mgなど）またはノイロトロピン®などを加えたものを疼痛部位の筋膜下に局所注射する．キシロカインの量は数mLで適宜増減してよい
　その他に腰部硬膜外ブロック，仙骨部硬膜外ブロック，神経根ブロックなどがあるが無理をしない方がベターかも．
④ **装具**：帰宅する場合などは既製品である簡易コルセットなどを処方してもよい

II コツ・ポイント

① 腰痛がかなり強いと腰を先に診察しがちになるが，**最も重要なのは下肢の神経学的所見なので下肢から診察する**
② 痛みを誘発する診察（下肢伸展挙上テスト，圧痛，叩打痛）では**非常にゆっくり挙上**したり，**最初は弱く叩いたり**しなければ激痛を伴うことがあるので注意を要する．また腰痛に左右差がある症例ではなるべく負担を軽減するために**健側より診察する**
③ 身体所見とX線所見にギャップがあるときは**身体所見を優先させる**．高齢者で棘突起の叩打痛があればX線所見にて骨折がなくとも圧迫骨折に準じた治療を行う．またX線にて圧迫骨折があっても叩打痛がないようであれば陳旧性のことがあるので骨折とは考えない
④ 多くはないが癌患者では病的骨折，発熱のある患者では化膿性脊椎炎，若年者では心因性の腰痛であることがある

III その後どうするか

帰宅させる場合には腰痛の増悪，下肢脱力などがあれば至急来院するように指示し，そうでなくとも**翌日には必ず再診**させるよう心がける．診察時の症状が投薬などの治療に抵抗し，増強したり，神経症状が出現するようなときは，精査を必要とする疾患であることがあるので，診断書は原則的に当直では書かないこと．書く場合には診断名は症状名でもよい．安静期間は数日から1週間を限度とする．

入院治療を行うのであれば**腰痛の変化を把握**する．安静・投薬・注射にても症状が増悪しているようであれば下肢症状出現などに注意を払う．軽快しているようであればそのまま経過観察でよい．

きちんと検査を行ない，適切な治療を受ければ，ほとんどの患者さんが歩けるようになる．

IV アドバイス・注意点

基本的に整形外科領域の疾患であればベッド上安静で十分である．内臓疾患は稀ではあるが，いつも念頭におくべきである．下肢麻痺の症例は緊急手術の可能性もあり，麻痺の所見を見逃してはならない．一般にいわゆる急性腰痛症のような正確な診断の困難な症例が多いので無理に診断しない方がよい．

Column

痛いところを中心に

　60歳代の女性で重い物を持って腰痛が出現し，次第に腰痛が強くなり歩行困難となって来院．身体所見で第1腰椎高位ぐらいの棘突起に叩打痛あり，圧迫骨折と考えてX線検査を行った．しかし，X線検査の指示が腰椎2方向となっていたため，できあがったX線写真では第1腰椎はフィルムの中心から大きく外れており，圧迫骨折の判定は不能であった．再度第1腰椎中心のX線検査を行い圧迫骨折を確認できた．このようにX線検査は骨の投影像を見ている検査なので，見たいところを中心にしないと思わぬ落とし穴に落ちることがあるので注意を要する．特に腰椎や胸椎では中心にする高位を明示して撮影を指示するように心がける．

著者プロフィール

●竹上謙次（Kenji Takegami）：済生会松阪総合病院整形外科．専門：脊椎外科．

第4章 困ったときに開くページ

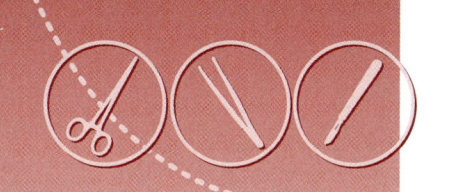

6 眼損傷が疑われたら？

永谷周子　張野正誉

まず考えるべきこと・すべきこと

- まず**眼球自体を観察**する．しかし，眼球損傷が疑われる場合は，眼球に圧が加わるようなことは絶対に避けなければならない
- **異物の埋入の有無**を検査する
- **瞳孔の大きさ，位置，対光反射**などを調べる
- おおまかでよいから必ず**視力検査**を行う．急激な視力低下がある場合は緊急性について早急に専門医に相談すべきである

I はじめに

　頭部，顔面外傷などの症例に遭遇したとき，頭部外傷ではまず救命のため，頭蓋骨折，脳出血など生命にかかわる病変を見極めることが重要である．眼球は小さな器官で生命に関係がないため，ともすれば眼損傷が見逃される傾向があるが，常に眼球の損傷についても気をつけて欲しい．その理由は，眼損傷は眼の特殊な構造から，他の身体部位では問題にならないような数mmの眼球損傷が原因で失明したり，受傷後数週して非受傷眼に交感性眼炎が発病したりして，たとえ生命が助かっても，Quality of lifeに不幸な結果をもたらすことがあるからである．頭部外傷において眼の損傷があるかもしれないということを常に念頭において診療をしなければならない．

II 対応の手順（図1）

① まず**眼球自体を観察**する
- 往々にして，眼瞼開瞼が困難な場合があるが，0.4％塩酸オキシブプカイン（ベノキシール®）を用いて点眼30秒後に麻酔効果が現われるので，開瞼器やデマル鉤にて上下眼瞼を開瞼し眼球を観察する．開瞼の際，眼球破裂の可能性もあるのでなるべく眼球を圧迫しないよう仰臥位では水平方向に力をかける

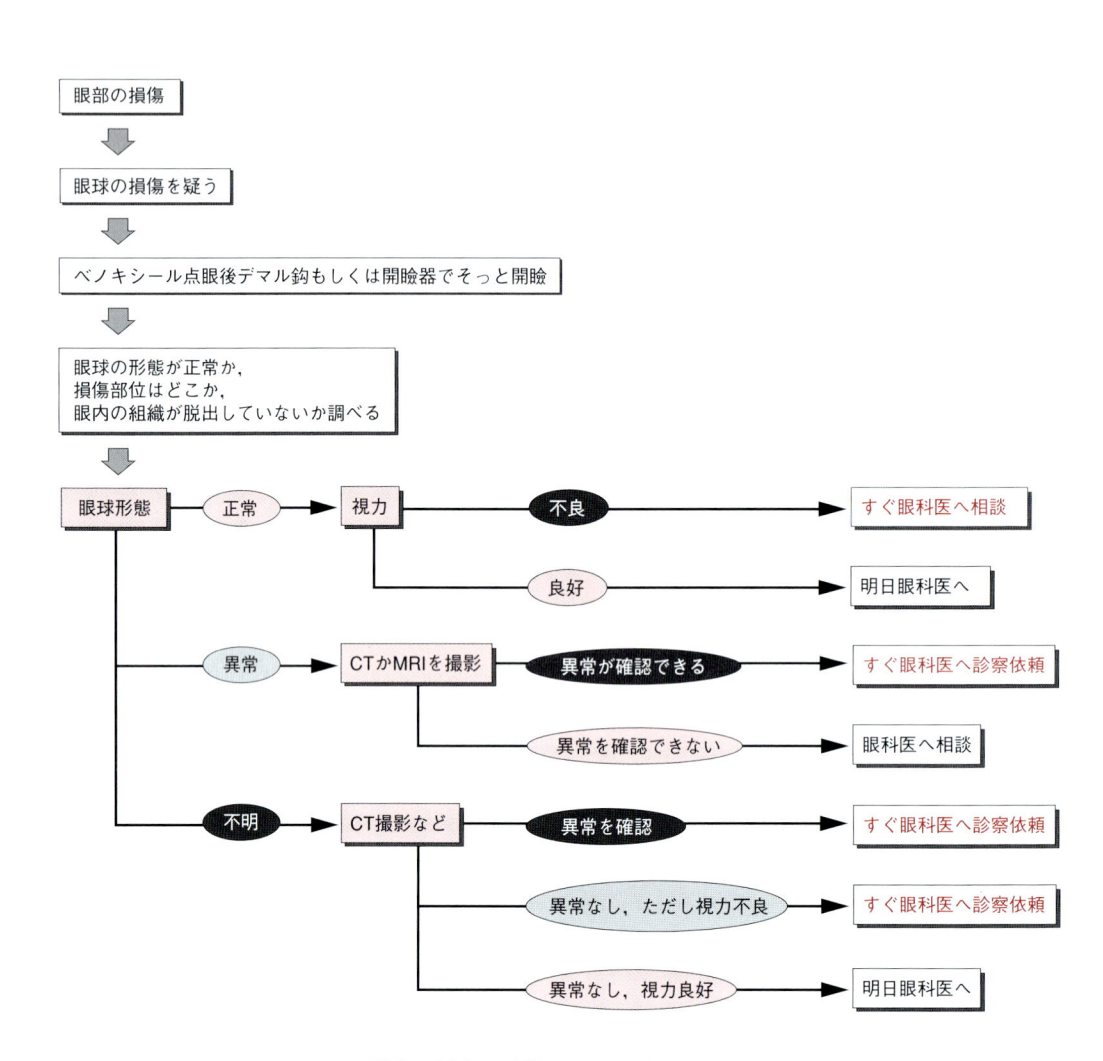

```
眼部の損傷
   ↓
眼球の損傷を疑う
   ↓
ベノキシール点眼後デマル鈎もしくは開瞼器でそっと開瞼
   ↓
眼球の形態が正常か,
損傷部位はどこか,
眼内の組織が脱出していないか調べる
   ↓
眼球形態 ─正常→ 視力 ─不良→ すぐ眼科医へ相談
                    └良好→ 明日眼科医へ
       ─異常→ CTかMRIを撮影 ─異常が確認できる→ すぐ眼科医へ診察依頼
                           └異常を確認できない→ 眼科医へ相談
       ─不明→ CT撮影など ─異常を確認→ すぐ眼科医へ診察依頼
                        ├異常なし,ただし視力不良→ すぐ眼科医へ診察依頼
                        └異常なし,視力良好→ 明日眼科医へ
```

図1　対応の手順：フローチャート

- 眼球の形態が正常か観察する
- 損傷部位はどこか観察する．結膜下出血（白目のところの出血）は目立つが，必ずしも眼球自体の損傷を示すとは限らない．しかし，これが認められれば眼球に何らかの外力が加わったことが示唆されるため，眼内組織の露出がないか観察する
- ただし，眼球損傷が疑われる場合は，眼球に圧が加わるようなことは絶対に避けなければならない

　⬇

② **異物の埋入の有無**を検査する
- 結膜異物：点眼麻酔を行い顕微鏡下で摘出する．砂，石など多数認められる場合は生理食塩水にて洗眼を行う
- 角膜異物：専門医に紹介
- 眼内異物：専門医に紹介

　⬇

③ **瞳孔の大きさ，位置，対光反射**などを調べる

⬇

④ おおまかでよいから必ず**視力検査**を行う
- 光がわかるか
- 手の動きがわかるか
- 指の数がわかるか
- 新聞の大きな活字が読めるか

を質問することによって行う．複視の有無についても医療面接し，視標を用いた**眼球運動のチェック**を行う．急激な視力低下がある場合は緊急性について早急に専門医に相談すべきである

Ⅲ 症例呈示

われわれが最近経験した症例について紹介する．

【症　例】64才女性．
【受傷機転】自転車に乗っていたところ，停車していた車があけたドアにぶつかり，左顔面を強打し救急外来受診となった．
【初診時所見】左眼下眼瞼に3 cm程度の裂傷と，上下眼瞼の強い腫脹と皮下出血があり開瞼が困難であった（図2）．救急外来にて皮膚裂創を縫合し，点眼麻酔後，デマル鈎を用いて診察したところ，前房出血で虹彩や瞳孔が見えない状態であったが，この時点では眼球破裂の有無は診断できなかった（図3）．CT写真を撮影したところ，頭蓋，脳には異常なかったが，左眼球の変形があり強く眼球破裂が疑われた（図4）．さらにMRIを撮影したところ眼球の変形が著明であった（図5）．眼科医により，球後麻酔下に結膜を切除し観察したところ，外直筋付着部の赤道部を中心に90度，1.5 mmの強膜の破裂と下斜筋の断裂を認めた．強膜縫合し外眼筋を縫い付けた．

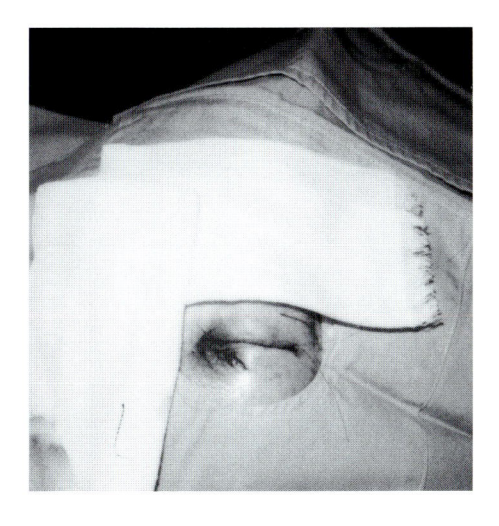

図2　受傷時外眼部
受傷直後．眼瞼に3 cm程度の裂傷と，上下眼瞼の強い腫脹と皮下出血があり開瞼が困難であった（p.12，カラーアトラス❹参照）

【経　過】数日後，超音波検査により網膜剥離が判明したが，状態が不良で光覚がすでに消失していたため，二次的硝子体手術による視機能の回復を図ることは難しいと判断した．硝子体手術を行っても，網膜の復位が得られない可能性があり，その場合眼球癆（眼球がしぼむ）になることを説明した．最終的に手術を希望されず，残念ながら失明となった．交感性眼炎が起こりやすいかどうか，HLAのタイピングを行った．

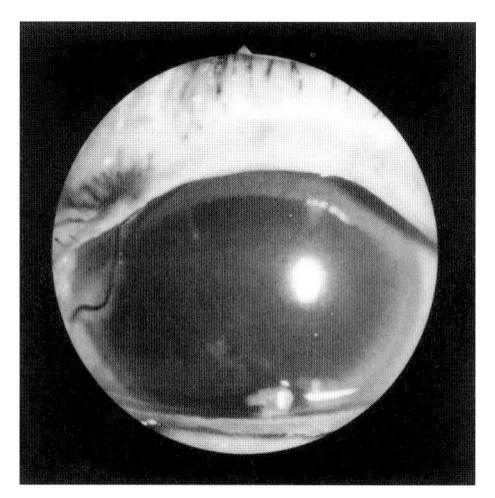

図3　受傷時の前眼部
角膜後面および前房出血で，虹彩や瞳孔や水晶体が全く見えない状態（p.12，カラーアトラス❺参照）

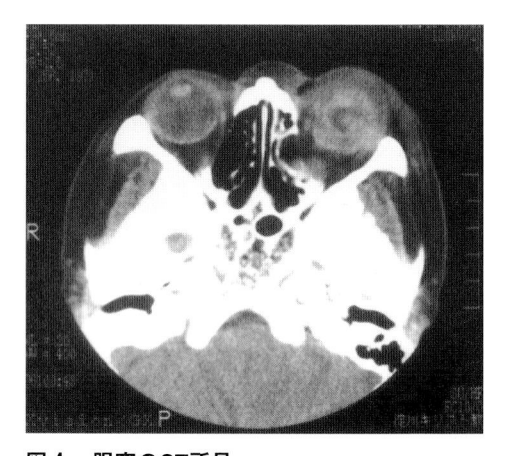

図4　眼窩のCT所見
右は正常．左は眼内が混濁している

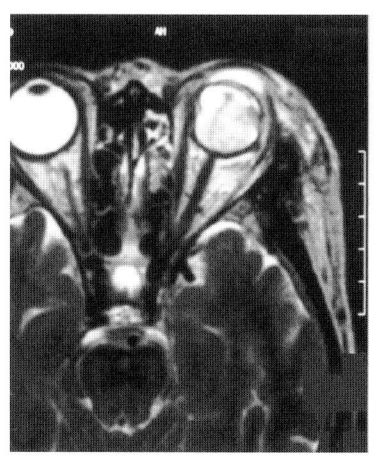

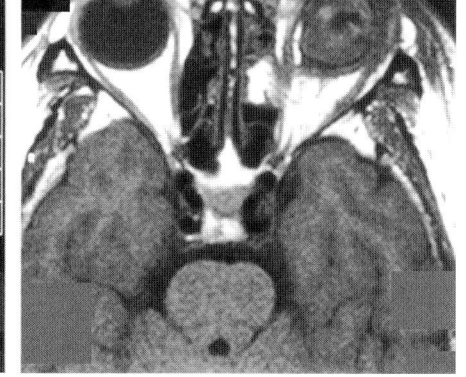

図5　眼窩のMRI所見
左眼球の変形と内部構造が変化していることが明瞭である．また，耳側赤道部に強膜の裂創がある

IV 緊急性，アドバイス，注意点

　　眼外傷は各症例により眼内組織の損傷の状態が異なり，正確な予後の予測は困難である．眼内組織の損傷の判定は眼科医で行うべきである．ただしこの際，**緊急性を判断することが重要**である．視力が正常であれば急がず，翌日でもよいことが多いが，**視力が極端に低下していたり，眼球が観察できないときは要注意で，なるべく早く専門医の診察をうけるか，指示を仰ぐのがよい**．予後に関しては最も悪い状態を想定して説明した方がよい．また業務上あるいは第三者の行為によることが多く補償問題のトラブルなども生じることがあるので注意が必要である．

V 眼損傷の医療安全について

　　眼にゴミが入るといった，軽微な外傷であっても，角膜に感染を起こすと最終的に角膜に混濁が残り，0.1以下という極端な視力障害を残す事もある．切創なら眼内感染を起こして失明することも多い．そこで，受傷早期の段階で，予後についてはあまり伝えない方が良い．眼科医でない場合は，最悪の場合を想定して，「失明に繋がることもあるので，できるだけ早期に眼科医を受診してください．」と本人，家族に伝えておく方が望ましい．

著者プロフィール

● 永谷周子（Chikako Nagaya）：ガラシア病院 眼科．専門：緑内障．興味：人口の高齢化が進み，緑内障や加齢性黄斑変性という視神経や眼底の中心の黄斑が萎縮する病気が増えています．これらの病気に対してはまだ決定的な治療がなく，失明者が増えています．この病気の治療がなんとかならないものか日々悩んでいます．

● 張野正誉（Seiyo Harino）：淀川キリスト教病院 眼科．専門：網膜疾患．眼底出血の代表である糖尿病網膜症，加齢黄斑変性，網膜静脈閉塞症が外来では多いですが，硝子体手術を必要とする網膜剥離や黄斑円孔なども治療しています．内科的治療（投薬，レーザー，硝子体注射）と外科的治療の有効性と限界を知り，うまく選択して組み合わせながら，最善の治療を今後も模索していきたいと思っています．

第4章　困ったときに開くページ

7 眼に薬品を浴びた
－眼科を探すまで何もしない？

藤原憲治

まず考えるべきこと・すべきこと

- 連絡を受けた時点で，薬品名・種類を聞き出し，受傷時間と受傷範囲を連絡者に尋ねる
- 患者の眼瞼周囲と顔面から，薬剤をできる限りガーゼなどで拭き取る
- 開瞼し，角膜と球結膜の損傷程度を把握する
- 生食で洗浄する
- 大まかな視力検査を行い，後は眼科専門医に診察を依頼する

I　はじめに

　「眼に薬品を浴びた（前眼部化学熱傷という）」の一報が入ったとき，眼科医であっても経験が浅い場合困惑するものである．ましてや眼科診療の経験のない研修医の先生方は「なぜ，自分のときに」と動揺されるだろう．しかし，差し迫った状況への対応は日常茶飯だろうから，少しの練習で先生方に必ずできる，前眼部化学熱傷への対応を説明しよう．

II　対応の手順（表）

1　事前の対応

　ここで重要なことは患者がすでに搬送されているのか，まだ電話などでの診察依頼状態なのかである．まず診察依頼状態での症例を想定する．電話依頼が本人以外である場合，
① 本人が苦痛などにより対応できないことが想定される．依頼人に5W「いつ・どこで・だれが・何を・どうして受傷したか」を簡潔に聞き出す
② まず，「受け入れ可能なので安心して下さい」と依頼者を和ませ，「**水道水でよいので直接大量の洗浄を救急車が到着するまで（約15分程度）しましょう**」と指示し，同時に救急車の搬送を促す
　ここで注意することは，自家用車で患者搬送を試みる依頼者がいるが，二次災害の危険性があり（"眼のことだからとあせってしまい事故を起こした"という事例もある），**必ず救急隊に搬送をまかせるよう指示する**．

表　当直時の前眼部化学熱傷対策ポイント（Ⅰ）〜（Ⅲ）

Ⅰ）前眼部化学熱傷チェックリスト	
① 当直施設に洗眼セットはあるか	生食パック（1L），点滴セット，膿盆 点眼麻酔か0.5%キシロカイン®，開瞼器（なければ針と絹糸） 幅広の布絆創膏，ビニールシート
② 眼科医との連携・後送について	

Ⅱ）実践編	
・診察依頼状態	5W（いつ・どこで・だれが・何を・どうして受傷したか）を聞き出す コンタクトレンズを外す 救急車依頼 救急車到着まで水道水で洗眼 薬品の残りか容器を持参
・搬送状態	5Wを聞き出す コンタクトレンズを外す 薬品を眼周囲から除去し一部採取

次に，点眼麻酔 → 大まかな視力検査 → 外傷の状況把握（眼球穿孔の有無）→ 多発外傷の有無

Ⅲ）洗眼作業

入院着に替える → ビニールシートの上にタオルを敷く → 枕の高さ → 点眼麻酔
→ 生食パックの袋を切る（短い面・長い面・底切開）→ 生食パックと点滴セット接続
→ アルコール綿花で顔面側面を拭く → 開瞼器（なければ針と絹糸で開瞼）→ 点眼麻酔追加
→ 布絆で生食パックの袋を顔面に貼り付け → 膿盆設置 → ガーゼの"こより"を外眼角に密着
→ 額もアルコール綿花で拭く → 試し出し → 固定 → 水漏れ確認
→ 持続洗眼（2L）しつつ医療面接の確認・薬品の特定

さらに，視力検査・眼科医と連絡・紹介状．必要時，頭部・四肢などのX線やCTなど検査追加

（これを縮小コピーし当直時持参するとよい）

③ さらに薬品が残っている場合，その一部，または容器を持参してもらうことも必ず指示する（薬剤の特定に必要）

次に，依頼者が本人ならば

①' 5Wの確認と大まかな水道水での洗浄をし，直ちに救急車の搬送を依頼し（約5分），さらに救急車到着までの間水洗を継続するよう指導する

　また最近の傾向として，**コンタクトレンズの装用の有無も確認**する必要がある．約10人に1人といわれるコンタクトレンズ装用者の受傷は十分考えられるので，自力か他者に外してもらってからの洗浄を指導する．この確認漏れで，洗浄が十分な効果を得られず，後日問題になることも予想される．

　次に，既に搬送されている場合について述べる．

　上述の5Wを本人に尋ねながら，受傷状況を確認し，眼瞼周囲・顔面の薬品を濡れガーゼ（生食でよい）で手早く全体に除去し，薬品を一部採取しておく（薬剤の特定に必要なため）．他は前述と同様である．

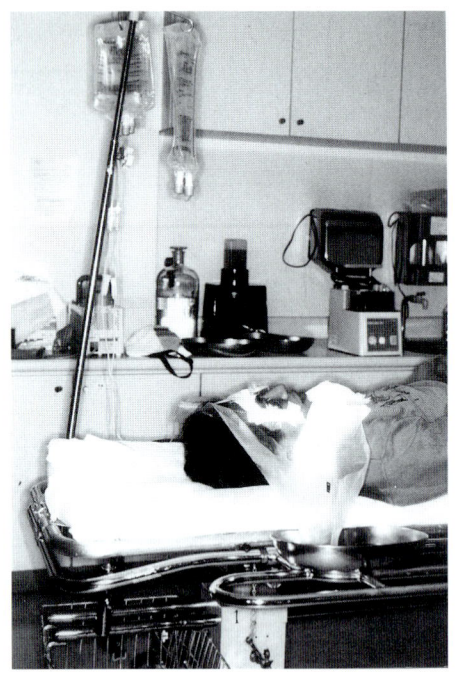

図1 実際の洗眼中の図（全体像）
手近かな物を駆使することが何より肝要

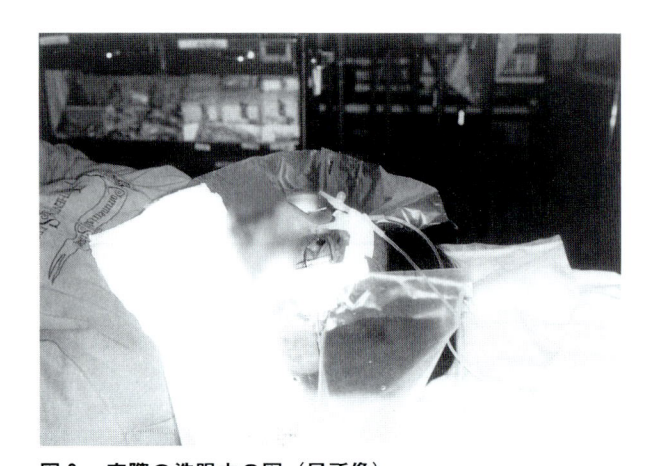

図2 実際の洗眼中の図（局所像）
生食パックの袋の使い方と生食水の落下状態に注目

❷ 準備するもの

実際，洗浄を開始するまでに下記の物を用意しておく．

両眼の場合：

① 生食パック（1Lが望ましい）を4L分
② 点滴セット2つ
③ 膿盆（大きいもの）2つ
④ 点眼麻酔薬（ベノキシール®）
　または0.5%キシロカイン®溶液
　（皮内反応は到着時適宜）
⑤ 開瞼器2つ（なければ針と絹糸を用意）
⑥ 幅広の布絆創膏
⑦ アルコール綿
⑧ ガーゼ
⑨ 入院着
⑩ ビニールシートとタオル

❸ 実際の手順

実際の作業説明をする．

① **まず前眼部の受傷状況を把握する**（写真撮影もよい）．眼球穿孔などがないことを確認し，点眼麻酔を十分行い，簡単に視力を測り（例として，眼前50cmで人の顔が判断できたなど），ペンライトで角膜・球結膜の状況を確認する
② その後，すみやかに入院着に着替え，背中にビニールシートを敷き，その上にタオルなどを敷いて仰臥位になってもらう（図1）．長時間洗浄に耐えられるように枕の高さを上げすぎないようにする
③ ここで生食パックの袋の幅の短い方をハサミで切り，生食パック本体と袋を分ける．その袋をぺしゃんこにし，先程の切開面に対して垂直に（つまり長い面に）ハサミを入れると，

幅の広いアイスクリームのコーンのような形状になる．その袋の底の先端を少し切ると排出孔になる（図2）

④ 眉毛と頬骨から下顎に至る顔面側面のラインをアルコール綿で拭き油分をとる
⑤ 開瞼器で開瞼し，さらに点眼麻酔（ベノキシール®）を追加する．開瞼器がない場合は，予めキシロカイン®の皮内反応をしておき，両眼瞼の縁に0.5％キシロカイン®麻酔を少量皮下注射し，絹糸を幅10mm程度眼瞼縁に水平に通糸し上下に軽く引いて開瞼し，絹糸の端を結び適切な位置でクリップなどで固定する
⑥ 次に，最初に切れ目を入れた袋の面を折り返し，布絆で顔側面に貼り付ける．外眼角部にできるだけ近づけて密着させ，"こより状"にしたガーゼを水の通り道にする
⑦ 額の皮膚もアルコール綿で油分を拭き取り，右眼を洗眼する場合，点滴セットの針を外した先端を左側面から額に誘導し，少量生食を流してみて，流水の落下位置が**角膜頂点かやや内眼角（鼻側）**になるように仮固定し，全開にした状態での落下位置が安定するように固定位置を調整し，最終固定する
⑧ 試し開放のとき膿盆で確実にガーゼのガイドに従い，水漏れなく排出することも確認する
⑨ 患者の精神状態が安定してから再度患者と医療面接の確認を始める．薬品の確認も始める
⑩ 次に，洗浄を一時中止し，だいたいの視力を測定し，洗浄を再開して，眼科医に連絡をとる．当然，受傷時の合併症の有無（転倒による頭部打撲や四肢打撲など）も確認する

III コツ・ポイント

　前述した手技は，実際筆者が関西医科大学救命救急センターに眼科救急担当医として赴任していた頃に行っていたものである．1Lの生食パックはそのパックがいわば"雨どい"の役目を果たし，安価なので，残りものがあれば自分で作ってみることを勧める．また自分の当直施設に上記の器具があるか予め確認し，眼科当直医に事前に協力を要請しておくのもよいだろう．他施設での当直などでは，自身の関連病院の眼科医と事前交渉をしておくのもよいことである．当然洗浄を丸々放棄するのは論外だが，稀にしか行わない手技なので必ず機会をものにし，患者さんのために先生方の人脈も広げておくことも大切だと思う．また，研修医の責務として，**5Wと受傷薬品の特定と合併症の有無はぬかりないようにし，それを眼科医への紹介状に記載する**までが一連の仕事になる．

IV その後，どうするか

　アルカリ性物質以外であれば，この手技でほぼ完了である．**アルカリ外傷全般**に厄介なのは各組織に短時間で深く進達する性質による．前眼部外傷でいうなら，角結膜障害で止まらず，前部ブドウ膜炎・続発緑内障・続発白内障・眼内炎・角膜穿孔など重症眼合併症に至る可能性が高く，そのため**可及的速やかに眼科受診の必要がある**．しかし，眼科医の対処でも大量生食洗浄は変わりなく，各担当医の先生が適切な処置をするとまずは良好である．恐れず，上記の手順でチャレンジし，チャンスをものにしよう．

Ⅴ 医療安全について

　医療訴訟が取りざたされる昨今，初版発行時からの医療を取り巻く環境の変化を鑑み以下の内容を追加したい．

- 原因となった薬品の内容を後送施設になるべく送る．当事者しかいない場合，他のスタッフにインターネット等により検索を依頼し，発売元の情報全般・可能な限りの薬剤情報と関連論文等をプリントアウトして紹介状と共に送る
- 上記内容がわかった範囲でどの程度まで対処したかを，紹介状かプリントアウトした**参考文書に記載かマーカーで示しておく**

　いかに受傷者に対し薬剤情報に即して対処したかを示すためにも，「治療根拠」を示すことも忘れないようにすべき時代と考える．EBMが叫ばれる昨今，「根拠」を提示することは「忙しいから」，「人手が足りなくて」等々では許されないわけで，そのような理由で先生方の努力が報われないのでは嘆かわしい限りである．可能な限りの努力と文書での証明を同時にすることを勧める．本項が先生方のお役に立てれば幸いである．

Column

石灰による前眼部アルカリ外傷（図1，2）

　40歳代男性．化学薬品製造工場で作業従事中に，石灰と水（水道水）が反応して爆発し，顔面に石灰が飛散した．近医（眼科）から依頼があり，水道水で直接洗浄中とのことであった．救急車到着までの間，水道水洗浄の継続依頼．その後約20分で関西医科大学救命救急センターへ搬入され，以後は私が示した手順のとおり片眼5Lの生食洗浄を当日行い，結膜嚢内の石灰片の除去をし，翌朝さらに3Lずつ洗眼し退院・外来通院とした．入院時には両眼とも裸眼視力0.3であったが，洗浄直後裸眼0.6（矯正視力1.2）となり，退院直前には裸眼視力0.8（矯正視力2.0）とほぼ受傷前と同じ状態になった．依頼者が眼科医であったため良好な結果を得たが，石灰などアルカリ外傷は科を問わずナーバスにならざるを得ない．再三くり返すが，いずれにせよ本文の**表**に即して慌てず正確に行えばよい．

著者プロフィール

●藤原憲治（Kenji Fujiwara）：藤原診療所 院長．専門：眼外傷．興味：角膜の形状変化と視力矯正の対応不全の改良．今は外傷は引退状態です．小手術を医院でできるよう努力中です．最近医院を移転しました．外傷含め日々臨床に追われる日々です．また患者要望で「疲労」について診察する事が多く，救命救急医時代の経験を生かし，また産業医として「慢性疲労症候群」等の治療に勤しんでおります．「突然の頭痛・めまい・吐き気・霞み目・重度の目の乾燥感等」で駆け込んで来られる患者さんの多くが「疲労」が原因である事が多く，ある意味「救急」症例に含まれる事があります．単なる不定愁訴で済ませるのか，判断に窮する症例です．

第4章 困ったときに開くページ

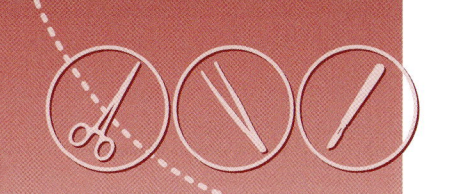

8 止まらない鼻出血，耳に入った虫

深美 悟　平林秀樹

A. 止まらない鼻出血

まず考えるべきこと・すべきこと

- **出血の原因**：多くは**特発性**（鼻かみ，くしゃみなど一過性の脈圧上昇による）であるが，**症候性**（外傷，腫瘍，炎症，異物，血液凝固異常，循環器疾患）による出血もあり，鼻出血の原因を究明する
- **鎮　静**：過度の興奮状態にあるため，生命の危険性のないことを説明し落ち着かせる

I 対応の手順

❶ 診察（所見のとり方，チェックポイント）
- **全身状態の把握**：バイタルサインや意識状態をチェックする
- **問　診**：出血側，出血開始時間，持続時間，出血量，鼻出血の既往，基礎疾患の有無，抗凝固薬服用の有無などを聞く
- **出血部位の確認**：鼻鏡による鼻内の観察を行い，**出血点**を確認する（図1，2）

❷ 具体的な処置・検査
- **血液生化学的検査**：貧血・脱水の程度や肝・腎機能など他の異常所見の有無を知る．可能であれば，出血・凝固時間，プロトロンビン時間，部分トロンボプラスチン時間を測定する
- **輸　液**：中等度以上の出血例では，循環血液量を補うために**補液の持続点滴静注**を行う．また，重症貧血では早急に輸血を行う必要がある
- **血圧のコントロール**：来院直後の収縮期血圧が200 mmHgを越えていることも稀ではない．患者，家族を落ち着かせるとともに，降圧薬で血圧をコントロールする必要がある

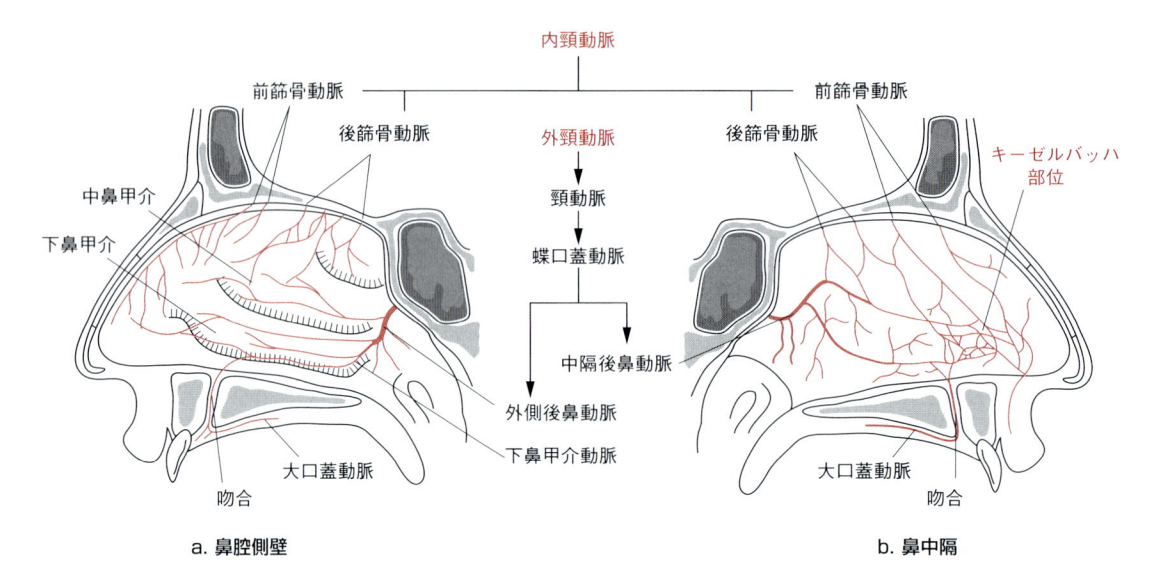

図1 鼻腔側壁および鼻中隔の血管について（特に動脈）

多くは鼻腔前方のキーゼルバッハ部位からの出血である．鼻腔後方からの出血では止血困難な例が多い．文献1より改変

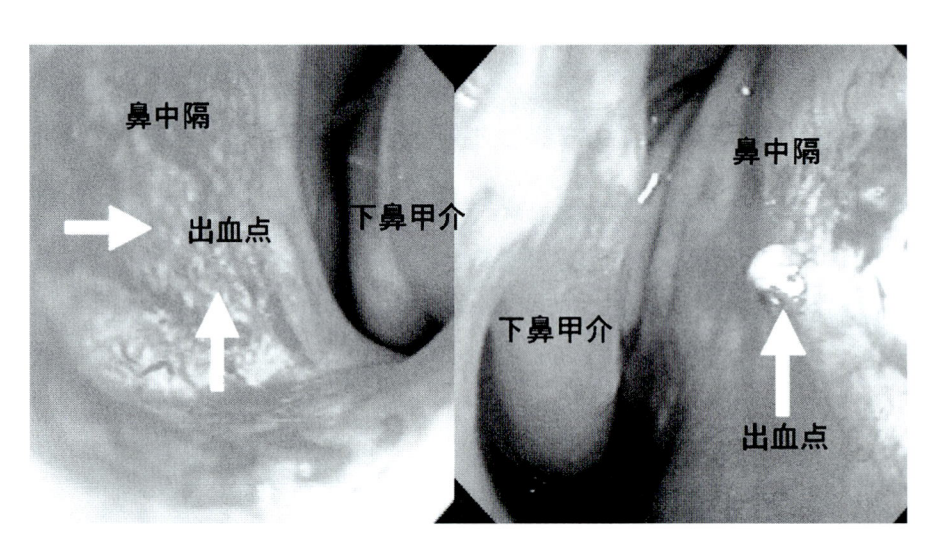

図2 鼻出血の出血点

ともに鼻腔前方の出血点を示す．右図は鼻中隔前上方に水道の蛇口のような出血点を認める（矢印）．左図は鼻中隔前下方の毛細血管が密に吻合したキーゼルバッハ部位からの出血点を認める（矢印）．また，静脈性出血として，小児では鼻中隔軟骨前端部後方（キーゼルバッハ部位の前方）を垂直に走る静脈や，成人では下鼻道側壁の後下方にあるwoodruff静脈叢からの出血例が多い

❸ 治療（薬の処方など）

1）止血法

　　　　Trotter's method（図3）が原則である．**5,000倍ボスミン®液**を浸した綿球やガーゼを鼻腔に挿入すると効果的で，鼻腔前方からの出血はこの方法で止血可能である．また，鼻用のメローセル®サージカルスポンジは高価であるが，有効な止血器具となる．止血しない場合には鼻腔前方でも異常に血圧が高い場合や症候性の場合，**鼻腔後方からの出血**が考えられる．

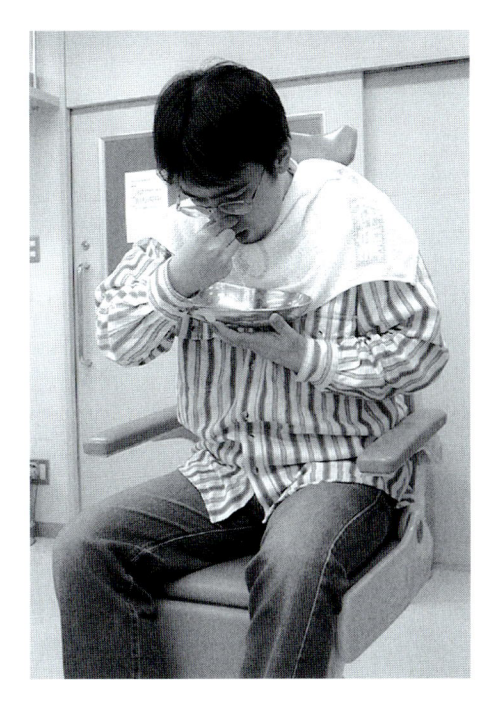

図3　Trotter's method
坐位とし頭を下げ，口呼吸させながら，人差し指と親指で両鼻翼を10分以上強くつまむ．また，咽頭に流下した血液を嚥下しないように指示する

多量に咽頭へ血液が回り込む場合には，尿道用バルーンカテーテルによる後鼻孔パッキングが有用である．止血困難な場合，電気凝固，ベロックタンポン，動脈塞栓術などの止血法もあるが耳鼻科専門医に処置を委ねる．

2）止血薬

血管収縮薬の点鼻（プリビナ®，トーク®など）や内服薬や点滴用製剤（アドナ®やトランサミン®）もあるが，速効性はない．

3）降圧薬

異常な高血圧の場合，速効性降圧薬（アダラート®など）の内服，ペルジピンLA®の点滴を行い，血圧をなるべく低い状態に保つ．

II　コツ・ポイント

直接出血点に綿球やガーゼがあたらなくても，止血剤が作用して止血できることもある．まず，前述の処置を行ってみるべきである．

III　その後，どうするのか

止血例でも再出血の可能性もあり，必ず翌日以降に耳鼻科外来を受診させる．**止血困難例は，補液の持続点滴を行ったまま，直ちに耳鼻科医が待機している病院へ搬送する．**

第4章　困ったときに開くページ

IV アドバイス・注意点

血液の嚥下は**嘔吐**の原因となり，凝血塊の誤嚥は窒息の原因となるため，咽頭に流れ込んだ血液は吐き出させ，逆に臥位とならないように注意する．また，出血による循環血液量減少時の安易な降圧薬の使用は**ショック，脳梗塞**の原因になる．緊急事態に備えて常に吸引器・酸素吸入や静脈路確保の準備を行っておく．

B．耳に入った虫

まず考えるべきこと・すべきこと

- 問　診：いつ，どこで，何をしていたときに，どちらの耳に入ったかを簡潔に問う
- 症　状：虫の種類により耳閉感，耳内雑音，耳痛など症状は異なる．特に甲虫類は疼痛が激しい

❶ 診察（所見のとり方，チェックポイント）

虫の確認：耳介を後上方に牽引し，耳内に光を当て観察する．携帯型の電池式耳鏡があると便利である（図4）．写真は，耳内に迷入した虫体を示す（図5，6）

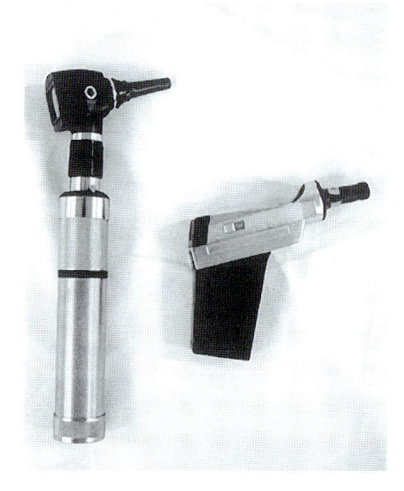

図4　携帯型電池式耳鏡
右がホッチキス型，左がウェルチアレン型耳鏡である

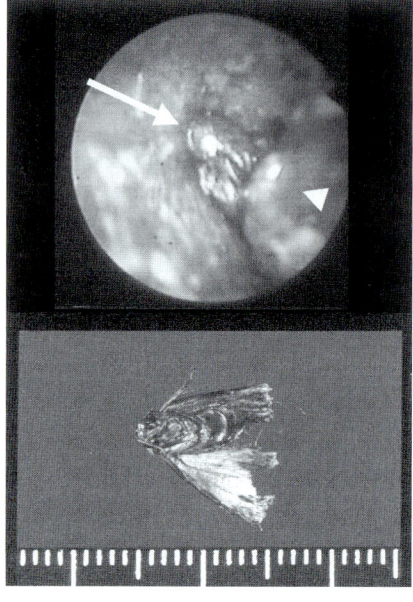

図5　耳内虫異物（蛾）
上：顕微鏡下に撮影した右耳内鼓膜付近の虫体（矢印）．外耳道前方は血腫（矢頭）で，患者自身が異物を摘出しようと耳掻きで損傷した
下：摘出した蛾成虫

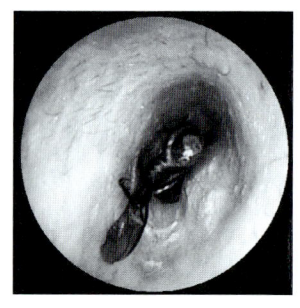

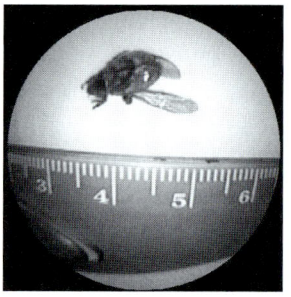

図6　耳内虫異物（甲虫）
上：右耳内深部に進入した甲虫
下：摘出した甲虫
（栃木市，中村昭彦先生より提供）

❷ 具体的な処置・検査

虫を確認後，耳内に8％キシロカインスプレー®の噴霧や4％キシロカイン®液の滴下を行う．通常は1〜2分後に虫は動かなくなる．それがない場合はオリーブ油でも代用可能だが，虫が動かなくなるまで時間を要す．

❸ 治療（薬の処方など）

虫体摘出が唯一の治療法となる．前述の方法により虫体を殺してから吸引や耳垢鉗子で摘出する．場合により感染予防に抗菌剤や疼痛緩和のため消炎鎮痛薬を処方する．

II コツ・ポイント

耳内に動く虫を確認したからといって，急いで虫を摘出しない．まず，虫を麻酔してから摘出すること．

III その後，どうするのか

虫自体による外耳道・鼓膜損傷や虫を摘出できた場合も虫体の一部残存による耳内の炎症を生じることもあり，翌日以降に必ず耳鼻科を受診させる．また，摘出困難な場合は早急に耳鼻科医がいる救急病院を紹介する．

IV アドバイス・注意点

キシロカイン®を用いた方法は，耳内の虫を動かなくする有用な方法である．しかし，鼓膜穿孔がある際には，麻酔液により内耳が麻酔され**めまい**が生じるため注意を要す．

文　献

1) 斎藤等：鼻・副鼻腔疾患を理解するための基礎　2．解剖，「CLIENT21 耳鼻咽喉科 領域の臨床12 鼻」（野村恭也ら 編），pp17-28, 中山書店，東京，2000

Column

鼻出血

　鼻出血の処置中，患者が倒れるのは珍しいことではない．原因は，処置の痛みや緊張から生じる迷走神経反射性失神や循環血漿量減少による出血性ショックである．しかし，予想外の疾患に出会ったことがある．症例は58歳の男性で，右鼻腔からの出血にて受診した．鼻内所見から右鼻中隔粘膜に出血点を確認したため，この部位を電気凝固しようと患者さんに説明しかけたその瞬間に突然白目をむいて倒れた．話しかけても反応がない．出血量も少量で，血圧も脈も正常で，ショックとは言いがたい．「これは，おかしい」と心電図をとったが異常ない．10分後もまだ意識がない．意識以外には全く異常がみられないので，内科医に診察してもらったところ，ヒステリーの可能性があるという．確かに，仰臥位の患者の腕を持ち上げて急に離すと自分の腕をかばいながらゆっくり腹部に持っていく．なるほど，ヒステリー症状である．その患者は，精神科外来に搬送されることになった．

著者プロフィール

●深美　悟（Satoru Fukami）　　　　：獨協医科大学 耳鼻咽喉科 講師．専門：耳鼻咽喉科一般．興味：中耳手術，小児難聴，補聴器．
●平林秀樹（Hideki Hirabayashi）：獨協医科大学 耳鼻咽喉科 教授．

第4章 困ったときに開くページ

9 脱落した歯はどうする？

額田純一郎

まず考えるべきこと・すべきこと

- 脱落（脱離）歯は再植によって保存できる場合が多い
- **脱落歯は歯根膜の生存中に歯槽窩に挿入（再植）する**
- 再植の成功の鍵は脱落歯に付着している歯根膜の有無・生死にある
- **脱落歯保存液には"牛乳"が優れている**（乾燥状態30分以上で歯根膜壊死）
- 脱離歯を除いた他の外傷歯では，まず止血・縫合や脱落しそうな歯には脱落しないように仮固定（「Ⅱ 対応の手順」参照）を行い，あくる日に歯科口腔外科に処置依頼する

Ⅰ はじめに

歯の外傷分類ならびに歯の外傷の模式図を図1，2に示す．

Ⅱ 対応の手順

① **パノラマX線撮影**は開口障害患者にも歯の外傷状態や顎骨骨折の観察に優れている
② 歯の破折，動揺度（脱臼の程度），位置異常，打診痛，喪失，冷水痛（露髄）の有無を診査する
③ 受傷部位を洗浄し，異物除去・止血処置を行う．局所麻酔薬にはエピネフリン添加キシロカイン注射液®（2%）を0.5〜2 mL使用する
④ 脱落歯の即時型・遅延型再植ともに**患者の同意**が得られれば，**原則として再植**する
⑤ **脱落歯の洗浄**：生理食塩水を注水し，根面の汚れのみを除去する．歯根膜の汚れが落ちにくい場合，ガーゼに包み生理食塩水に入れて超音波洗浄（3分以内）する
⑥ **再植，仮固定**：歯槽窩の血餅洗浄後，軽く歯槽窩へ脱離歯を挿入（再植）し，"ボーンワックス"を用いて隣の歯と仮固定する（図3）

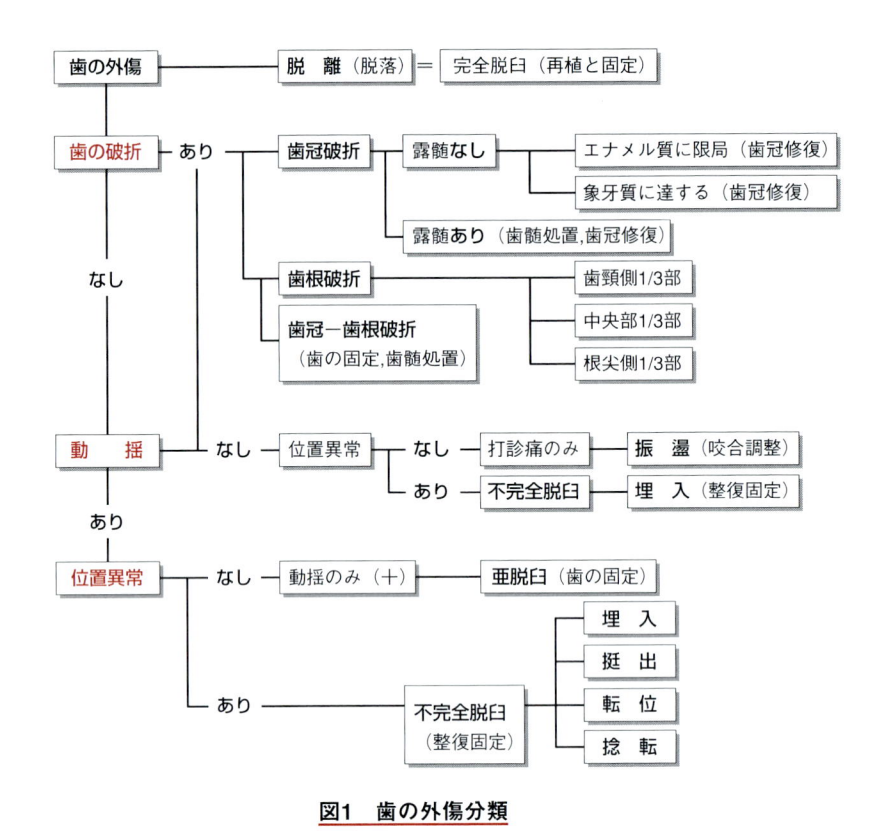

図1 歯の外傷分類

```
歯の外傷 ─── 脱 離（脱落）＝ 完全脱臼（再植と固定）

歯の破折 ─ あり ─ 歯冠破折 ─ 露髄なし ─ エナメル質に限局（歯冠修復）
                              │         └ 象牙質に達する（歯冠修復）
                              └ 露髄あり（歯髄処置，歯冠修復）
              ─ 歯根破折 ─ 歯頸側1/3部
              │            中央部1/3部
              │            根尖側1/3部
              └ 歯冠－歯根破折（歯の固定，歯髄処置）

       なし
       │
動 揺 ─ なし ─ 位置異常 ─ なし ─ 打診痛のみ ─ 振盪（咬合調整）
                        └ あり ─ 不完全脱臼 ─ 埋入（整復固定）
       │
       あり
       │
位置異常 ─ なし ─ 動揺のみ（＋）─ 亜脱臼（歯の固定）
         └ あり ─ 不完全脱臼（整復固定）─ 埋入
                                         挺出
                                         転位
                                         捻転
```

図1 歯の外傷分類

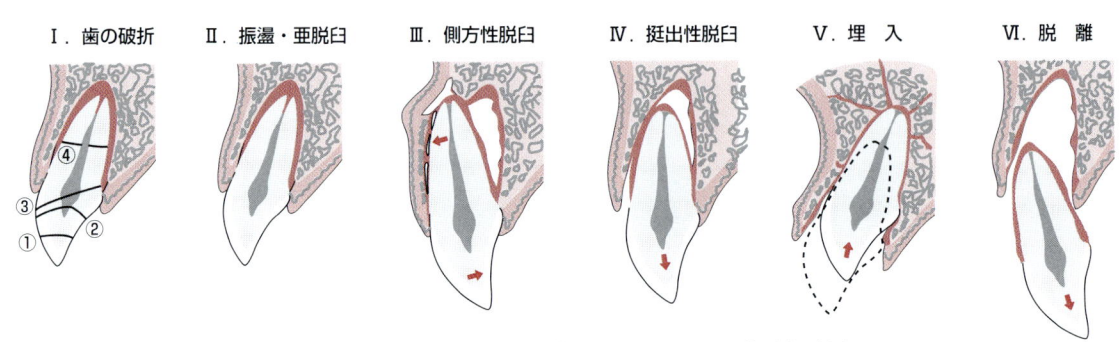

I. 歯の破折　　II. 振盪・亜脱臼　　III. 側方性脱臼　　IV. 挺出性脱臼　　V. 埋入　　VI. 脱離

I. 歯の破折　　：①単純歯冠破折，②複雑歯冠破折，③歯冠－歯根破折，④歯根破折
II. 振盪・亜脱臼：歯根膜への血流障害がほとんどない．歯の変位がなく，動揺もないか，あってもわずか．亜脱臼では歯髄への血液供給の一部または全部に断裂の可能性がある
III. 側方性脱臼
IV. 挺出性脱臼　：歯が変位する．歯根膜への血液供給は完全には離断されていないが，歯髄への血液供給が完全に離断されている可能性が高い
V. 埋　入　　　：歯の根尖側の歯槽骨中にめり込んだ状態．歯槽骨の粉砕，破折が生じているので，歯槽骨の骨折の状況を正確に把握することが大切である．また，歯根膜に機械的な損傷が加わっている（予後が思わしくない）
VI. 脱　離　　 ：歯根膜，歯髄への血液供給が完全に離断されている

図2 歯の外傷の模式図

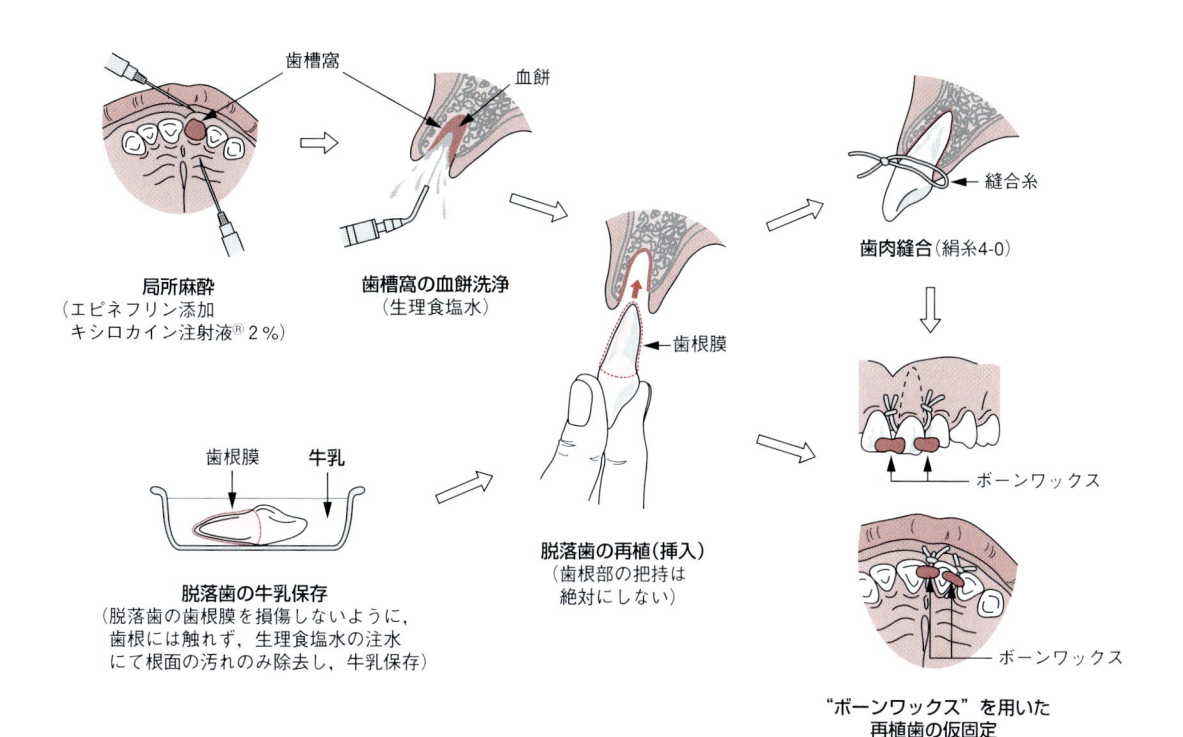

図3 脱落歯の再植・仮固定手技の模式図

⑦ 再植後の処方例

抗菌薬／歯科へ紹介まで2日分処方

・広範囲ペニシリン系：

　サワシリン®（細粒，250 mg錠，250 mgカプセル）1回250 mg，1日3～4回，小児：1日20～40 mg/kg，3～4回分服

・経口用セフェム系：

　ケフラール®（細粒小児用，250 mgカプセル）成人・小児（20kg以上）：1日750 mg，3回分服

　幼・小児：1日20～40 mg/kg，3回分服

鎮痛薬

・ポンタール®（散，細粒，250 mg錠，125 mg・250 mgカプセル，32.5 mg/mLシロップ）1回500 mg頓用，必要に応じ1日2回，1日最大1,500 mgまで，幼・小児：1回6.5 mg/kg，1日2回

・ロキソニン®（細粒，60 mg錠）1回60mg頓用，原則として1日2回まで，最大180mgが限度

含嗽薬

・含嗽用ハチアズレ®（顆粒2g/包）1回1包を100 mLの水に溶かして1日数回含嗽

・イソジンガーグル®（30 mL液）2～4 mLを水約60 mL（15～30倍）に希釈して1～数回含嗽，

　禁：ヨウ素過敏症

⑧ **処置後の注意**：麻酔効果が消失するまで，出血・咬傷予防のため飲水や経口摂取を控える．流動食や軟食の経口摂取は可能．食後は含嗽剤を用いて口腔の清掃，消毒を行う

III コツ・ポイント

① 脱落歯の**即時型再植**（脱離歯の歯根膜が生きていると考えられる時期の再植）

　臨床的には脱落後45分以内，唾液中では数時間以内，牛乳保存で6時間，保存液（TEETH SAVER NEO®，ネオ製薬）では一応24時間以内の再植を即時型として扱う．

② 脱落歯の再植前には脱落歯の歯根膜に傷害を与えない．常に歯冠部を把持する．

❗ 歯の外傷（チェックポイント一覧表）

A．歯の硬組織，歯髄の外傷
  ① エナメル質の亀裂：実質欠損なし＝不完全な歯冠破折
  ② 歯冠破折：エナメル質あるいはエナメル質と象牙質に限局した歯冠破折
　　　露髄（－）は単純歯冠破折，露髄（＋）は複雑歯冠破折
  ③ 歯冠－歯根破折：露髄（－）あるいは（＋），エナメル質，象牙質，セメント質を含む
  ④ 歯根破折：セメント質，象牙質，歯髄を含む

B．歯周組織の外傷
  ⑤ 振盪〔動揺（－），歯の変位（－）〕
  ⑥ 亜脱臼〔動揺（＋），歯の変位（－）〕
  ⑦ 不完全脱臼
    ❶ 側方性（転位，捻転）〔歯軸外への変位（＋），歯槽窩の挫滅，破折（＋）〕
    ❷ 挺出性（挺出）〔歯の歯槽窩外への一部変位（＋）〕
    ❸ 埋入〔歯の歯槽骨内への変位（＋），歯槽窩の挫滅，破折（＋）〕
  ⑧ 脱離（脱落）〔歯槽窩外への変位（＋）〕

IV その後，どうするか

　脱落歯の応急的な再植，仮固定ができれば，脱落歯以外の外傷歯と同様に，あくる日に歯科口腔外科に処置依頼する．なお，依頼時の患者情報提供書には，**脱落から再植までの時間**および，**その間の保存方法**を必ず記載しておく．

V アドバイス・注意点

　遅延型再植（脱離から長時間経過した歯の再植）について，子供では再植歯の歯根が数年で吸収，消失するのに対し，成人では10年以上かかり，歯根膜のない再植歯でも長期間審美と機能を確保できる．しかし遅延型再植歯は**将来的には脱落，喪失するであろうことの患者への十分な説明と同意が必要である**

　過去に経験した外傷性の脱落永久歯36歯をみると，その平均年齢は14歳であり，原因は転倒・転落が27％，スポーツと遊戯が各23％と多く，次いで交通事故17％，喧嘩7％，犬によ

る咬傷3％であった．脱落歯の部位では，上顎中切歯が67％と最も多かった．紹介来院が多い大学病院という性格から再植までの時間は平均5時間であり，脱落歯の再植までの保存状態では空気乾燥，再植保存，生理食塩水保存，口腔内唾液保存および牛乳保存がそれぞれ同程度にみられた．これらの5年生存率は64％であり，この82％に歯根吸収がみられたが，すべておおむね良好な骨植状態で審美的，機能的に満足できる結果であった．このことは脱落歯の再植が一定期間，脱落歯を歯槽骨内に保持機能させることができることを示しており，成長期若年者では再植の意義は大きく，まず試みる価値は高いと考えられる．

Column

SARSの教訓

　本書の初版発行（2003年）当時，シンガポールと上海にて医療活動をしていた私にとって忘れることのできない貴重な体験があります．記憶にあるかと思いますが，SARSの流行です．中国・香港に端を発し東南アジア全域のみならずカナダなど，全世界へ感染拡大しました．シンガポールへの感染流行の発端は，シンガポール人の若い女性が不幸にも香港への休暇旅行の帰路の機内で感染したことで，帰国後に発症するや瞬く間にシンガポール全域に爆発的な感染拡大が起こりました．この時期，献身的に治療に従事したシンガポール人医師が自らSARSに感染し亡くなりました．シンガポールや上海の医療機関ではSARSに対して慎重な院内感染対策がとられ，結果として一般外来診療に制約がかかる事態に発展しました．重篤な感染症に立ち向かうはずの医療機関が，皮肉なことに日常の『診療の場』を感染症の流行に妨げられる結果となってしまいました．すなわち最新の医療設備を有する病院において，特に流行性感染症に対する病院の施設構造上の不備も重なり，一般外来を受診する日常診療の患者の受け入れさえも制限される状況に陥りました．このように流行する感染症が，ひとたび勃発すれば医療機関のもつ本来の医療機能までも弱体化させてしまうという恐ろしい感染症の脅威を目の当たりにしました．いつ起こるとも知れない突発的な感染症流行に備えた危機管理の心構えを，日頃から医療従事者は忘れず念頭において従事する必要があることを，SARSから学びました．

著者プロフィール

●額田純一郎（Junichiro Nukata）：ぬかた歯科医院（大阪府豊中市庄内西町3-1-5，サンパティオ4F）院長．大阪大学歯学部・口腔外科（1977～2001年）退職後，シンガポールにて歯科クリニック経営・診療に従事（2001～2008年）する．また中国・上海市にて歯科クリニック開設・経営に携わる．専門分野：歯科および口腔外科（日本口腔外科学会指導医・認定医，口腔外科専門医）．今後の抱負：2008年10月に7年間の海外での診療生活に終止符を打ち，2009年1月から豊中市にて歯科医院を開院することになりました．これからは海外での経験を生かしながら地域医療についての研鑽を積んでいこうと考えています．

第4章　困ったときに開くページ

10 嵌頓包茎，精巣捻転，バルーンカテーテルが入らない時．どうする？！

髙羽夏樹

A. 嵌頓包茎

まず考えるべきこと・すべきこと

- **包皮翻転の機会があったか．** 成人では尿道・亀頭の診察や処置（カテーテルによる導尿など），小児では自身による包皮翻転
- **異物による陰茎絞扼症との鑑別．** 異物により陰茎が絞扼され包皮の腫脹をきたすと，嵌頓包茎とよく似た症状を呈するが，嵌頓包茎と同様の処置では対応できない
- **亀頭の色調異常，知覚鈍麻の有無．** 重篤な循環不全に陥ることは稀である
- **包皮の腫脹の程度．** 腫脹の程度が強い場合は整復の前に腫脹の軽減を行う必要がある

I はじめに

　嵌頓包茎とは包皮輪が狭いために，翻転した包皮が元に戻らず，陰茎を絞扼した状態である．放置すれば亀頭の循環不全をきたす危険性がある．

II 対応の手順

❶ 診察

　嵌頓包茎では翻転腫脹した包皮を冠状溝の近位側（陰茎根部側）に認めるので，視診，触診にて診断は容易である．性的動機，幼児虐待，悪戯，いじめなどの目的で金属製リング，糸，ゴムなどを陰茎にはめた場合（陰茎絞扼症）で，腫脹した包皮により異物が隠れると嵌頓包茎との鑑別が難しいことがある．**陰茎絞扼症の場合，下記に説明する処置では対応できないので，異物による包皮絞扼の可能性がないかを本人または家族に確かめる必要がある．**

❷ 具体的な処置

　まずは，用手整復を試みる．図のごとく腫脹した包皮を両側の示指と中指にはさみ，両拇指で亀頭を包皮輪の中に押し込みながら包皮を亀頭側に引く．疼痛が強い場合は腫脹してい

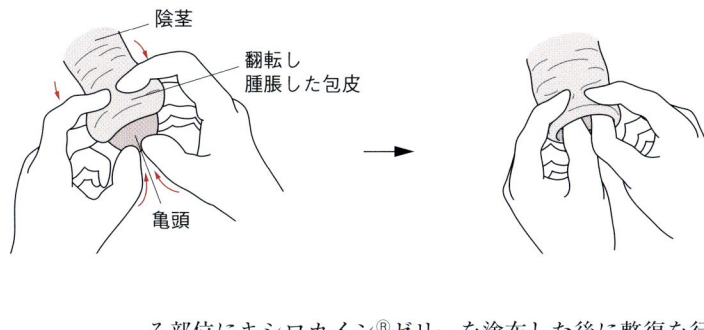

図　用手整復
示指と中指で腫脹した包皮をはさみ，両拇指で亀頭を包皮輪の中へ押し込む

る部位にキシロカイン®ゼリーを塗布した後に整復を行う．また，腫脹が強く整復が困難な場合は，弾性包帯やリンデロン®軟膏もしくはリンデロン®VG軟膏を用いると整復が容易となることもある．用手整復ができない場合は，局所麻酔下に絞扼している部位の皮膚に縦切開を加え絞扼を減張した後，上記のごとく整復を行う．切開部位は横方向に結節縫合する．吸収糸を用いてもよい．切開部位および腫脹している部位はイソジン®消毒後，感染予防と腫脹軽減の目的でリンデロン®VG軟膏を塗布しておく．

❸ 処方など

皮膚切開した場合の処方
・内服の抗生物質
・翌日，泌尿器科を受診できない場合，イソジン®消毒液とリンデロン®VG軟膏
包茎に対する手術の適応について，後日，泌尿器科を受診するように説明する．

Ⅲ　コツ・ポイント

　用手整復の際は，腫脹した包皮を手前に引っ張るというよりは，むしろ両拇指で亀頭を包皮輪の中に押し込み，さらに翻転してしまった包皮内板を示指と中指にはさみ引っ張りながら，両拇指で内側に戻すようにするのがコツである．

Ⅳ　その後どうするか

　翌日の泌尿器科受診を指示する．用手整復できた場合でも，嵌頓包茎は再発することがあるので，包茎に対する手術（背面切開または環状切除）の適応について，泌尿器科を受診するように説明する．

Ⅴ　アドバイス・注意点

　カテーテル留置など尿道・陰茎の処置の際に包皮を翻転させた後に，元に戻すことを忘れて嵌頓包茎が起こる場合もある．カテーテルを留置することができた後に，ホッとして思わず忘れてしまうこともある．このような処置の際には翻転した包皮を必ず元の状態に戻すように心がけねばならない．

B. 精巣捻転

まず考えるべきこと・すべきこと

- 精巣捻転が否定しきれない場合は，**試験切開して診断を確定**すべきであり，**緊急手術の適応**となる
- 発症後，何時間が経過しているか．**精巣のgolden time**は6～8時間といわれているため，精巣捻転が疑われた場合は**可及的早く専門医に紹介**すべきである
- **好発年齢は12～18歳の学童期および思春期**であるが，新生児期，小児期にもみられる．成人でもみられるが**高齢者では稀**である
- 精巣上体炎は鑑別診断のひとつであるが，**若年者では稀**であり，**膿尿および熱発**を伴うことが多い

I はじめに

　精巣捻転とは精巣および精巣上体が精索を軸に捻転し，精巣への血流障害をきたす状態である．時間とともに精巣が壊死に陥るため，緊急の外科的処置を必要とする急性陰嚢症の代表的な疾患である．

II 対応の手順

❶ 診察

　突然に生じる陰嚢部の強い疼痛と発赤，陰嚢内容の腫脹．疼痛は鼠径部から下腹部に及ぶこともある．夜間，明け方に起こることが多く，また睡眠中を含め安静時に起こることが多い．

❷ 検査

　Prehn徴候による鑑別（精巣捻転では精巣を挙上すると疼痛が増強するが，精巣上体炎では軽減する）が，教科書的には有用と言われているが，実際にはこれのみでの鑑別は困難なことが多い．また，ドップラーやシンチグラフィーが診断に有用であるとの報告もあるが，当直時に行うことは実際には難しいと思われる．**精巣機能を温存するためには時間が重要な要素であることを考えると，いたずらに検査に時間をかけることは避けるべきであり，むしろ試験切開により迅速に診断を確定し治療方針を決定すべきである．**

III コツ・ポイント

　上記のような症状が，特に若年者にみられ，精巣捻転が否定できない場合は，ためらうこ

となく，緊急手術の対応ができる泌尿器科に紹介すべきである．緊急手術の適応についての判断を得るために，速やかに専門医（泌尿器科医）を受診する必要性があることを，本人および家族に十分に説明すべきである．成書によると，精巣捻転発症後，早期もしくは捻転の程度が軽ければ，用手整復が可能な場合があるとされている．しかし，用手整復が可能であっても，後日，再発予防のため，精巣固定術が必要となることが多いことを考えると，やはり可及的早く泌尿器科へ紹介すべきである．

IV　その後どうするか

試験切開を行い，精巣捻転を認めた場合は，整復（捻転の解除）と再発防止のために精巣固定術を行う．反対側の精巣も捻転を起こしやすくなっていることが多いため，同時に反対側の精巣固定術を行うことが多い．残念ながら壊死に陥っている場合は，精巣摘除および反対側の精巣固定術を行う．これらの手術は通常，専門医（泌尿器科医）により行われる．

V　アドバイス・注意点

小児では精巣捻転を起こしている時に陰嚢部および陰嚢内容の疼痛よりもむしろ腹痛を訴える場合がある．男児が腹痛を訴える時には，腹部の診察だけではなく，必ず陰嚢内容を観察するように心がけるべきである．

発症後6時間から8時間以内に捻転の解除を行えば，精巣機能の回復が期待できるとされている．しかし，捻転の程度により血流障害の程度は異なり，12時間から24時間後でも精巣機能が回復したとの報告もある．24時間以上経過している症例でも，可及的早くに泌尿器科を紹介，受診させるべきである．

C. バルーンカテーテルが入らない時，どうする？!

まず考えるべきこと・すべきこと

- 尿道狭窄があると決めつけるのは早い
- 前立腺肥大症があっても，バルーンカテーテルは通常，スムースに留置できる

I　除　痛

多くの場合，挿入される際の痛みにより尿道括約筋が収縮し挿入困難を生じる．この場合は，むやみに挿入を試みても尿道出血などをきたすだけである．除痛と潤滑の目的で，キシ

ロカイン®ゼリー（20〜30 mL）を尿道内に注入する．キシロカイン®ゼリーは注射器などを用いて注入する．ゼリーといえど注入する際には痛みを伴い尿道括約筋が収縮するので，患者に深呼吸をしてもらいながら尿道括約筋がなるべく収縮しないようにして，ゆっくりと注入する．スムースに注入できれば，器質的な尿道狭窄はまずないと，判断できる．

ペニスクレンメまたは手指を用いて，ゼリーが尿道より漏れないようにする．1分間から2分間ゼリーを留置した後，患者に深呼吸をしてもらいながら尿道括約筋がなるべく収縮しないようにして，14Fr. バルーンカテーテルをゆっくりと挿入していく．括約筋もしくは前立腺部尿道の遠位部で抵抗を感じることがあるが，抜いたり入れたりとはせず，押し付けるようにしていると，患者が深呼吸をしているうちに括約筋が弛緩する瞬間に抵抗がふっと消えてカテーテルが進むことが多い．

前立腺肥大がある場合は，前立腺の内腺により尿道が圧迫されているため，14Fr.では「コシが弱い」ため挿入できないことがある．この場合は，16Fr.もしくは18Fr.のバルーンカテーテルを用いた方が「コシがある」ため挿入しやすい．挿入しにくい時は，より細いカテーテルを使いたくなるものだが，直腸診で前立腺の腫大を認めた場合は，むしろより太いカテーテルを使うべきである．チーマンカテーテルは，先端がなめらかに先細りしており，また適度に角度がついているので，前立腺肥大症や尿道狭窄がある場合に有用である．

挿入操作による尿道出血がある時にキシロカイン®ゼリーを注入すると血中に吸収されショックをひき起こす場合があるので，尿道出血の程度が強い時はキシロカイン®ゼリーを使用しないほうがよい．

II 膀胱穿刺

患者が尿閉の状態で，上記の方法でもバルーンカテーテルが挿入できない場合は，超音波下に膀胱穿刺を行う．超音波矢状断で緊満した膀胱と前立腺を描出する．下腹部正中，恥骨結節の2横指頭側よりカテラン針または静脈内留置針（エラスター針，アンギオカット針など）で穿刺する．前立腺の背側にはSantorini静脈叢があり大出血をきたすので，必ず前立腺を避けて穿刺しなければならない．また，あまり頭側で穿刺すると腹膜損傷をきたすので注意すべきであるが，上述のように恥骨結節の2横指頭側あたりが適当な部位である．尿が戻ってきたら50mLの注射器で尿を回収し，穿刺針を抜去する．翌日，泌尿器科受診を指示する．感染予防のため経口抗生物質を処方しておく．

著者プロフィール

●髙羽夏樹（Natsuki TaKaHa）：京都府立医科大学 腫瘍薬剤制御学・泌尿器科 准教授．専門：尿路性器腫瘍．興味：尿路性器腫瘍の外科的治療，集学的治療，オーダーメイド治療．7年間の大学勤務の後に2年間の一般病院勤務を経て，2006年より現職についております．泌尿器科における臨床の経験と基礎研究の経験を生かし，尿路性器腫瘍のテーラーメイド治療に役立つようなtranslational researchを行いたいと考えています．

第4章　困ったときに開くページ

11　顔面外傷患者の診療
—よくあるのに，意外に知らない正確な対処法

久保盾貴　細川　亙

まず考えるべきこと・すべきこと

- 顔面外傷は，**軟部組織損傷と顔面骨骨折とに分けて考える**とよい．両者は単独で生じることも，併存することもある
- 顔面外傷で緊急性のあるものは，一般病院では少ない．顔面外傷で緊急性のある場合一見してそれとわかることが多いため，高次救命救急センターに搬送されるからである．しかし，重度の上・下顎骨骨折や，咽頭・舌付近まで損傷が及び高度の血腫形成をきたすような症例では，**気道閉塞を生じることがあり緊急気管切開の適応となりうる**ことは知識としてもっておくこと．また，生命の危険性はないが耳や鼻の切断も稀にあり，その場合は顕微鏡下での再接着の適応となるので**数時間以内を目安に形成外科に転送**すること
- 気道の確保と止血さえなされていれば，**顔面外傷の治療の緊急性は低い**．よって，顔面外傷の場合，頭部外傷などの他部位の外傷を合併することもあるが，その場合は，顔面外傷は後回しにもできるので**優先順位をよく考える**こと
- 顔面の血行は非常によいので，**1日以内であれば縫合閉鎖は可能**である．それゆえ，皮膚欠損があったり，皮膚が弁状に何個にもめくれたりして修復が難しいと思えば無理に縫合したりせず，できる範囲の処置をしておき，翌朝にも形成外科を受診させればよい
- 顔面骨骨折は，**鼻骨骨折で1週間，その他の顔面骨骨折であれば2週間以内**に整復されればよいので，気道系や出血による生命の危険性のないことが確認されれば，翌日の形成外科受診を指示すればよく，特に入院の必要もない

I　対応の手順

① 患者さんを診て**気道系の問題はないか，持続する大出血がないか**を確認する．それらがなければ慌てる必要は全くない．また，他部位（特に頭部）の**合併損傷**にも注意する

↓

② 患者さんを診てある程度受傷部位の見当をつけたうえで，患者さんや目撃者から**受傷の転機を医療面接**する．軟部組織損傷の有無は患者さんを診ればわかるので，その受傷機転により顔面骨骨折を生じうるかを考える．顔面骨骨折の可能性があれば圧痛のある部位や骨の段差を触れる部位がないかを診ておくこと

⚠ 顔面外傷診療のチェックポイント一覧

- 緊急性（気道系・大出血，鼻や耳の切断で再接着のいるもの）はないか
- 他部位（特に頭部）の合併損傷はないか
- 顔面骨骨折の起こりうる受傷機転か
- 顔面骨骨折，顔面神経損傷，耳下腺管や涙道の断裂など後日専門医による修復の必要な損傷はないか

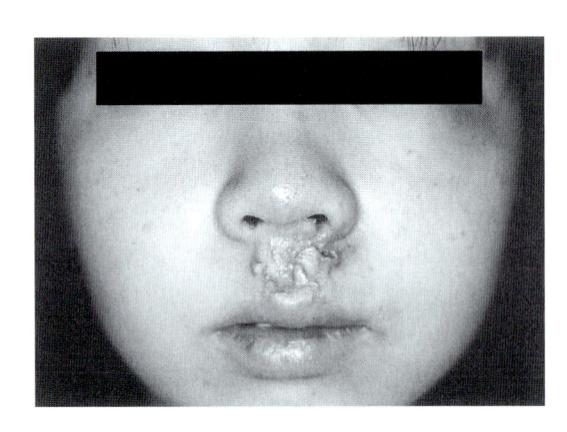

図1 上口唇に生じた外傷性刺青
上口唇の外傷性刺青である．皮膚も弁状に何個にもめくれて非常に複雑な損傷であるが，こういった場合も歯ブラシなどで根気よく泥や砂を除去すべきである（p.12，カラーアトラス❻参照）

③ 軟部組織損傷がある場合，基本的には**縫合閉鎖**をするわけであるが，麻酔をかける前に運動神経（顔面神経）や知覚神経（三叉神経）に関する検査をしておくこと．顔面骨骨折を疑う場合も，麻酔をかける前に，前述した圧痛点や骨の段差をチェックしておくこと．頻度は少ないが，顔面神経損傷や耳下腺管損傷，涙道損傷など後日専門医による修復が必要となる損傷がある場合もあるので，そういった損傷がないかも診ておく

④ 軟部組織損傷の治療であるが，麻酔をかけた後，**異物があれば除去し，十分な洗浄**を行う．これは，感染予防のみならず，治癒後の外傷性刺青（図1）を防ぐためにも非常に重要である

⑤ 創の縫合であるが，**創縁を必ず愛護的に扱い**，5-0か6-0の針付きナイロン糸を使用する．特に複雑な形をした創では縫合する前に創をよく観察し，正しい位置に戻すように努めること．死腔ができそうなときは筋層や皮下脂肪織を層々縫合したり，ドレナージチューブを挿入したり，テープで圧迫気味に固定したりして死腔をなくすよう努めること

⑥ 軟部組織損傷の修復が終わり，顔面骨骨折を疑う場合はCT（骨関数），X線を撮影する．ただし，出血がコントロールされていればCT・X線撮影は創の縫合の前でもよい

⑦ 顔面骨骨折があっても慌てる必要はない．前述した生命にかかわるようなことがなければ，

顔面骨骨折の整復は鼻骨骨折で1週間，その他の顔面骨骨折であれば2週間以内に整復すればよいので翌日の形成外科受診を指示しておけば特に入院の必要もない

⬇

⑧ 顔面外傷は，顔面の血行が非常によいため感染することは少ないが，抗生物質を処方するなど通常の感染予防をしておく

II コツ・ポイント

- 顔面の血行は非常によく，小さな創でもよく出血する．そのため患者を診たとき血だらけになっていることもあるが，**丁寧に血を拭い創の状態をよく確認する**こと
- 局所麻酔はエピネフリン添加のものを使用すると**出血が制御されて処置はやりやすい**
- **創内に強固に付着した泥や砂を落とすにはガーゼや歯ブラシを用いるとよい**．しっかり除去しておかないと外傷性刺青（図1）を残す．この治療には切除や数回のレーザー照射を要し，非常に苦労するので，初期治療が実に重要である
- 傷跡をできるだけきれいにするためには，創縁を摂子で強くつかまず，**できる限り愛護的に扱う**こと．また，糸を結ぶときは強く締めないのが重要で，抜糸も4～5日で行い糸跡がつくのを予防する
- 幼児などで縫合処置の協力が得られない場合は，**滅菌消毒したテープ（ステリストリップ™）**を使用するのがよい．また，幼小児に限らず大人でも，不慣れさやよい器具がないために創を愛護的に扱うのが困難な場合には，滅菌消毒テープを使用するとよい
- 縫合のときに，創縁が合わない，あるいは皮膚がぶらぶらの状態になっているからといって**皮膚を切り捨てないこと**．また，明らかな皮膚欠損があっても無理に創を閉鎖する必要はない．**顔面の創は1日以内に閉鎖すればよいので**，難しい創は無理に縫合したりせず，できる範囲の処置をしておき，**翌朝に形成外科を受診させればよいのである**
- 顔面骨骨折の診断にはCT，X線が最もよいが，意外と診断は難しい．しかし，皮膚表面から触知できる顔面骨（眼窩周囲，鼻骨，頬骨弓，下顎縁など）を，両手で左右対称に押さえながら調べていき，左右差，圧痛がある部位に骨の段差があるかを診る．この方法は不慣れなものにも非常にわかりやすい．また，眼球運動障害，開口制限，噛み合わせの変化なども診断の役に立つ

III その後，どうするか

顔面骨骨折，顔面神経損傷，涙道や耳下腺管断裂など，後日，形成外科による修復を要する損傷を疑う場合は，**翌日に形成外科を受診させること**．また，**複雑な皮膚損傷を縫合した場合も，形成外科を受診させるのが無難である**．そして，顔面皮膚の損傷がある場合，**傷跡が多少なりとも残ることを説明することを忘れないこと**．ただし，傷跡が目立つ場合には，形成外科で傷跡の修正術を受ければ目立たなくなることも説明し，**患者さんを安心させること**も重要である．

IV アドバイス・注意点

　顔面外傷では，例外を除き，実はその場で**絶対にしないといけないこと**といえば，創の洗浄と異物があれば異物除去くらいである．顔面骨骨折も，顔面神経損傷も涙道や耳下腺管の断裂も後でよい．創の縫合閉鎖すら1日以内でよいのである．要するに，**修復の難しい症例**であれば翌朝に形成外科に行くように言っておけばよいわけである．

Column

非常に複雑な挫創

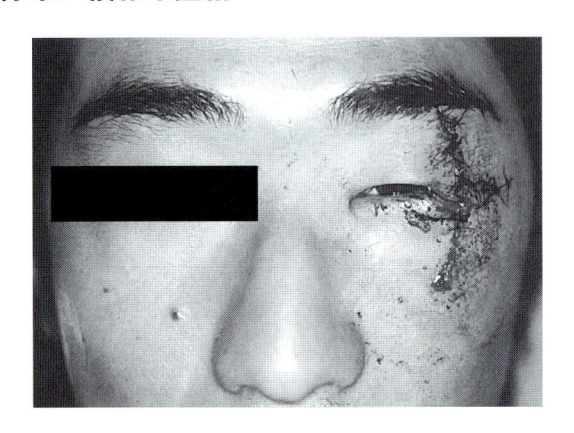

図2　誤って縫合された上下眼瞼
眼瞼の外側で上眼瞼と下眼瞼が誤って縫合されている
(p.12, カラーアトラス❼参照)

　顔面外傷の中で，最も困るのが，眼瞼部の皮膚損傷であろう．眼瞼の皮膚は薄いため，皮膚が弁状に何個にもめくれて非常に複雑な形をしていることがしばしばある．加えて，眼瞼は容易に腫脹する部位であり，それがますます正確な修復を困難にさせる．また，その皮膚損傷が，上眼瞼と下眼瞼の両方にわたっていたら，もう困難の極みであろう．私が経験した上下眼瞼の皮膚損傷であるが，当直医が縫合してくれていたのだが，最初患者を診ると目が開いていない．眼瞼の損傷なので腫脹によるものかと思ったが，よく見ると下眼瞼の皮膚が上眼瞼と縫合されていて目が開けられないのであった（図2）．縫合された翌日であったので，その場でもう一度縫合し直し目は開くようになった．

　この症例から得られる教訓が1つあると思う．複雑な挫創の修復は形成外科医にとって難しいので，縫い間違いは起こってもおかしくないが，重要なことは，そういった難しい挫創の患者は，翌日

にも形成外科を受診させることであろう．この患者の場合，縫合された翌日に形成外科に受診したので，容易に再縫合できたが，もし，創が治癒した後であったなら修復は非常に難しかったであろう．「応急処置をしておきましたが，これは非常に難しい怪我ですので，翌日必ず専門の形成外科で診てもらって下さい」と患者さんに説明しておけば，仮に再縫合する事態になっても，患者さんも納得しやすいものである．また，残念ながら，眉毛がずれて縫われているなど当直医による基本的な縫い間違いも未だ遭遇する．難しい創に限らず顔のことでもあるので顔面外傷患者は，早めに形成外科を受診させるのが無難である．

著者プロフィール

●久保盾貴（Tateki Kubo）：大阪労災病院形成外科 部長．専門はマイクロサージャリー，各種再建外科，顔面神経麻痺，顔面外傷，美容外科．特に顔面や頭頸部における変形を整容的・機能的に改善させるのをライフワークとし，顔面神経損傷を中心とした末梢神経再生および皮膚創傷治癒の研究も行っている．
　初版発行の後，2年間ハーバード大学マサチューセッツ総合病院形成外科で2年間研修してまいりました．救急医療も見学する機会がありましたが，生命に影響しない顔面外傷なら通常は相当な待ち時間となり，日本の医療の方が患者さんにとっては良いと思いました．また，白色人種はアジア系人種より瘢痕がきれいになりやすいので，そのせいか，縫い方も日本の方が丁寧なように私には思えました．今は大阪労災病院形成外科で臨床を中心に仕事をしております．労災病院ですので外傷が多い病院です．趣味の基礎研究も，休日や仕事帰りに前任地の大阪大学形成外科でやらせて頂いております．最近は皮膚創傷治癒の研究を始めました．臨床中心のため，なかなか研究の方は進みませんが，何とか臨床と研究の両面で貢献できるよう悪戦苦闘中です．

●細川　亙（Ko Hosokawa）：大阪大学形成外科 教授．専門は形成外科全般

第4章 困ったときに開くページ

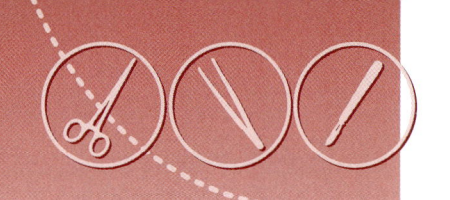

12 熱傷患者の初期治療とコツ

田中秀治

まず考えるべきこと・すべきこと

- 気道開放の確認　　：気道の評価，酸素投与（O₂ 10L/分以上），必要に応じて気道確保（BVM・気管挿管）・換気の開始
- 換気状態の確認　　：胸郭の熱傷の存在や呼吸形式・回数の確認
- 輸液の開始　　　　：静脈路の確保（循環の維持）
- 意識レベルの確認　：CO中毒の有無や気道熱傷を原因とする低酸素状態の改善
- 低体温の有無と保温：36℃以上を保つように
- 重症度の判断　　　：重症度の判定（深さ・広さの判定：表1，2）
- 合併損傷の確認　　：気道熱傷の有無・CO中毒の有無・外傷の合併など（電撃症の有無・化学損傷の有無・内科疾患の有無）
- 熱傷処置　　　　　：減張切開の適応，創処置
- 治療計画　　　　　：病歴の聴取・既往歴・アレルギーの有無など
- リスクファクターの確認：高齢者，小児，妊婦，腎障害，高血圧，心不全，糖尿病の合併など

I　はじめに

　熱傷の初期治療はA：気道確保，B：換気の開始，C：循環の維持，D：意識レベルや神経学的検査，E：保温の確保などの緊急度の判断と，それについで**熱傷としての重症度の判定**を行う．重症熱傷では救命率の改善や機能的回復を目標とした集中的医療とチーム医療が必要となる．このため，専門医療機関へ転送することも考えられる．この判断のためにも重症度の判定はきわめて重要である．しかし，この重症熱傷患者の救命には，何よりもまず，初期における迅速な治療を行うことが救命上きわめて肝要である．

II　対応の手順

　患者搬入〔治療するスタッフはガウン・マスク・手袋を着用するスタンダードプレコーション

●重症度の判定（表1, 2）

　　初期治療と並行して重症度の判断を行う．熱傷重症度は熱傷深度，熱傷面積，年齢，受傷部位，気道熱傷の有無，既往症などを総合的に勘案するが，Artzの基準での重症例，熱傷指数（1/2Ⅱ度熱傷面積＋Ⅲ度熱傷面積）で10〜15％を重症と判定．

【熱傷面積の算定法】

表1　9の法則，5の法則および10の法則

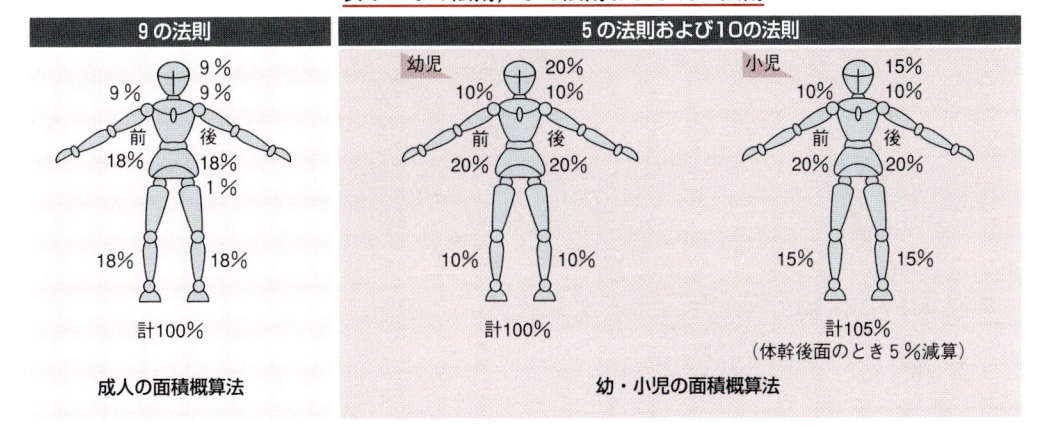

9の法則（成人の面積概算法）：頭部 9%，上肢 前9%/後9%，体幹 前18%/後18%，陰部 1%，下肢 18%/18%，計100%

5の法則および10の法則（幼・小児の面積概算法）：
- 幼児：頭部 20%，上肢 10%/10%，体幹 前20%/後20%，下肢 10%/10%，計100%
- 小児：頭部 15%，上肢 10%/10%，体幹 前20%/後20%，下肢 15%/15%，計105%（体幹後面のとき5％減算）

【熱傷深度の算定法】

表2　熱傷深度分類と診断

程度	生体の変化	傷害組織	外見	症状	治癒期間	治癒機転
Ⅰ度熱傷	血管の拡張 充血 浮腫（±）	表皮層	発赤 紅斑 （図1）	疼痛 熱感	数日	基底層の増殖
Ⅱs度熱傷	血管の透過性亢進 血漿の血管外漏出 浮腫（±）	乳頭層 〜 真皮浅層	水疱底が赤色 （図2）	強い疼痛 灼熱感	1〜2週間	毛嚢・皮脂腺・汗腺細胞の表皮細胞化
Ⅱd度熱傷		真皮中層 〜 深層	水疱底が蒼白 （図3）	知覚鈍麻	3〜4週間	
（感染による深達化）↓ Ⅲ度熱傷	血球血管神経の破壊 組織壊死 浮腫（±）	真皮全層 〜 皮下組織	蒼白 羊皮紙様 （図4）	知覚脱出	1ヵ月以上 2％以上の場合は植皮が必要	辺縁治癒，瘢痕拘縮

第4章 12　熱傷患者の初期治療とコツ

　　を実施，加温輸液（36℃）を準備（JATECに準ずる）〕

　　⬇

プライマリサーベイ：最初の5分以内で行うべき処置
① 気道確保・換気はできているか：酸素吸入（10L/分以上）・気道確保（下顎挙上や気管挿管）

　　⬇

② 気道熱傷は疑われるか？　顔面熱傷やCO中毒はないか？：喉頭鏡，気管支ファイバーによる確認（後述の「Ⅲ ❶気道熱傷の治療」参照）

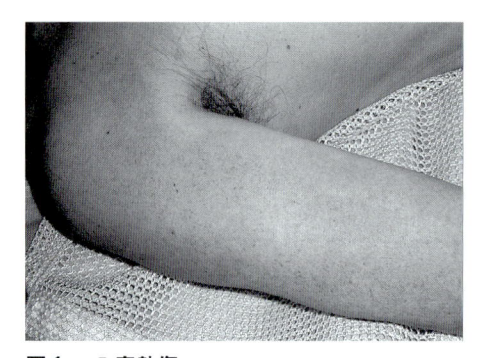

図1　I度熱傷
p.12，カラーアトラス❽参照

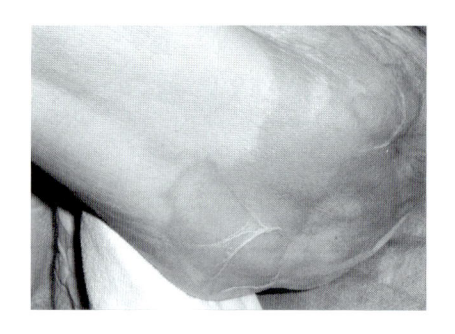

図2　浅達性II度熱傷
p.12，カラーアトラス❾参照

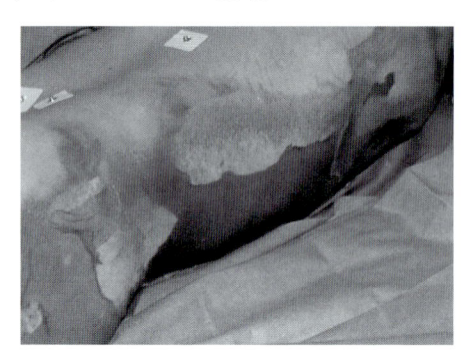

図3　深達性II度熱傷
p.13，カラーアトラス❿参照

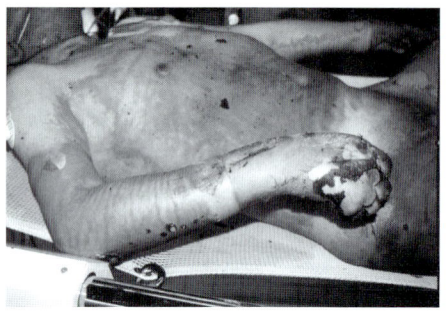

図4　III度熱傷創
p.13，カラーアトラス⓫参照

③ バイタルサインは安定しているか：血圧・脈拍の確認，四肢末梢への血液循環の確認（pin-plickテストでの循環の確認，パルスオキシメーターやドップラー血流計による検査など）

④ 静脈路の確保（最低18G×2本）：熱傷部を避け上下肢からの輸液公式に従ったヴィーン®F，ヴィーン®Dなどの乳酸加リンゲル液の補充（「III ❷初期輸液と治療のコツ）」参照）

⑤ 意識障害（JCS）や四肢麻痺，ショックの原因，検査：CO中毒や低血糖，低酸素状態がないかどうか脳血管障害の合併がないことを確認

⑥ 低体温の予防と保温処置（加温輸液：36℃に保つべき実施）

― セカンダリーサーベイ：初期治療後に行うべき処置 ―

⑦ 熱傷の重症度は？：深さ・広さ（表1，2）の判定

⑧ 病状の把握，病歴の聴取：糖尿病や肝硬変などの既往症の存在，アレルギー歴・家族歴の聴取

⚠ **気道熱傷を疑う場合のチェックポイント（現病歴か現症から判断）**

① 閉鎖空間での熱傷かどうか
② 顔面や口唇，鼻周囲の熱傷はあるか
③ 口腔内に熱傷はあるか，浮腫や疼痛はあるか
④ 嗄声や咽頭痛はあるか
⑤ 痰のまざったすすはあるか
⑥ CO-Hbレベルはどうか（CO-Hb 10％以上ではCO中毒を疑う）
⑦ 呼吸回数の低下や頻呼吸，PaO_2低下（O_2投与下でPaO_2 60 mmHg以下）はあるか

⑨ **導尿カテーテルの留置**：溶血尿があればハプトグロビン®の投与（2～3V静注）
（「Ⅲ ❸（ヘモグロビン尿）溶血尿に対する治療のコツ」参照）
⬇
⑩ **胃管チューブの留置**
⬇
⑪ **熱傷創の処置**
・Ⅰ，Ⅱs度熱傷：熱傷抗生物質含有軟膏の使用
・Ⅲ度熱傷：ゲーベン®クリームなどの使用（「Ⅲ ❹熱傷創処置の取扱い」参照）
⬇
⑫ **治療計画**：減張切開，二次的腹部コンパートメント症候群（abdominal compartment syndrome：ACS）の発生（「Ⅲ ❻減張切開の適応とコツ」参照）
Ⅲ度熱傷が確認されれば手術時期の計画など
⬇
⑬ **痛みの評価**：ペインスケールに応じたモルヒネなどの投与（「Ⅲ ❺ペインコントロールの実際」参照）
⬇
⑭ **患者・家族ケア医療**：患者に対する精神的ケアやソーシャルワーカーへの相談（家の焼失，小児虐待の存在，高額となる医療費への不安解消

Ⅲ 治療のコツ・ポイント

❶ 気道熱傷の治療

気道熱傷が疑われたら，
① 高濃度酸素吸入（10 L/分以上）の開始
② 血液ガスCO-Hb値（5％以上は異常），胸部単純X線撮影による確認（通常初期に胸部X線上の異常所見を認めることは少ない）
③ 喉頭鏡による咽頭・喉頭の直接視認（浮腫状であれば気管挿管）
④ 気管支ファイバースコープによる気管内熱傷の程度の確認（軽度の発赤なら気管挿管は必要ないが，気管内にすすや発赤，浮腫の強いものは挿管の適応である）（図5）
⑤ 気管挿管による気道の確保（室内空気吸入下でPaO_2 60 mmHgまたはP/F比 300以下）

⑥ もしすすが大量に気管内に認められれば，気管支ファイバー確認下に気管内洗浄または吸引し，異物を除去する
⑦ 呼気終末陽圧呼吸（PEEP）を併用した人工呼吸管理の開始

❷ 初期輸液と治療のコツ

① 18G以下の太い血管確保カテーテルを上肢に最低2ルート選択する
② 熱傷創のない部分を選択するが，やむをえない場合は上下肢で2ヵ所または熱傷が広範囲の場合は中心静脈を熱傷創からでも挿入してよい
③ 輸液公式に従って輸液開始
（パークランド公式：24時間輸液量＝熱傷面積×体重×4 mL，最初の8時間で1/2を，残り16時間で1/2を細胞外液補充液で投与する）
④ 公式はあくまでも目安なので血圧（収縮期血圧 90 mmHg 以上），脈拍（120回/分以下），尿量（0.5～0.75mL/kg/時間）を目標に輸液量を増減する

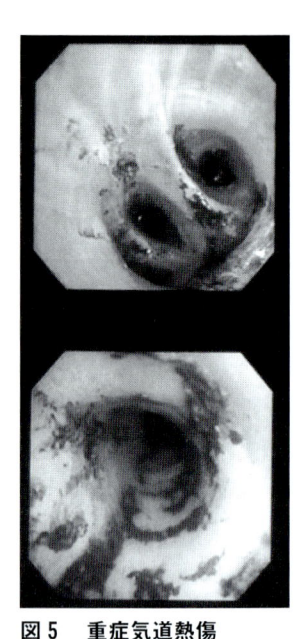

図5　重症気道熱傷（下気道型気道熱傷）
p.13，カラーアトラス⓬参照

❸ （ヘモグロビン尿）溶血尿に対する治療のコツ

① 導尿カテーテルを挿入する
② 溶血による血色素（ヘモグロビン）尿を確認〔テスラープで潜血（＋＋＋），遠心すると沈殿，分離するがミオグロビン尿は沈殿しない〕（図6）
③ ヒト凝縮ハプトグロビン製剤を溶血尿が消失するまで行う〔おおむねハプトグロビン濃縮製剤（2,000単位）を2～3 V〕
④ 尿量（0.5～1.0 mL/kg/時間）が維持されていることを確認

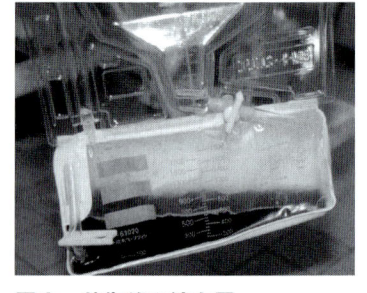

図6　熱傷後の溶血尿
p.13，カラーアトラス⓭参照

❹ 熱傷創処置の取扱い

Ⅰ度の熱傷	ステロイド含有軟膏（リンデロン®VG），抗生物質含有軟膏（バラマイシン®軟膏）
Ⅱs度の熱傷	ステロイド含有軟膏，ハイドロ（ハイドロサイト®，ディオアクティブGCF®），抗生物質含有軟膏（バラマイシン®軟膏）＋非固着性ガーゼ（トレックスガーゼ®），（アダプティック®），銀含有被覆材（アクアセルAg®）など
Ⅱd度の熱傷	シルバーサルフィダイアジン（SSD）軟膏（ゲーベン®クリーム）＋水治療法 この深さの熱傷の多くは手術療法を必要とする
Ⅲ度の熱傷	SSD軟膏（ゲーベン®クリーム）による局所療法，手術療法が必須（通常3～14日目に行われる）

❺ ペインコントロールの実際（図7）

Ⅱ度熱傷では知覚過敏となっており，十分に痛みをとり除くことが重要である．

① 熱傷後の持続する痛みに対しては：ワング–バーカーらのスケールを用いつつ，静脈内または筋注で塩酸モルヒネを0.5～1.0 mg/kgを2時間ごとに投与する（または微量持続投与）
② 包帯交換などの処置の痛みに対しては：処置前や痛みの出現に応じて適宜に塩酸モルヒネまたはペンタゾシン，プロポフォールなどを追加投与する
③ 経口が可能となれば経口モルヒネ製剤，または非麻酔系消炎鎮痛薬などで痛みをとる
④ 小児や気管挿管をしていない患者が包交や水治など大きな処置で，痛みを伴う際にはあらかじめケタラール®（1～2 mg/kg）静注などを併用し必ず除痛をはかる

❻ 減張切開の適応とコツ

適応

1）四肢全周性熱傷で末端への血流が維持できないもの（図8）
- パルスオキシメーターによる指尖脈波の消失，知覚異常，神経麻痺，運動麻痺などの出現
- コンパートメント内圧が30 mmHg以上となるもの

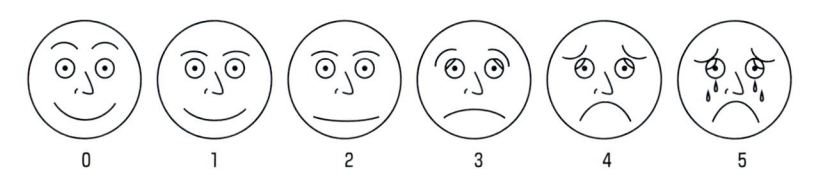

図7　ワング–バーカーらのペインスケール
患者の痛みの程度を5段階に客観的に評価するもの．自己評価として10段階法などもある

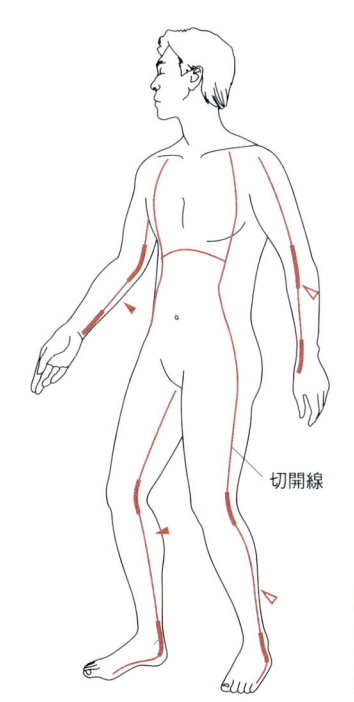

図8　減張切開の方法と切開のポイント
手足に関しては動脈の走行やコンパートメントの位置により内側（矢頭：▶）・外側（矢頭：▷）の2カ所に減張切開を行う

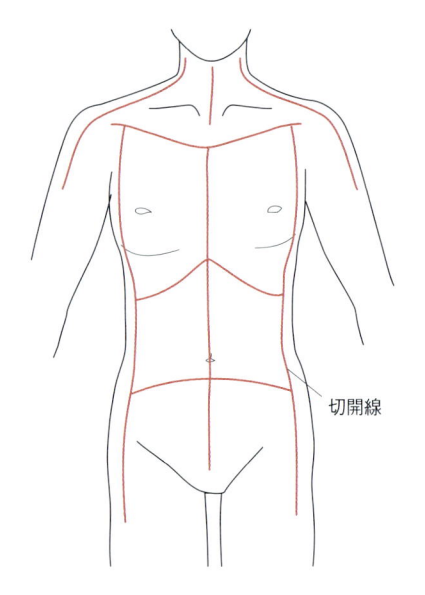

図 9　胸腹部減張切開の入れ方
胸部，腹部は必要に応じて，緊張がとけるまで減張切開を行う．深さの目安は出血が得られるところまでである

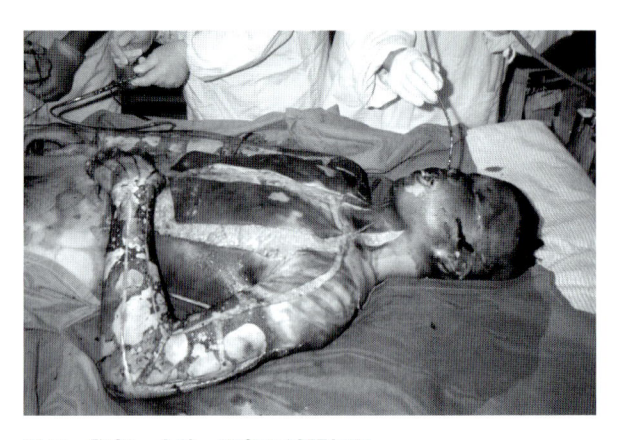

図10　胸部・上腕・頸部の減張切開
p.13，カラーアトラス⓮参照

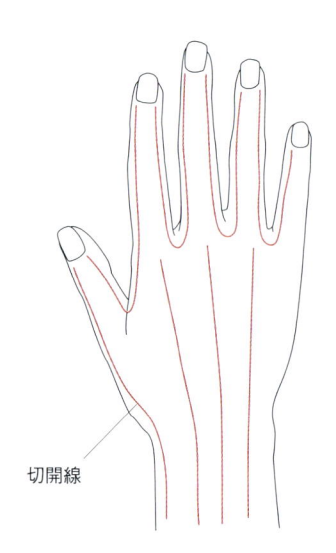

図11　手指の減張切開の入れ方
手掌の減張切開は原則としては行わない．手指先端の減張切開は形成外科医や熱傷専門医の指導のもとに行うことが望ましい．手背は動脈，腱の走行に沿って切開を行うか，深度を十分に注意し，あやまって健常な腱などを切らないようにする

2）胸部全周性熱傷（図9，10）
- 呼吸困難，圧迫感の有無，窒息感の存在があり血液ガスで$PaCO_2$の上昇（45 mmHg以上）
- 人工呼吸中であれば平均気道内圧（PIP）の上昇（30 cmH_2O以上）

3）腹部・腰部の全周性熱傷（二次的腹部コンパートメント症候群の可能性）
- 腹腔内圧（IAP）の判定（30 mmHg以上）
- 代謝性アシドーシスの存在（BE−5以下）
- 尿量の減少，腸蠕動の減少

4）手掌，手の全周性熱傷（図11）

- 指尖の血流をpin-plickテストで確認
- 知覚の存在を確認
- 併行したプロスタグランディン製剤（プロスタンディン®，リプル®など）にて末梢血流の維持をはかる

IV その後どうするか

❶ 熱傷後肺水腫の予防

　重度熱傷になると初期24時間内に10,000 mLを超える大量輸液が行われることもある．この大量輸液の結果，2日目，3日目には全身の浮腫，肺水腫などを引き起こす．この時期には循環モニタリング下に必要に応じて利尿薬（ラシックス®20 mg：静注）や少量のドパミン（5 μg/kg/分）を投与する．または持続血液濾過法（continuous hemodiafiltration：CHDF）にて積極的に除水を行うこともある．

　急性呼吸不全（ARDS）を合併する場合には，エラスターゼ阻害薬（エラスポール®：150 mg/日；24時間持続静注）が有効である．

❷ 栄養の開始

　熱傷後の侵襲と創治療に対しては通常の約2倍近くのカロリーを必要とする．このため，遅くとも2日目から経口・経腸で何らかの栄養を投与する．経口摂取ができるものはできるだけ経口を，それができなければ可能なかぎり腸管を使って栄養を開始する．気管挿管を受けている患者では胃管を用いて，あるいは十二指腸チューブを用いて継続的に栄養を投与する．投与カロリーの目標は，ハリスベネディクトの公式やキュレーリーの公式を用いる．あるいは間接熱量測定ができれば行う．この3者の方法で得られた値の平均をもとめ栄養投与の指標とすることもある．栄養は糖質50％，タンパク質30％，脂質20％の割合で投与する．もし，何らかの理由で経腸栄養ができなければ経静脈内にIVHを開始する．熱傷患者の栄養投与の評価は週1回の間接熱量測定やコリンエステラーゼ値，体重減少，血漿タンパク・アルブミン値，トランスフェリン，プレアルブミンなどを用いる．

❸ 感染対策

　気道熱傷が存在するもの．Ⅲ度熱傷またはⅡd熱傷で創感染を起こすと考えられるものに対しては全身性にABPC/SBTなどの気道移行性の高い抗生物質を投与する．局所療法は小範囲熱傷を除きできるだけ耐性菌を招くような抗生物質含有軟膏は使わない．熱傷患者はともすれば長期にわたる抗生物質投与を必要とするので，真菌や耐性菌の出現を招かないような経静脈的投与による抗生物質を選択する．原因不明の発熱深在性真菌症が現れる場合には，FLCZを投与する．

❹ 手術計画の立案

　熱傷創がⅢ度では手術治療計画を立てる．重症度と創の深度にもよるが，Ⅲ度熱傷の場合，第1回目の手術の日時は呼吸・循環動態の安定する3～14日位までが一般的である．

❺ 専門施設への転送の判断

熱傷専門施設へ転送すべき状態として重症例を適確に判定し，自施設の能力などから重症熱傷専門治療施設への転送を判断すべきである．

① Ⅱ度熱傷20％以上
② Ⅲ度熱傷5％以上
③ 顔面，手，足，主な関節，陰部の熱傷
④ 電撃症，雷撃症の合併
⑤ 化学熱傷，放射性熱傷の合併
⑥ 重大な合併症（外傷など）や既往症を有する者
⑦ 高齢者，小児での広範囲熱傷

などがある．

Ⅴ アドバイス・注意点

熱傷患者の治療は多くの医療スタッフによる処置を必要とする．このため，短時間にこれら述べてきたような処置を行えるように普段から頭に入れ準備することが必要である．特に合併症や創の状態から，最も必要な処置を過不足なく行えるトレーニング（ABLS：Advanced Burn Life Support）の受講が望まれる．

また，医療安全の観点に立つと化学薬品などの場合には除染をまず治療に先立ち実施されることが難しい．自然災害では多くの熱傷患者の発生が考えられるが，平素からのトリアージ訓練や多数傷者発生時の対応を正しく考えるようなトレーニングを行うべきである．

Column

気道熱傷の気道確保は迅速に

気道熱傷患者の気道確保は，診断がつきしだい，できる限り早く行うべきである．私自身，研修医のときに大きな失敗を経験したので紹介する．

患者は，自宅火災で全身80％熱傷に加えて気道熱傷を合併していた．状況から気道熱傷が疑われたが当院に搬送された直後に浮腫の程度を喉頭鏡で確認したところ軽度の浮腫を認めていたのみであったため，すぐに挿管しなくても対応可能であろうと判断し，家族が到着するまで挿管せずにいた．

おそらく最後の会話になるであろうと考えて，しばらくの面会をさせてあげたところ，家族との面会中に呼吸困難が出現し，再度，喉頭鏡で咽頭展開をしたところ，声門の浮腫が急速に悪化しており，すでに声門は浮腫で99％近く閉塞しており，あわてて，気道切開による気道確保を行い，ことなきを得た．

この失敗をもとに，冷たいようではあるが今では気道熱傷があり，上気道の閉塞が予想される患者では診断と同時に迅速に気道確保を心がけている．

著者プロフィール
●田中秀治（Hideharu Tanaka）：国士舘大学大学院 救命救急システムコース 教授．専門：病院前救急医療体制救急医学．興味：熱傷治療，スキンバンク，外傷教育，プレホスピタルケア，脳死など．

小外科歴史こぼれ話⑪

フランスの外科の歴史と理髪外科

Ambroise Pareは，16世紀に生きた理髪外科出身のフランスの偉大な外科医である．北フランスの小さな村に生まれパリに出て有名なHotel Dieu（市民病院）で外科を研修した．

おりしも，フランスは英国をはじめ，ヨーロッパ各国と戦争をくり返し，国内でも熾烈な宗教戦争がくり返されていたが，彼は，軍医として傷ついた人々の処置にあたった．当時の外科は，外科としての体をなしておらず，銃火器で負傷した創は，火薬の毒素で汚染されているという理屈で，煮えたぎった油にさらされた．1537年のこと，フランソア1世がトリノを攻撃したとき，パレの手元にあった，その油が切れてしまった．彼は，やむをえず代わりに卵黄や，別の油をぬって，煮えたぎった油を注ぐことを断念した．彼は，不安で"眠れない夜"をすごすと，翌朝，患者の様子を見に行った．ところが患者は，苦しんでいる様子もなく，すやすやと眠っていた．創部を検すると痛みも熱も，いつもの治療を受けた患者より軽減しているではないか．熱い油で処置された患者の創は，腫れあがり著しい炎症を起こしていた．パレの，「私は包帯をし，神がお治しになった」ということばが有名である．しかし，パレは，鋭い観察眼でこの煮えたぎった油を使う治療法に普段から疑問を感じていたにちがいない．彼は，また，注意深い観察により止血法が確立していなかった当時，圧迫により止血や，糸を用いた結紮による止血法を確立したと伝えられている．彼は羊の皮を細く切って結紮に使っていた．

パレは，理髪外科の出身であり，こうした経験をまとめてフランス語で発表した．当時は，大学での医学を行っていた者は，すべてラテン語で論文を書いた．その内容も，実際的な医療とはかけ離れたものであった．したがって，大学の関係者からは，パレの著作には，激しい抵抗があり，焼き捨てる要求まで出された．しかし，結局，パレの著作は版を重ねて，最終的にはラテン語訳まで出版された．

フランスでは，特にパリでは学校医学と，手工業的な外科医療の担い手との相克が先鋭な形で歴史上くり広げられてきた．その内容は，単に，理髪外科と大学という対立だけでなく，外科医のなかには大学関係者が着るのと同じ格好の長衣をまとった外科医と，短衣の外科医などの区別も生じ，複雑な階級闘争となっていた．しかし，パレの出現にみられるように，実際に，外科医療を担う人々の実力が次第に認められるようになり，大学は教育独占権を次第に失い形骸化していった．

フランス革命により，いっさいの大学は休止されたが，医学においては，何世紀も続いていた学校医学と外科医療の担い手たちの相克は一挙に終止符をうつことになった．その後，両者の流れをくむ人々が同居して医師養成のため一体化した教育が"衛生学校"という教育機関の名前のもとに開始することになった．これは，従来の大学の教育とは全く異なり，実践的な医学教育であり，以後，キラ星のように巨星が生まれ，近代医学のスタートとなったことは，よく知られているところである．

小外科の技は，長くヨーロッパにおいて，ひとつの生業として営まれ，ラテン語やギリシャ語に精通した書物医師に担われていた大学医学とは，対比的に発展してきた．現在の医学が実践的，応用的学問として確立してきた背景には，こうした民衆のなかで培われてきた小外科の伝統が生きているのである．

（平出　敦）

本書で小外科に関連した歴史こぼれ話をいくつか紹介したが，以下の参考図書にはこんなたぐいの話が，読みやすくまとめられている．興味のある方は参照されたい．

小外科歴史こぼれ話　参考図書

1）「整形外科を育てた人達」（天児民和 著），医学書院，東京，2000
2）「外科の夜明け」（J. トールワルド 著），小学館，東京，1995
3）「歴史を変えた病」（フレデリック・F・カートライト 著）法政大学出版局，東京，1996
4）「歴史は病気でつくられる」（リチャード・ゴードン 著，倉俣トーマス旭，小林武夫 訳），時空出版，東京，1997
5）「歴史は患者でつくられる」（リチャード・ゴードン 著，倉俣トーマス旭，小林武夫 訳），時空出版，東京，1999
6）「医学史の旅：パリ」（エドワード・ザイドラー 著），医歯薬出版，東京，1972
7）「医学の歴史」（梶田昭 著），講談社，東京，2003
8）「アメリカ医学の歴史」（ジョン・ダフィー 著，網野豊 訳），二瓶社，大阪，2002
9）山下政三：森林太郎の医学大業績 臨時脚気病調査会の創設とその成果，日本医史学雑誌，55：101-103，2009
10）「医学の歴史」（小川鼎三 著），中央公論社，東京，1964
11）「切手にみる病と闘った偉人たち」（堀田饒 著），ライフサイエンス出版，東京，2006
12）「偉人たちのお脈拝見」（若林利光 著），日本医療企画，東京，1998
13）"From humors to medical science: a history of American medicine"（Duffy J），University of Illinois Press, Champaign, 1993

INDEX 索引

数字・欧文

5,000倍ボスミン®液 …… 180
ABCDEアプローチ …… 82
abdominal compartment syndrome：ACS …… 203
Advanced Trauma Life Support …… 132
Artzの基準 …… 58, 201
A群（β-溶血性）連鎖球菌感染 96
Beckの三徴 …… 105
E-FAST …… 105
FAST …… 105, 111
Galeazzi型骨折 …… 84
Glasgow Coma Scale（GCS） …… 130
Japan Coma Scale（JCS） 130
Kussmaul徴候 …… 105
MIST …… 81
Monteggia型骨折 …… 84
Oberest法 …… 29
pin prick test …… 59
Prehn徴候 …… 192
primary survey …… 82
RICE …… 90
SIRS …… 121
skier's thumb …… 89
SSD軟膏 …… 204
Trotter's method …… 180
woodruff静脈叢 …… 180

和文

あ行

圧迫止血 …… 136
アナフィラキシーショック …… 56
アンビューバッグ …… 26
意識レベル …… 130
胃洗浄 …… 160, 161
陰茎絞扼症 …… 190
汚染創 …… 115

か行

開口位歯突起撮影 …… 77
外傷性頸部症候群 …… 79
開放骨折 …… 81
解剖タバコ窩 …… 84
角針 …… 52
角膜異物 …… 170
下肢伸展挙上テスト …… 165
下肢痛の有無 …… 165
ガス壊疽 …… 96
肩の石灰沈着性腱板炎 …… 100
滑液包炎 …… 99
活性炭 …… 161
括約縫合 …… 137
化膿性関節炎 …… 100
眼外傷 …… 173

眼球損傷 …… 169
眼球破裂 …… 171
眼球瘻 …… 172
眼瞼 …… 171
環軸椎脱臼 …… 78
関節血症 …… 91
関節水腫 …… 99
感染 …… 101
感染創 …… 62
眼損傷 …… 169
環椎歯突起間距離 …… 78
嵌頓包茎 …… 190
眼内異物 …… 170
眼内感染 …… 173
陥入爪 …… 67
顔面外傷 …… 195
顔面骨骨折 …… 195, 196, 197, 198
顔面神経 …… 196
顔面神経損傷 …… 196
キーゼルバッハ部位 …… 180
キーボードサイン …… 125
キシロカイン …… 183
気道熱傷 …… 201
ギプス固定 …… 83
奇脈 …… 105
急性膵炎 …… 122
急性虫垂炎 …… 122
救命救急センター …… 162
胸腔ドレナージ …… 106

胸部斜位撮影法 …… 107	持針器の正しい持ち方 …… 54	前房出血 …… 171
強膜 …… 171	指髄腔 …… 69	爪甲 …… 67
局所麻酔 …… 26, 117	児童虐待の発見 …… 158	創処置 …… 50
局所麻酔注射 …… 53	刺毒魚 …… 64	創（の）洗浄 …… 53, 116
局所麻酔薬 …… 27	歯突起骨折 …… 78	爪母 …… 68
緊急薬剤 …… 26	耳内虫異物 …… 182	組織障害性 …… 59
緊張性気胸 …… 104, 106	受傷機転 …… 115	組織毒性 …… 117
クロストリジウム性ガス壊疽 96	手掌法 …… 58	
携帯型（の）電池式耳鏡 …… 182	腫脹 …… 74	**た 行**
頸椎固定 …… 76	出血 …… 136	
頸椎（部）捻挫 …… 75	出血性ショック	第5中足骨骨折 …… 84
ゲートコントロール理論 …… 26	…… 81, 83, 110, 136	大腿骨頸部骨折 …… 83
劇症型溶血性連鎖球菌感染症 96	出血点 …… 179, 180	脱落歯 …… 185
結膜異物 …… 170	循環管理 …… 110	脱落歯再植 …… 185
結膜下出血 …… 170	循環障害 …… 83	脱落歯の再植・仮固定手技 187
減張切開 …… 203	消化性潰瘍穿孔 …… 122	脱落歯の洗浄 …… 185
現物給付 …… 43	舟状骨骨折 …… 84	脱落歯の即時型再植 …… 188
後咽頭間隙 …… 78	情報 …… 160	脱落歯保存液 …… 185
交感性眼炎 …… 169	情報収集 …… 161	男児が腹痛 …… 193
後気管間隙 …… 78	初期治療 …… 200	タンポン法 …… 137
絞扼性イレウス …… 122	ショック指数 …… 111	チーム医療 …… 200
誤嚥 …… 156	神経麻痺 …… 83	遅延型再植 …… 188
誤嚥に伴う判例 …… 158	靭帯損傷 …… 87	恥骨枝 …… 83
骨折 …… 81, 87	心タンポナーデ …… 104, 105	虫体摘出 …… 183
骨盤骨折 …… 83, 113	心嚢穿刺ドレナージ …… 106	中毒 …… 160
コンパートメント症候群 …… 64	診療報酬 …… 42	肘内障 …… 72
	スキン・ステープラー …… 21	肘内障の整復操作 …… 73
さ 行	ストレスX線写真 …… 90	腸管ガス …… 124
	精巣捻転 …… 192	腸間膜血栓症 …… 122
再植後の処方例 …… 187	精巣のgolden time …… 192	腸重積 …… 121
再発 …… 73	脊椎圧迫骨折 …… 166	椎間板ヘルニア …… 165
鎖骨骨折 …… 83	石灰沈着性腱板炎 …… 102	痛風発作 …… 100, 102
三叉神経 …… 196	鑷子の正しい持ち方 …… 54	突き指 …… 91
耳下腺管損傷 …… 196	切創 …… 50	低体温 …… 202
自家中毒 …… 121	前十字靭帯損傷 …… 91	手の舟状骨骨折 …… 91
子宮外妊娠 …… 121	洗浄 …… 52	デブリードマン …… 81, 115

索 引　211

INDEX

点眼麻酔 ………… 177	歯の外傷分類 ……… 185, 186	ベベル ……………… 29
電気焼灼 ………… 136	ハプトグロビン製剤 …… 204	片麻痺 ……………… 129
瞳孔 ……………… 169	バルーンカテーテル …… 193	蜂窩織炎 …………… 94
瞳孔不同 ………… 129	皮下麻酔 ………… 29	縫合 ………………… 51
橈骨遠位端骨折 … 83	非クロストリジウム性	縫合結紮 …………… 136
橈骨頭の亜脱臼 … 72	ガス壊疽 ………… 96	膀胱穿刺 …………… 194
頭部外傷 ………… 127	腓骨神経麻痺 …… 82	保険者 ……………… 42
トリガーの有無 … 165	鼻出血 …………… 179	
	皮内麻酔 ………… 29	ま 行
な 行	被覆 ……………… 59	
	被覆材 …………… 117	末梢神経ブロック …… 29
二次的腹部コンパートメント	皮膚切開 ………… 17	丸針 ………………… 52
症候群 ………… 203	皮膚縫合 ………… 21	むち打ち損傷 ……… 75
二次被害防止 …… 161	皮膚縫合器 ……… 21	網膜剥離 …………… 172
にじみ出る血液 … 55	被保険者 ………… 42	
日本中毒情報センター… 157, 162	びまん性軸索損傷 … 132	や 行
熱傷 ……………… 57	標準予防策 ……… 118	
熱傷深度 ………… 201	ひょう疽 ……… 67, 69	輸液 ………………… 110
熱傷面積 ………… 201	鼻翼呼吸 ………… 157	輸血療法 …………… 110
捻挫 …………… 87, 88	フェノール ……… 68	溶血尿 ………… 203, 204
望ましい縫合創縁 … 55	腹水 ……………… 125	予測出血量 ………… 111
	腹水穿刺 ………… 125	
は 行	不顕性気胸 ……… 108	ら 行
	浮腫期 …………… 112	
パークランド公式 … 204	フリーエアー …… 124	卵巣嚢腫茎捻転 …… 121
バイタルサイン … 115, 120, 160	粉瘤 ……………… 93	利尿期 ……………… 112
破傷風 …………… 117	ベノキシール® …… 169, 177	涙道損傷 …………… 196
蜂刺傷 …………… 62	蛇咬傷 …………… 62	肋骨骨折 ……… 83, 104

◆ 編者紹介 ◆

平出　敦（昭和28年5月15日生まれ）
ひらいで　あつし

京都大学教授 大学院 医学研究科 医学教育推進センター 教授

● 学歴
昭和　47年3月　　長野県立松本深志高等学校卒業
　　　52年3月　　東京大学教養学部基礎科学科卒業
　　　56年3月　　大阪大学医学部医学科卒業

● 職歴
昭和　56年5月　　大阪大学医学部附属病院において研究・診療の補助に従事（特殊救急部）
　　　56年7月　　医員（研修医）（大阪大学医学部附属病院）
　　　57年7月　　済生会神奈川県病院医師（外科）
　　　58年7月　　関西労災病院医師（外科および重症治療部）
　　　60年7月　　大阪大学医学部研究生（特殊救急部）
　　　61年8月　　医員（大阪大学医学部附属病院）（特殊救急部）
　　　62年4月　　大阪大学助手医学部（救急医学教室）
平成　 3年5月　　英国オックスフォード大学ラドクリッフ病院代謝研究所研究員（1年間）
　　　 9年8月　　大阪大学講師　総合診療部
　　　14年1月　　大阪大学助教授　医学系研究科　生体機能調節医学
　　　16年5月　　京都大学教授　医学研究科　医学教育推進センター

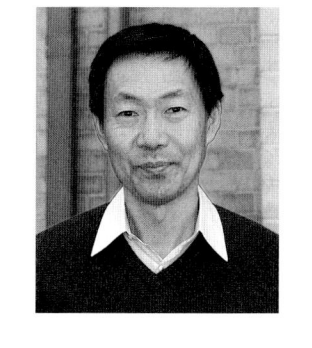

卒後、大阪大学特殊救急部で研修を開始し、救急医学の領域で活動してきた。修業時代には外科認定医、指導医をめざし外科を背景にして救急医療に携わり、外科代謝栄養の分野を研究の領域とした。平成9年からは総合診療部に移り、内科各科から集まってきたスタッフとも切磋琢磨して"内科文化"を学んだ。こうしたプロセスを通じて、蘇生や病院外心停止の疫学にも関わるようになった。目の前で苦しんでいる人を助けたい、何かしてあげたいという想いは、医療に携わる者にとって根源的な願いである。本書は、臨床の中で育ちつつある若い医師のこうした願いに応えられるものをめざした。たとえ高い専門性を備えた医師であっても、日常的な医療にニーズに応えられることは、医師としてあるべき姿である。新渡戸稲造のいう"専門センスよりコモンセンス"の理想は、医療の世界でも普遍的なものである。

◎ 本書は、「レジデントノート」誌（2001年8・9月号）の特集『当直時に役に立つ小外科のコツ』に、さらに新原稿を加え再構成したものである。

当直で困らない
とうちょく　こま
小外科のコツ　改訂版
しょうげか

2003年　 2月10日　第1版第1刷発行	編　集	平出　敦
2008年　 6月 5日　第1版第6刷発行	発行人	一戸裕子
2009年　 8月10日　第2版第1刷発行	発行所	株式会社　羊　土　社
2014年　 5月20日　第2版第3刷発行		〒101-0052
		東京都千代田区神田小川町2-5-1
		TEL　　03（5282）1211
		FAX　　03（5282）1212
		E-mail　eigyo@yodosha.co.jp
		URL　　http://www.yodosha.co.jp/
	装　幀	野崎一人
	撮　影	studio one
ISBN978-4-7581-0673-3	印刷所	日経印刷株式会社

本書の複写にかかる複製、上映、譲渡、公衆送信（送信可能化を含む）の各権利は（株）羊土社が管理の委託を受けています。本書を無断で複製する行為（コピー、スキャン、デジタルデータ化など）は、著作権法上での限られた例外（「私的使用のための複製」など）を除き禁じられています．研究活動、診療を含み業務上使用する目的で上記の行為を行うことは大学、病院、企業などにおける内部的な利用であっても、私的使用には該当せず、違法です．また私的使用のためであっても、代行業者等の第三者に依頼して上記の行為を行うことは違法となります．

JCOPY　<（社）出版者著作権管理機構　委託出版物>
本書の無断複写は著作権法上での例外を除き禁じられています．複写される場合は、そのつど事前に、（社）出版者著作権管理機構（TEL 03-3513-6969, FAX 03-3513-6979, e-mail：info@jcopy.or.jp）の許諾を得てください．

日常診療に役立つ書籍

救急・当直で必ず役立つ！
骨折の画像診断 改訂版

全身の骨折分類のシェーマと症例写真でわかる読影のポイント

福田国彦，丸毛啓史，小川武希／編

全身の代表的な骨折を1冊に凝縮．豊富な症例写真と簡潔な解説で，見るべきポイントがつかめ，基本的な撮像法も身につく！購入者特典として「骨折の分類」の一覧をダウンロードできるので，診療中もサッと調べられる！

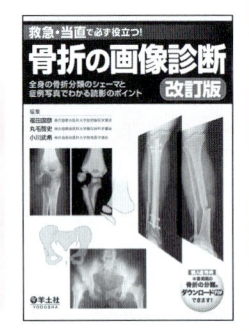

- 定価（本体 5,400円＋税）
- B5判　■ 299頁　■ ISBN 978-4-7581-1177-5

研修医になったら必ず読んでください。

診療の基本と必須手技、臨床的思考法からプレゼン術まで

岸本暢将，岡田正人，徳田安春／著

心構えから，臨床的な考え方，患者さんとの接し方，病歴聴取・身体診察のコツ，必須手技，プレゼン術や学会発表まで〜臨床医として一人前になるために，これだけは知っておきたいエッセンスを達人が教えてくれます！

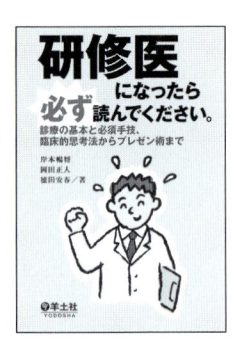

- 定価（本体 3,000円＋税）
- A5判　■ 253頁　■ ISBN 978-4-7581-1748-7

重要事項をすぐ確認できる 研修チェックノートシリーズ

麻酔科研修チェックノート 改訂第4版

書き込み式で研修到達目標が確実に身につく！

讃岐美智義／著

- 定価（本体 3,300円＋税）
- B6変型判　■ 423頁
- ISBN 978-4-7581-0573-6

「麻酔科研修に必須！」と支持され続けるロングセラーの改訂第4版．麻酔科医に必須の知識と手技・コツを簡潔に整理し，図表も豊富．しかも，持ち歩きできるポケットサイズ！重要点を確認できるチェックシート付．

外科研修チェックノート

書き込み式で研修到達目標が確実に身につく！
小西 文雄，安達 秀雄，Alan Lefor／編

- 定価（本体 3,600円＋税）
- B6変型判　■ 318頁　■ ISBN978-4-7581-0571-2

消化器内科研修チェックノート

書き込み式で研修到達目標が確実に身につく！
柴田 実／編

- 定価（本体 3,800円＋税）
- B6変型判　■ 383頁　■ ISBN978-4-7581-0570-5

循環器内科研修チェックノート

書き込み式で研修到達目標が確実に身につく！
並木 温／編

- 定価（本体 3,600円＋税）
- B6変型判　■ 341頁　■ ISBN978-4-7581-0569-9

発行　羊土社 YODOSHA

〒101-0052　東京都千代田区神田小川町2-5-1　TEL 03(5282)1211　FAX 03(5282)1212
E-mail:eigyo@yodosha.co.jp
URL:http://www.yodosha.co.jp/

ご注文は最寄りの書店，または小社営業部まで

Step Beyond Resident

研修医は読まないで下さい!?

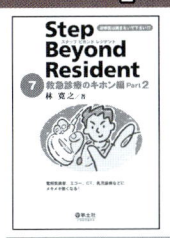

7 救急診療のキホン編 Part 2
著／林 寛之

電解質異常、エコー、CT、乳児診療などにメキメキ強くなる！

ややこしい電解質異常の診断・治療，救急で活きるエコーの使い方，CT適応の判断，泣き止まない乳児の診療のコツなど，救急で必須の知識を解説．エビデンスを臨床に上手に活かした，世界に通用する診療がわかる！

■ 定価（本体 4,300円＋税） ■ B5判 ■ 248頁 ■ ISBN978-4-7581-1750-0

1 救急診療のキホン編
■ 定価（本体 4,300円＋税） ■ B5判 ■ 244頁
■ ISBN978-4-7581-0606-1

2 救急で必ず出合う疾患編
■ 定価（本体 4,300円＋税） ■ B5判 ■ 238頁
■ ISBN978-4-7581-0607-8

3 外傷・外科診療のツボ編
■ 定価（本体 4,300円＋税） ■ B5判 ■ 214頁
■ ISBN978-4-7581-0608-5

4 救急で必ず出合う疾患編 Part2
■ 定価（本体 4,300円＋税） ■ B5判 ■ 222頁
■ ISBN978-4-7581-0645-0

5 外傷・外科診療のツボ編 Part2
■ 定価（本体 4,300円＋税） ■ B5判 ■ 220頁
■ ISBN978-4-7581-0653-5

6 救急で必ず出合う疾患編 Part3
■ 定価（本体 4,300円＋税） ■ B5判 ■ 222頁
■ ISBN978-4-7581-0698-6

ズバリ！日常診療の基本講座
レジデントノートの人気連載を単行本化！

シリーズ編集／奈良信雄（東京医科歯科大学 医歯学教育システム研究センター長）

① 本当に知りたかった 日常診療のコツ
医療面接・診察・検査のあれこれを教えます
□ 定価（本体 3,000円＋税） □ B5判 □ 183頁 □ ISBN 978-4-7581-1600-8

② こんな時どうする？ 患者の診かたが本当にわかる
症候への対応や接遇スキルのあれこれ
□ 定価（本体 3,200円＋税） □ B5判 □ 223頁 □ ISBN 978-4-7581-1601-5

③ 救急や病棟で必ず役立つ 基本手技
□ 定価（本体 3,200円＋税） □ B5判 □ 222頁 □ ISBN 978-4-7581-1602-2

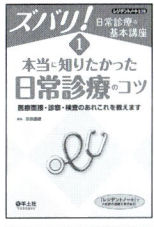

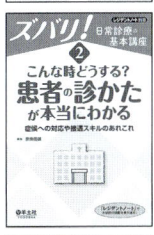

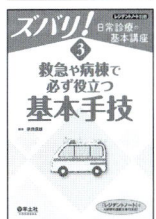

発行 羊土社 YODOSHA
〒101-0052 東京都千代田区神田小川町2-5-1 TEL 03(5282)1211 FAX 03(5282)1212
E-mail: eigyo@yodosha.co.jp
URL: http://www.yodosha.co.jp/

ご注文は最寄りの書店，または小社営業部まで

大好評のビジュアル基本手技シリーズ

1 必ずうまくいく！
気管挿管 改訂版
カラー写真とイラストでわかる手技とコツ

青山和義／著

- 定価（本体 4,500円＋税）　■ A4判　■ 205頁
- ISBN 978-4-89706-347-8

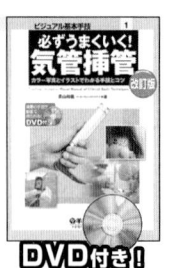

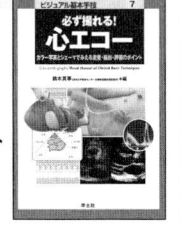

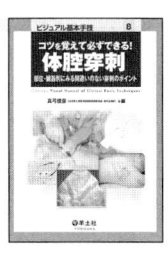

DVD付き！

2 カラー写真でみる！
骨折・脱臼・捻挫 改訂版
画像診断の進め方と整復・固定のコツ

内田淳正，加藤 公／編

- 定価（本体 4,700円＋税）　■ A4判　■ 173頁
- ISBN 978-4-89706-349-2

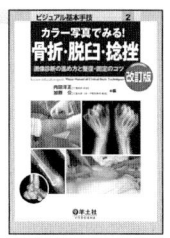

3 カラー写真で必ずわかる！
消化器内視鏡 改訂版
適切な検査・治療のための手技とコツ

中島寛隆，長浜隆司，幸田隆彦，浅原新吾，山本栄篤／著

- 定価（本体 6,200円＋税）　■ A4判　■ 247頁＋DVD
- ISBN 978-4-89706-348-5

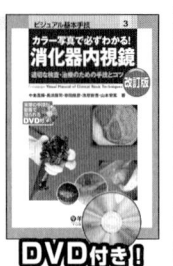

DVD付き！

4 カラー写真でよくわかる！
注射・採血法 改訂版
適切な進め方と，安全管理のポイント

菅野敬之／編

- 定価（本体 4,200円＋税）　■ A4判　■ 221頁
- ISBN 978-4-89706-350-8

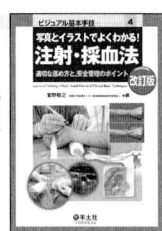

5 必ず上手くなる！
中心静脈穿刺
部位別穿刺法のコツと合併症回避のポイント

森脇龍太郎，中田一之／編

- 定価（本体 4,300円＋税）　■ A4判　■ 146頁
- ISBN 978-4-89706-334-8

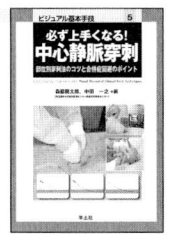

6 写真とシェーマでみえる！
腹部エコー
適切な診断のための走査と描出のコツ

住野泰清／編

- 定価（本体 5,400円＋税）　■ A4判　■ 223頁
- ISBN 978-4-89706-335-5

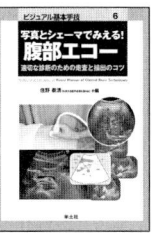

7 必ず撮れる！
心エコー
カラー写真とシェーマでみえる走査・描出・評価のポイント

鈴木真事／編

- 定価（本体 4,500円＋税）　■ A4判　■ 158頁
- ISBN 978-4-89706-336-2

8 コツを覚えて必ずできる！
体腔穿刺
部位・臓器別にみる間違いのない穿刺のポイント

真弓俊彦／編

- 定価（本体 4,500円＋税）　■ A4判　■ 139頁
- ISBN 978-4-89706-337-9

9 確実に身につく！
縫合・局所麻酔
創に応じた適切な縫合法の選択と手技のコツ

落合武徳／監　清水孝徳，吉本信也／編

- 定価（本体 4,500円＋税）　■ A4判　■ 141頁
- ISBN 978-4-89706-338-6

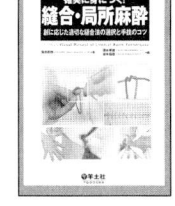

10 確実にできる！
ラリンジアルマスク
標準挿入法から挿入困難例への対応，救急医療での使用まで

岡本浩嗣，村島浩二／編

- 定価（本体 3,800円＋税）　■ A4判　■ 109頁
- ISBN 978-4-89706-339-3

発行　羊土社 YODOSHA

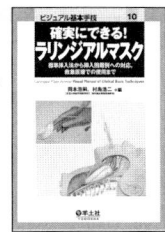

〒101-0052　東京都千代田区神田小川町2-5-1　TEL 03(5282)1211　FAX 03(5282)1212
E-mail：eigyo@yodosha.co.jp
URL：http://www.yodosha.co.jp/

ご注文は最寄りの書店，または小社営業部まで